谭谈中医
——吕炳奎论温病

谭凤森　主编

中医古籍出版社
Publishing House of Ancient Chinese Medical Books

图书在版编目（CIP）数据

谭谈中医：吕炳奎论温病 / 谭风森主编 . —北京：中医古籍出版社，2023.11

ISBN 978-7-5152-2767-2

Ⅰ . ①谭⋯ Ⅱ . ①谭⋯ Ⅲ . ①温病学说 Ⅳ . ① R254.2

中国国家版本馆 CIP 数据核字（2023）第 194751 号

谭谈中医——吕炳奎论温病

谭风森　主编

责任编辑　刘　婷

封面设计　宝蕾元

出版发行　中医古籍出版社

社　　址　北京市东城区东直门内南小街 16 号（100700）

电　　话　010-64089446（总编室）010-64002949（发行部）

网　　址　www.zhongyiguji.com.cn

印　　刷　廊坊市靓彩印刷有限公司

开　　本　710mm×1000mm　1/16

印　　张　17.5

字　　数　240 千字

版　　次　2023 年 11 月第 1 版　2023 年 11 月第 1 次印刷

书　　号　ISBN 978-7-5152-2767-2

定　　价　78.00 元

编 委 会

吕　序

这本《吕炳奎论温病》包括温病学基础知识和吴鞠通《温病条辨》释义两部分。我原想自己写，想通过它来反映我几十年研究温病学的成果，无奈我老了，行年八十有九，深恐长期伏案工作，体力有所不胜。因商让我的弟子谭凤森君编写，书稿由他根据我的一些学习体会及他的笔记撰写，我仅负责删润并最后定稿。

温病学是祖国医学宝库中的重要组成部分，有着悠久的历史和丰富的内容。忆七十年前，先师上海嘉定名医汪志仁先生带徒时，让我熟读的就是《温病条辨》。从那时起吴氏之学影响我至今，也是我擅长治疗温热病的原因。在用药方面，我善用风药，所谓风药即质轻气清具有疏解宣透作用的药物，如荆芥、防风、苏叶、升麻、葛根、独活等。在辨证施治中始终受其影响，因此，说是我学医的心得也可。

谭凤森君为人谨厚，虚心好学，于岐黄致力多多。在1980年代从我问业，1992年拜师于人民大会堂，始随诊于我不离左右者倏历十几春秋，帮助我做了不少工作，我问世的《吕炳奎从医60年文集》他的助力尤多。今兹由他释义《温病条辨》书稿，不仅显示了他中医底蕴既深厚而悟性又高，微显阐幽，能言人之所不能言，而且有发展，有补充，有更正。证明他不只是一位述者，已经是一位作者了。特别是阐释上，得到北京中医药大学著名训诂学家钱超尘教授的悉心指导，尤见功力。谭凤森君不负师望，意之所至，心即领悟，所谓心领神会，触类旁通者也。今春“非典”肆虐，吾等中医同仁请缨，凤森君救死扶伤，不避酷暑，师徒同心，如影随形，谈医论道，其乐融融。

谭凤森君在烦冗的诊余，仅仅以半年多时间，就完成了近20万字的草稿，其惊人的精力，敏捷的才思，不能不令人叹服，我已垂暮之年，阅之甚合我心。是为序。

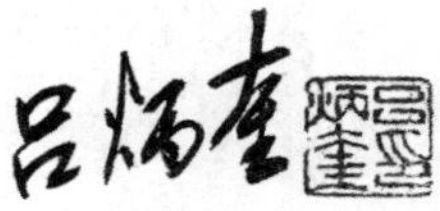

2003年10月9日于病中

前　言

先师吕炳奎是一位知名度很高的长者，他经历了壮丽而又坎坷的人生。他是中医药界的杰出代表和卓越的领导人，是公认的新中国中医事业的奠基人之一，是人们敬仰的中医理论家、临床家、教育家。他为创立和发展新中国中医事业呕心沥血、鞠躬尽瘁，贡献了毕生的精力，赢得了中医药界人士的赞誉与拥戴。

1914年1月3日，吕炳奎出生于上海市嘉定县（今上海市嘉定区）望仙桥乡。他从青少年时代起就勤奋好学，追求进步。15岁时拜当地名医汪志仁为师学习中医药学，19岁开始行医，诊务繁忙，医名颇佳。

吕炳奎具有丰富的中医药知识，新中国成立后长期从事中医管理工作，积累了丰富的经验，为我国中医药事业的发展做出了突出的贡献。他担任江苏省统战部副部长兼省政协秘书长时，受党的委托，主持召开了江苏省中医药界春节座谈会，听取组建、恢复和发展中医事业的意见。任江苏省卫生厅厅长期间，1954年，他在南京创办了全国第一所中医院——江苏省中医院，和第一所中医师资学校——江苏省中医进修学校（现南京中医药大学），并兼任校长。这所学校培养了200余名中医师资，其中大部分成为全国一流的中医专家。办学同时，吕炳奎还组织编写了27种教材，这是全国第一套系统的中医教科书。

1956年，吕炳奎调任卫生部中医司司长，参与筹备卫生部中医研究院、全国首批中医学院。由于缺少师资，就有了著名的“南医北调”，从全国各地选拔70余位著名的中医医师进京充实师资力量。其中由江苏省中医进修学校调来的就有几十人，如全国人大代表、中国工程院院士董建华、程莘农，国医大师王绵之等。

1958年，吕炳奎主持起草了《关于西医离职学习中医班总结报告》，毛主席在报告上批示“中国医药学是一个伟大的宝库，应当努力发掘，加以提高”。“西学中”的杰出代表有中国科学院院士陈可冀、吴咸中，国医大师陆广莘，中国中医研究院基础理论研究所孟庆云以及诺贝尔奖获得者屠呦呦，这些杰出人才都是由西医学习中医而获得成功的。

20世纪70年代后期，吕炳奎提出中医、西医、中西医结合三支力量长期并存发展的意见；1978年主持起草了以卫生部党组名义报送中央的《关于认真贯彻党的中医政策，解决中医队伍后继乏人问题的报告》，即后来以中央名义下发的（78）56号文件；1983年在衡阳会议上，明确提出中医建设及高等教育的发展方向问题。以上这些具有深远历史意义的事件，无不浸透着吕老的心血。特别是每当中医事业遇到困难和挫折时，他都挺身而出，秉笔直书，维护党的中医政策，积极地提出自己的建议和意见，促进了中医事业的健康发展。1982年，吕老退居二线，登门求医者日众。他曾担任第六届、第七届全国政协委员，并兼任医药卫生组组长。

2013年，在先师吕炳奎逝世十周年之时，吾曾撰文纪念，《中国中医药报》进行了全文刊发，并以《吕炳奎：毛主席调他任中医司司长》为题画龙点睛，公诸同道。后被多家报刊转载，影响范围之广，前所未有。

吕老一生桃李满天下，他十分关怀中医事业的发展，重视后辈人才的培养。1992年吕老正式收我为徒，我有幸成为其弟子，侍诊10年。对于拜师学艺，吕老常说，新社会按新规则办，打破陈规，仅是三鞠躬、敬茶、师徒互赠书籍和有纪念意义的信物。他以年逾古稀的高龄临床带教二十载，将自己宝贵的学术经验毫无保留地传授给弟子们。经云“道者师传”，世间一切得道者皆依靠师父的传授而获得成就。

在2003年“非典”期间，他主动请缨，并积极运用中医药预防“非典”，尽了一位医务工作者的责任。到了下半年，吕老健康状况恶化，不幸于12月10日辞世。易箦时他手把手叮嘱我，抽时间把他论述温病的草稿尽快整理出版。其实，2003年9月草稿已完成，但12月份吕老辞世对我造成了极大的打击，多年以来，我时常陷入悲痛与回忆当中，又诊务烦冗，一撂就是多年……

今年就是吕老逝世20周年，这两三年以来，我常翻阅当年聆听吕老讲授《温病条辨》时的笔记，回忆起他的音容笑貌，不禁感慨万千。吕老在近90岁高龄之时，于诊务闲暇逐句审阅《温病条辨》之精髓，将其心悟之旨贯穿始终，并对我写的草稿亲自修改。由于书稿内容收集于各个不同时期，其中病名、药物等为保留原貌有所沿用，在释文中使用现行名词、术语。

犹记得2003年春夏之交，“非典”肆虐，吕老在慷慨请缨当晚，曾语重心长道：“温病的理法方药是中医学的精华之一，当今社会的特征使流行病、传染病的危害更大，精研温病，造福人类，使中医发扬光大，尔辈义不容辞，吾之望也。”言犹在耳，斯人已逝。每念及此，热血喷涌，披阅草稿，倍感重任。师恩深厚，无以回报。今夏力拒繁务，静心厘定，终于完成，名为《谭谈中医——吕炳奎论温病》书稿的修订，稿成之日，特撰此文缅怀恩师。

谭凤森

2023年7月29日于北京古楼外

目　　录

上编　温病学基础知识

第一章　绪论……………………………………………………………… 003
一、温病学发展概况 ……………………………………………………… 003
二、温病的基本概念 ……………………………………………………… 006
第二章　温病的病因和发病……………………………………………… 009
一、病因 …………………………………………………………………… 010
二、发病 …………………………………………………………………… 013
第三章　温病的辨证……………………………………………………… 016
一、卫气营血辨证 ………………………………………………………… 016
二、三焦辨证 ……………………………………………………………… 023
三、卫气营血辨证与三焦辨证的关系 …………………………………… 025
第四章　温病的诊法……………………………………………………… 026
一、温病的诊断特点 ……………………………………………………… 026
二、温病的一般诊法 ……………………………………………………… 029
三、温病几种常见症状的鉴别诊断 ……………………………………… 037
第五章　温病的治疗……………………………………………………… 046
一、温病的常用治法 ……………………………………………………… 046
二、温病兼挟证的治疗 …………………………………………………… 056
三、温病瘥后调理 ………………………………………………………… 057

四、劳复食复的治疗 …………………………………… 059
五、温病后遗症的治疗 ………………………………… 059
第六章 四时温病概述……………………………………… 061
一、风温 …………………………………………………… 061
二、春温 …………………………………………………… 063
三、暑温 …………………………………………………… 066
四、湿温 …………………………………………………… 068
五、伏暑 …………………………………………………… 071
六、秋燥 …………………………………………………… 072
七、温毒 …………………………………………………… 074

下编 吴鞠通《温病条辨》释义

一、上焦温病证治 ……………………………………… 081
二、补秋燥胜气论 ……………………………………… 122
三、中焦温病证治 ……………………………………… 127
四、下焦温病证治 ……………………………………… 204

附录：杏林元勋吕炳奎

一、生平简介 …………………………………………… 255
二、学术思想 …………………………………………… 259
三、临床体会 …………………………………………… 263
四、重视教育 …………………………………………… 266
五、高尚医德 …………………………………………… 267

上编　温病学基础知识

第一章 绪论

温病学是中医学宝库中的一个重要组成部分，它是研究四时温病的病因病机和辨证论治方法的一门学科。它有着悠久的历史和丰富的内容，是我国劳动人民长期与温热性疾病作斗争的经验积累和智慧结晶。

一、温病学发展概况

温病学形成独立的理论体系虽晚至清代，但它的起源很早，并经过了一个漫长的发展过程。一般地说，温病学源起于《黄帝内经》，局限于《伤寒论》，倡导于河间，发展于元明，鼎盛于清代。

（一）温病学的起源

在现存最早的医籍《黄帝内经》中就有关于温病的记载。如病名方面，《六元正纪大论》有“民疠温病”“温病乃作”的论述，还有“热病”“暑”“温厉”“五疫”等温病名称，并有《热病》《评热病》《刺热》等温病专著，《刺热》中进一步提出了“肝热病”“心热病”“脾热病”“肺热病”“肾热病”等诸脏的温热病。在病因方面，《阴阳应象大论》有“冬伤于寒，春必病温”的论述；《金匮真言论》提出“藏于精者，春不病温”，这成为后世伏邪温病学说的由来。在分类方面，《热论》说：“凡病伤寒而成温者，先夏至日为病温；后夏至日为病暑。”在脉证方面，《论疾诊尺》说：“尺肤热甚，脉盛躁者，病温也。”《评热病论》说：“有病温者，汗出复热，而脉躁疾，不为汗衰，狂言不能食。”在治疗方面，《至真要大论》指出：

“风淫于内，治以辛凉”“热淫于内，治以咸寒，佐以甘苦。”在温病的症状、预后、护理等方面都有论述。所以说，《黄帝内经》对温病已有一定的认识，为后世温病学说的发展提供了最早的理论根据。

《难经》根据《黄帝内经·素问·热论》“今夫热病者，皆伤寒之类也”的说法，提出“伤寒有五：有中风、有伤寒、有湿温、有热病、有温病”，把温病隶属于伤寒的范畴。

（二）《伤寒论》对温病学的影响

汉代张机著《伤寒杂病论》，是我国现存最早的一部热性病学专著，它奠定了中医学热性病治疗的基础，充实和发展了《黄帝内经》的热病学说，并明确地对温病初期的证候特点作了描述：“太阳病发热而渴，不恶寒者，为温病。”其中的许多方剂被后世治疗温病所广泛采用，如白虎汤、白头翁汤等，这些方剂对温病治疗学产生了深远的影响。

诚然，《伤寒论》的出现是中医发展史上的一次大飞跃，并一直为当时和后世的医家所珍视。但是书本为“伤寒”而设，虽言及温、热诸邪，乃为辨证之鉴别，可后世夸大其为所有外感而设，甚至认为内伤也包罗在内。言其法其方可用固可，言其立言即包罗一切则非。以辛温助阳治寒邪的原则施之于一切外感，在温热病流行时，造成“不死于病而死于医”的悲惨局面。历千年之久，中医治疗局限于伤寒的范围之内，这是直至明清温病才形成独立体系的根本原因。

当然，在汉唐时代，除《伤寒论》之外，温病学也是有一定的发展的。如晋代王叔和对温病种类除根据《黄帝内经》精神提出温病和暑病外，还提出了温疟、风温、温毒、瘟疫等名称。隋代巢元方在《诸病源候论》中，将温病分为三十四候，并提出了温病可以“转相染易”的特点。唐代《备急千金要方》中有关于温病的治疗方剂。但是这一时期的特点是：①发展极缓慢。②基本在《伤寒论》的原则下延伸。

（三）温病学的发展

宋元时代，温病学说有了新的发展，其突出表现是温病学说开始脱离伤寒学说体系的束缚，在治疗学上有了新的突破。历代医家在医疗实践中认识到完全墨守伤寒经方已不能适应治疗一切外感病的需要，而必须有所发展和创新。如宋代朱肱提出，运用《伤寒论》的麻黄汤、桂枝汤等辛温发表方剂必须因时、因地、因人而异。这种主张灵活运用经方的观点，虽然其基本思想没有跳出伤寒学说的框框，但在当时墨守经方、一成不变的局面下已很了不起了。到了金元时期，中医学出现了“百家争鸣”的生动局面，有力地促进了温病学说的发展。特别是四大家中寒凉派的代表人物刘河间，在“五运六气有所更，世态居民有所变”的思想指导下，运用“运气造化自然之理”，在热性病治疗上大胆突破了过去那种“法不离伤寒，方必遵仲景”的局限。他根据实践体会明确指出，热病初起不可峻用辛温大热之药，否则便会导致严重后果；主张采用辛凉之法以表里双解，并自制双解散、凉膈散、天水散等方，以代替麻、桂等辛温发表方剂，从而突破了过去治疗外感热病初起概用辛温解表和先表后里的常规，开温病治疗学之先河。他的理论是温病学发展过程中的一个重大转折点，故后人推崇他为温病学的创始人，而有“外感宗仲景，热病用河间”之说。但把温病学从概念上、发病机理上和治法上与伤寒学明确划分界线的，则始于元代末年的王安道。他指出：温病不得混称伤寒，温病是伏热自内而发，治疗以清里热为主。至此，温病便开始从伤寒学说中摆脱出来，为温病学说形成独立体系初步奠定了基础。

（四）温病学独立体系的形成

温病学发展到明清时代，无论在理论上和具体治疗措施上，都有了飞跃发展，完全脱离了伤寒学说的范围，从而形成了一门具有丰富内容和完整体系的独立学科。

首先是明代末年的吴又可，编著了我国医学史上的第一部温病学专著——《温疫论》，它标志着温病学说独立体系的形成。吴氏身处崇祯末年，正值瘟疫流行，他目睹诸医以伤寒之法治之不效，于是推究病情，反复观察，创造性地提出温病不同于伤寒的一些独特见解，主要有：①瘟疫的病因是感受天地间别有的一种戾气而致，无论老幼强弱，触者即病。②受邪的途径是自口鼻而入。③初起先客半表半里。④治疗以疏利为主。⑤传变的特点是以表里为纲的“九传”。这些认识虽有其局限性，但对以后温病学说形成新的理论体系却有着很大的影响和启发。

清代，温病学说盛行于大江南北，进入鼎盛时期，崛起了以叶、薛、吴、王为代表的温病学派。叶天士在《外感温热篇》中提出“温邪上受，首先犯肺，逆传心包”，这正确地阐明了温病发生发展的规律及其与伤寒的区别；还指出“卫之后方言气，营之后方言血”，而创立了“卫气营血”的温病辨证纲领，并制定了各阶段的治疗原则，他实是温病学说建立完整体系的奠基人。吴鞠通在叶氏卫气营血理论的基础上，补充性地提出三焦辨证，并制定了一套比较系统的温病治疗方剂，从而构成了温病学说的完整体系。吴氏实是温病学说的集大成者。他所著《温病条辨》一书，是一部理、法、方、药俱备，系统完整的温病专著，有很高的理论价值和实用价值，为近代温病学者所推崇。此外，薛生白编著的《湿热病篇》，王孟英编著的《温热经纬》等，都从不同方面对温病学说做出了贡献。

二、温病的基本概念

温病是感受四时不同温热病毒所引起的多种急性传染病的总称，它主要包括多种感染性疾病（其中包括多种急性传染病）。还有某些急性热病，如中暑等，虽非感染性疾病，但因其具有温病的特征，也属于温病的范畴，温病学就是专门研究温病的病因、病理、发展变化规律及辨证论治的一门学科。

（一）温病的特点

温病虽包括多种证候，其临床一般以发病急速，初起即见热象偏盛，而且易于化燥伤阴为基本特征。具体地说，温病的特点为这几个方面：

（1）病因是外感温邪，包括温热和湿热两大类。

（2）有传染性、流行性、季节性、地域性。

（3）发展变化有一定的规律性，其病理变化主要表现为人体卫气营血与三焦所属脏腑在温邪侵袭下功能失调或实质损害，其传变多循卫气营血或三焦。

（4）具有特殊的临床表现：温热病，起病急，传变快，变化多，热象偏重，易化燥伤阴；湿热病，身热不扬，气机阻滞，水谢代液失常，脾胃运化功能障碍，病势缠绵。

（二）温病的类型

由于四时气候变化不同，所产生的病毒有异，故发生的病证又各具特点，因此温病也就有着很多类型，如风温、春温、暑温、湿温、伏暑、秋燥、冬温、温毒、瘟疫等。这些不同的温病类型，有以四时季节定名的，如春温、冬温；有以四时主气定名的，如风温、暑温、湿温，有以季节与主气结合定名的，如秋燥；更有以发病或流行特点而定名的，如温毒、瘟疫等。尽管类型很多，但就其病变性质而论，可分为温热与湿热两类。

（三）温病与伤寒的区别

温病与伤寒虽同属外感病的范畴，但两者的性质不同，因、证、脉、治也判然有别：

（1）病因方面：伤寒，感受寒邪而引起；温病，感受温热病毒而产生。

（2）感受途径方面：伤寒，由皮毛而入，邪袭太阳膀胱经；温病，多由口鼻而入，邪袭太阴肺经。

（3）证治方面：

伤寒与温病初起证治比较表

	证候								病机	治法
	发热	恶寒	头身痛	口渴	小便	舌苔		脉		
伤寒	较轻	重	重	不渴	清利	舌正常	苔薄白	浮紧	寒邪郁表	辛温解表
温病	重	较轻	轻	微渴	微黄	舌边尖红	苔薄白	浮数	温邪客表	辛凉疏表解毒

（四）温病与温疫的关系

这是温病学中争论较多的一个问题。为了搞清概念，因此有必要明确一下温疫的含义及其与一般瘟疫的区别，从而正确认识两者的关系。根据《黄帝内经·素问·刺法论》说：“五疫之至，皆相染易，无问大小，病状相似。”可知疫是指能互相传染易且可引起大流行的疾病，瘟疫是指热性疫病。至于它与一般温病的关系，从现在的观点来看，温病的范围是包括了大部分急性传染病在内，因此就不能把它看成绝对不传染，但也不等于说温病一发生就会引起大流行。一般来说，温病在散发的情况下不称为疫。如果一旦引起大的流行，而且发病急剧的，即称为瘟疫，以区别于一般温病的发病情况。由此可见，温病与瘟疫的主要区别在于流行情况和传染力的强弱。周扬俊说“一人受之谓之温，一方受之谓之疫”，也正说明了这一问题。

第二章 温病的病因和发病

病因是指疾病发生的因素。温病的致病主因是感受温热病毒，它是在四时不同气候条件下产生的。

温病的致病原因，虽然是感受外界的温热病毒，但其发病与人体的正气强弱有着不可分割的关系。即病毒必须在人体正气内虚，抗病能力减弱，不能抗御外邪的情况下，才能侵入人体而发生疾病。正如《黄帝内经·灵枢·百病始生》说:“风、雨、寒、热不得虚，邪不能独伤人。卒然逢疾风暴雨而不病者，盖无虚，故邪不能独伤人，此必因虚邪之风，与其身形，两虚相得，乃客其形。”这就说明，只有当人体正气不足以抗御外邪，或邪气侵袭人体的力量超越人体的正气时，才有可能发病。

从疾病的发生来说，内因固然占有重要地位，但从病变性质来说，温病毕竟是属于外感病的范围。所以说温热病毒仍是温病致病的一个主要因素。中医学对病因的认识，是有自己的独特方法的，并非通过微观手段对病原体的寻找或对机体实质损害情况的检验，而是通过对机体反应的各种现象的分析来推断致病因素，即通过现象抓本质。中医对许多传染病的治疗有极理想的效果，然在整个医治过程中可以或根本不作对“病原体”的考虑。那么，这种疗效是建立在什么基础上呢？其关键在中医的认识方法上。简单地说，中医把所有的机能衰退性的反应统称为“寒”，机能亢进的统称为“热”，抵抗力不足的叫作“虚”，病势炽烈的叫作“实”。治疗即针对这些虚、实、寒、热的表现，这些表现的消失表示着病情的改变。如以“发热”为临床主要特征的温病，根据发热的种种不同给予治疗，这一现象消失，种种不同的发热可能是种种不同的病原体所致，每一种病原体致病都有其特点，中医抓住其特点而论治。因此只要掌握了每一病邪致病特点，通过对不同证候的分析，就能明确温病的病因，从而采取相应的治疗措施。

所以，温病的病因是温邪，即外邪中属于阳热性质的一类病邪，依其发生和流行的季节之不同及表现症状的差异而分为风热、暑热、湿热、燥热及疫病毒邪等。

一、病因

各种温邪的性质、致病类型、发热特点，具体阐述如下：

（一）风热病邪

是冬、春季温病致病的主因。风温、冬温等冬、春季节的常见温病，都是由风热病邪所引起。是由于春季温暖多风或冬季应寒反暖的气候环境所形成的一种致病因素。风热病邪致病一般具有如下特点：

1. 先犯上焦肺卫

风邪具有升散、疏泄的特性，其侵袭人体最易侵犯上焦、肌表，而出现卫表肺经的证候。如微恶风寒、发热、口微渴、咳嗽、舌边尖红、苔薄白、脉浮数等。

2. 易于化燥伤阴

风热病邪致病，易于劫灼津液，所以发病过程中极易出现热灼津液的化燥伤阴变化。由于风温病以上焦肺系为主，故肺胃阴伤尤为多见。

3. 传变迅速，每易逆传心包

风性具有善行数变的特点，故风温病发病较急，传变迅速，初起治疗不当，每易逆传心包。叶天士说：“温邪上受，首先犯肺，逆传心包。”即概括指出了风温病的特点。

（二）暑热病邪

暑热病邪是夏季温病的致病主因。它的形成与夏天酷暑炎热的气候条件有密切关系。暑温即是由暑热病邪引起的典型病种，故其致病有着明显的季节性。暑热病邪致病一般具有如下特点：

1. 先入阳明气分

由于暑热之邪其性炎热，传变最速，所以发病往往不拘表里，不以渐次，初起即显较重证候；一般多无卫表证，而径见壮热、烦渴、引饮、多汗、脉洪大等阳明气分症状。故有“夏暑发自阳明”之说。在发展过程中，暑热极易内陷心营，引动肝风，出现昏谵、惊厥等危急状态。

2. 易于耗津伤气

暑性炎热酷烈，不仅易于劫灼津液，而且易于损伤元气，所以暑热病每易出现津气损伤的证候。

3. 多兼挟湿邪

夏令暑热既盛而雨湿亦多，于是暑热为病往往挟有湿邪而成暑温兼湿之证。所以前人有“暑必挟湿”之说。

（三）湿热病邪

湿热病邪是发生于长夏之季的温病的致病主要因素。它的特定环境是气候偏热，雨湿较多，因而湿热两盛。湿温就是感染湿热病邪而致的常见温病。湿热病邪致病一般具有如下特点：

1. 病位以中焦脾胃为主

脾为湿土之脏，胃为水谷之海。湿土之气同类相召，故湿热之邪始虽外受，但好犯中焦脾胃。所以湿热病的病变多以脾胃为主，除有发热的“热象”外，又见身重肢倦、胸脘痞闷、腹胀便溏，呕恶苔腻等湿困脾胃、运化失职的证候。

2. 易于困遏清阳，阻滞气机

湿为重浊阴邪、侵犯人体后极易困遏清阳，阻滞气机。所以湿热初起阳热之象多不太显著，而以身热不扬、恶寒、身重等湿困卫阳见证，以及头重如裹、神情呆顿等清阳被蒙的见证为主要表现。同时由于湿浊内蕴、气机被阻，而伴有胸闷、脘痞、腹胀等湿阻气机的见证。

3. 病势缓慢，病程较长

湿性黏腻，侵入人体后多滞着难化，不若寒邪之一汗可解，温热之一清可除，且病程中化热较缓，传变较慢，所以湿热病大多病程较长，缠绵难解，且愈后易复发。

（四）燥热病邪

是秋季某些温病的主因。秋季干燥的气候条件是引起燥邪为病的重要原因。燥邪每随气候的温凉而性质有异。如初秋尚热，则燥从热化，临床见证以燥而偏热为特点，称为“温燥”。深秋凉爽，则燥从寒化，临床见证以燥而偏寒为特点，称为“凉燥”。前者属于温病，后者属于伤寒。燥热病邪致病一般具有如下特点：

1. 易伤津液呈现燥象

燥邪具有干燥的特性，易于消耗津液，而燥热之邪尤为显著。初起除具一般表证外，还伴有皮肤干燥、口干鼻燥、咽喉干燥疼痛等一系列上呼吸道黏膜津气干燥的现象，简称“燥象”。

2. 病位以肺为主

燥金之气内应于肺，侵袭人体多从口鼻犯于肺金。所以秋燥病初起除有发热、微恶风寒等肺卫见证外，必有咳嗽少痰、鼻干咽燥等肺燥见证，这是燥邪致病的主要特点。病程中燥热化火，则易灼伤肺阴，而见咳嗽气急、胸满胁痛、咽干舌燥等肺燥阴伤证候。

上述各类温邪虽各有特点，但在性质上都具有温热的属性，所以是四时温病的主因。从现代观点分析，温病包括了多种传染性疾病和感染性疾患，其发生是由于各种不同的病原体所引起。但限于当时的条件限制，中医学并不是从生物学病原学的角度去分析研究致病因素的，而是根据实践观察出的疾病发生与自然关系及临床症状表现去归纳、综合而认识的。即多以直观现象为依据，依其不同的症状表现来分析鉴别。这种对病因的认识方法是中医病因学的基本特点。所以“六淫”并非单纯指自然界中物理性致病因素，而是对包括致病微生物在内的所有外感致病因素的概括分类。

二、发病

发病指疾病发生的机理和规律。温病发病学的内容包括温病的发病因素、感邪途径及发病类型等。

（一）发病因素

温病的发生，除了首先要有温邪感染的致病主因外，还必须有其他一些因素的参与。主要有如下三种：

1. 正气的强弱是一个决定的因素

在导致温病发生的因素中首先取决于人体的防御能力。“正气存内，邪不可干”，温邪能否侵入人体发病，要根据人体正气的强弱及邪正力量的对比，即温邪只有在人体正气不足，防御能力减弱，或病邪的致病力超过了人体的防御能力的情况，才有可能导致发病。《黄帝内经·灵枢·百病始生》说：“风雨寒热，不得虚，邪不能独伤人。卒然逢疾风暴雨而不病者，盖无虚，故邪不能独伤。此必因虚邪之风，与其身形，两虚相得，乃客其形。”这就明确指出了人体正气不足是导致外邪侵犯人体发病的一个决定性因素。

2. 自然环境是一个重要的因素

温病的发生，除了取决于人体内在正气的强弱外，外界环境中的自然因素与温病的发生也有着密切的关系，其中特别是气候的变化，对温病的发生更有着重要的影响。就一年四季而言，不同的时令气候，对温病病邪的形成、传播和机体的反应性及防御功能，都会产生不同的影响，从而导致不同类型温病的发生。例如，在夏季气温偏高、雨多湿重的自然条件下，不仅湿热之邪易于形成，而且人体的脾胃运化功能亦易呆滞，所以易致暑湿或湿热为病。至于气候的异常变化、如暴寒暴暖、久旱淫雨等，更是导致温病发生和流行的一个重要因素。

3. 社会环境也是温病发生和流行的相关因素

除了个体正气和自然环境的影响，社会因素也对温病的发生和传播具有重要影响。这些社会因素包括经济水平、营养状况、体育活动、风俗习惯、饮食起居、卫生制度等。在中国古代社会，由于人民生活水平低下，体质较差，抗病力弱，且经济文化落后，卫生设施较少，加上战争频繁，灾荒不断，社会动荡，因此温病经常发生和流行。新中国成立后，随着社会的安定和经济的发展，人们的生活水平和健康状况得到了改善。同时，政府确立了“预防为主”的方针，加强了疾病预防和控制工作，有效地控制和降低了多种急性、传染性温病的发生与流行。在当今世界上有一些国家和地区，或因贫穷落后，或因战火频繁，温病的发生情况仍较严重。

（二）感邪途径

温邪侵犯人体每因病邪种类的不同而有不同的感染途径。根据古代医学家论述，主要有下述二种：

1. 邪从皮毛而入

皮毛主一身之表，它在卫气的作用下，通过正常开合以保持机体内外环境的统一，防御外邪的侵袭。一旦卫外功能下降，皮毛失固，外邪即可乘虚而入，以致形成卫气与外邪抗争、皮毛开合失司的卫表证候。

2. 邪从口鼻而入

“口鼻之气，通乎天气”，故外界致病之邪每易通过人的口鼻呼吸而侵入机体。

（三）发病类型

发病类型是指温病发病后在证候方面所表现出的不同类型。温病虽然种类很多，但根据其发病后的临床表现，可概括为发于表和发于里两大类型，即前人所说的新感温病和伏邪温病。

1. 新感温病

新感温病其含义是指感受当令之邪即时而发的温病，是与温病伏而后发相对而言的，实际是指发于表的温病。其特点是：初起病多在表，以发热、恶寒、无汗或少汗、头痛、咳嗽、苔薄白、脉浮数等卫表证候为主要表现。其传变趋向是由表入里，由浅入深。一般病情较轻，病程较短。初起治疗以解表透邪为基本大法。代表性的病种如风温、秋燥等。

2. 伏邪温病

伏邪温病其原义是指感受外邪伏藏于体内过时而发的温病，实际是指发于里的温病。其特点是：初起以灼热、烦躁、口渴、溲赤、舌红苔黄等热郁于里的证候为主要表现。其传变趋向：如伏热由里外达，为病情好转的表现；如里热进一步内陷深入，则为病情进展的标志。伏邪温病一般病情较重，病程较长。初起治疗以清泄里热为主。主要病种有春温、伏暑等。

第三章　温病的辨证

温病辨证，是中医辨证论治理论在温病方面的具体运用。中医辨证中证候分类方法有多种，都是依据不同类型疾病的各自变化机理而确立的。如同内伤杂病以脏腑分证、妇科以气血痰郁分证、外感伤寒以六经分证一样，温病的病机主要表现在卫气营血和三焦所属脏腑方面。因此，温病的辨证，就是以卫气营血和三焦所属脏腑生理失常而反应的临床证候为依据，即卫气营血辨证和三焦辨证。这是温病学独有的特点，也是古代医家在长期实践过程中，通过不同病证的反复观察，分析研究，在掌握了温病病证内在本质的基础上逐步总结出来的。因而是温病临床实践的指导原则，是温病学的理论基础。

一、卫气营血辨证

卫气营血的名称，首见于《黄帝内经》，其含义是指人体的生理功能和维持功能活动的营养物质。叶天士引申其义，用以阐明温病过程中的病理变化，并根据其病变反映来概括证候类型，作为辨证论治的依据。

（一）卫分证

《黄帝内经·灵枢·本脏》对卫的含义，曾做了这样的论述：“卫气者，所以温分肉，充皮肤，肥腠理，司开合者也。”可知卫有温养肌肤、司腠理开合等作用。由于卫气敷布人体的肌表，有卫外作用，所以外邪侵袭人体后，卫气奋起抗邪，以致功能失常而产生一系列症状和体征，临床便称为卫分证。它属于八纲辨证中的表证，包括三焦分证中的上焦肺的某些证候，与六经辨证中的太阳表证有类似部分。

卫分证的基本特点是：发热恶寒，脉浮，少汗。由于温热病邪的不同类型，卫分证也有相应的不同类型：

1. 风热在卫

风热在卫发热较重，恶风寒较轻，伴有头痛，微有汗出，鼻塞流黄涕，口微渴等。还可见到舌边尖红、苔薄微黄、口唇疱疹、咽峡充血、扁桃体红肿等。此类证候多见于冬春季节的常见温病，如流行性感冒、上呼吸道感染、急性扁桃体炎、急性咽炎及肺炎、麻疹、猩红热等病的初期。

2. 暑湿在卫

暑湿在卫发热恶寒，无汗头痛，身重脘痞，心烦口渴，舌红、苔白腻，脉濡数。此证好发于炎热夏季。可见于夏季感冒、沙门氏菌属感染的初期。

3. 湿热在卫

湿热在卫恶寒，身热不扬或午后热势较重，头痛如裹，肢体困重，胸脘痞闷，口黏不渴，舌苔白腻，脉濡缓。本证好发于夏秋湿热较重的季节。常见于伤寒、沙门氏菌属感染及急性胃肠炎等病的初期。

4. 燥热在卫

燥热在卫发热，微恶风寒，少汗，伴有皮肤、口、鼻干燥，咽喉干疼，干咳少痰，舌红欠润、苔薄白，脉浮数。此证好发于初秋燥热季节，常见于上感、急性咽峡炎等病。

总之，卫分病证的临床表现，大多属于机体对温热病邪的一种全身性防御反映，是正气抗邪的表现。其持续的时间较短，常见于急性传染病的前驱期以及一些感染性疾病的初期阶段。一般说来，此时尚未引起内脏器官的实质性损害和功能严重障碍。

治疗上，因此时病机在卫在表，故多用泄卫透汗之法，即如叶天士所说：“在卫汗之可也。”

（二）气分证

“气”的含义，在《黄帝内经·灵枢·决气》说：“上焦开发，宣五谷味，熏肤、充身、泽毛，若雾露之溉，是为气。”可见，气乃内脏功能活动的表现及其物质基础。邪在卫分郁而不解，势必向里传变，或病邪直接侵犯气分，以致正邪剧争或气机被郁，使有关脏腑或部位出现实质损害，机能失调，而形成气分证。邪入气分的病机主要为正邪剧争和热郁气机两个方面。其属八纲中的里、热、实证。临床表现与三焦分证中的中焦证候和六经分证中的阳明证候有类似部分。

气分证的基本特点是：发热较高而不恶寒，口渴明显，苔黄。本证包括范围甚广，凡是邪不在卫而又非营、血病变的一切证候，皆属气分范围。由于邪犯气分所在的脏腑、部位有所不同，因此所反映的证候也有多种类型：

1. 肺热证

肺热证发热较高，不恶寒，咳嗽气喘，痰黄稠，或呈铁锈色，或呈脓样，口渴，舌红、苔黄厚，脉滑数，这类证候可见于急性气管炎、肺炎及肺脓疡等病的某一阶段。

2. 胃热证

胃热证高热不恶寒，反恶热，汗多，口渴喜冷饮，气粗，舌红、苔黄燥，脉洪大而数。本证是气分的典型证候，肺炎、伤寒、流行性乙型脑炎的高热阶段每可出现。

3. 肠腑燥实证

肠腑燥实证高热午后尤其明显，大便秘结，或纯利稀水而肛门灼热（热结旁流），腹胀满疼痛拒按，甚则伴有烦躁、神昏、谵语、舌红、苔黄厚、干燥或灰黑、起芒刺，脉沉实而数。这类证候，往往继胃热证之后出现，可见于败血症及其他某些感染性疾患的某一阶段。

4. 胆热证

胆热证寒战发热如疟状，热多寒少，口苦而渴，咽干，或有脘胁部局限性疼痛、压痛拒按，呕恶，舌红、苔黄，脉弦数。此类证候可见于疟疾、急性血吸虫病以及胆道感染、急性胆囊炎、急性胰腺炎等病的某些阶段。

5. 脾胃湿热证

脾胃湿热证发热缠绵，汗出热稍降，继而又发热，伴头身困重，胸脘痞闷，纳呆恶心，便溏，脉濡数。其中又有热偏重与湿偏重之分，可见于伤寒、副伤寒、沙门氏菌属感染等病的某一阶段。

总之，气分阶段的病理变化较之卫分阶段要深、重些。内脏机能和代谢的变化较显著，故以脏腑分类，并有程度不同的实质性损害。如实质细胞的变性和某些类型的炎症反应。这些病理变化，如处理得当，一般说来都是可逆性的。气分证阶段，大多正气未虚，机体抗病能力较强，代偿适应反应尚属旺盛，所出现的各种临床证候，都呈正邪剧烈交争的表现。因此，气分证病变是关系到疾病好转与恶化的重要阶段。

因邪犯气分所反映的证候类型较多，因此其治病方法也复杂，常用的有清热、通下、和解、化湿等法。叶天士说："到气才可清气。"指出对气分证候的治疗，以清气为主。

（三）营分证

"营"的含义，如《黄帝内经·素问·痹论》说"和调于五脏，洒陈于六腑"即指营气。其运行于脉中，为血液中具有营养作用的主要成分，有营养全身重要脏器的功能。可见营为水谷之精气，注于脉中，化以为血而营养全身。所谓营分证，是指气分病不解，或邪热乘虚内陷，使营阴受伤而呈现的证候。

营分证的特点是：发热夜间为甚，口干不甚渴饮，心烦不寐，时有谵语，斑疹隐隐，舌红绛，脉细数。营分证主要类型有两个：

1. 营热证

营热证发热夜间为甚，口干不甚渴饮，心烦躁扰，时或谵语，肌肤斑疹隐现，舌红绛，脉细数，此证可见于各种传染病的极期阶段。

2. 热闭心包

热闭心包神昏谵语，时或昏愦不语，灼热，肢厥，舌红绛，脉细数。本证以神志改变为特征，多见于各型脑炎、脑膜炎及大叶性肺炎等病的极期伴有中毒性脑病时。

营分病变较气分证为严重，因为此时一些重要脏器，尤其是中枢神经系统组织损害较重，机能紊乱也相应剧烈，故常在高热的同时出现神志昏迷、谵妄等危重症状。多属于一些急性感染性疾病的极期或后期。正邪力量的对比，在这个阶段的特点是：热邪深入，更加炽盛；而营阴耗损，大脑机能失灵，正气出现不支之势。

治疗上，以清营泄热为主。但营分之热，多从气分传入，故在其初入营分之时，犹可外透，使其转出气分而解。热在营分不宜过用寒滞之药，故叶天士说："入营犹可透热转气。"这是从病理机转方面提出了营分证的治疗原则。

（四）血分证

血指血液，行于脉中，周流营养全身。《黄帝内经·灵枢·邪客》说："营气者，泌津液，注之于脉，化以为血。"可见营与血的关系密切，营分之邪不解，则必更进一步深入血分。

血分证的基本特点是：高热，躁扰昏狂，斑疹透露，舌色深绛及有吐、衄、便、溲以及出血倾向。由于血液在生理上与肝肾有着内在联系，故常见下列几个类型：

1. 热盛动血

热盛动血高热躁扰，狂乱谵妄，斑疹显露，分布稠密，或吐血、咯血、衄血、便血、尿血，舌深绛。此类证候可见于败血症、流脑、重型伤寒和重型肝炎等病的某一阶段。

2. 热盛动风

热盛动风高热神迷，手足抽搐，颈项强直，甚则角弓反张，两目上视，牙关紧闭，舌红绛，脉弦数，此类证候可见于各型脑炎、脑膜炎及脑型疟疾等病的某些阶段。

3. 虚风内劳

虚风内劳手足蠕动或微有抽搐，时有惊跳，伴有低热，消瘦，面色浮红，精神委顿，舌干红、少津，脉虚数，此证可见于重型乙脑恢复期。

4. 阴虚与阳虚

阴虚与阳虚与肝肾关系密切，且多见于温病晚期（恢复期、危重期），故其证候亦列于血分证范围之内。

（1）阴虚及亡阴证：阴虚证的典型症状有：持续低热，盗汗，心烦失眠，口干饮水不多，手足心及面部有烘热感，颧红，舌红少津，脉细数等。此证常见于急性感染性疾病的恢复期。亡阴证比阴虚证病情危重，主要表现是：低热，肌肤湿热，大汗而黏，烦躁口渴，精神委顿，呼吸短促，舌红绛不鲜或干枯而萎，脉细数无力，此证可出现在急性感染性疾病的休克等危重时期。

（2）阳虚及亡阳证：阳虚证常见：形寒怕冷，不发热，四肢不温，面色㿠白，自汗，口淡不渴，腰脊酸软无力，舌淡胖嫩，脉微细无力等。亡阳证为阳气暴脱。症见：突然面色苍白，四肢厥冷，汗多清冷，神衰甚或昏厥，气息微弱，血压下降，舌淡而润，脉沉微欲绝等。

血分证和营分证一样，大多见于温病严重阶段，证情危急；而血分证不但病情凶险，且证型复杂多变，要注意掌握虚、实两大类型，动风、动血两种趋势，亡阴、亡阳的不同转归，才能对血分证的病情变化做出正确的判断。

病入血分，治疗即以凉血解毒为主。叶天士说："入血就恐耗血动血，直须凉血散血。"可为治疗热入血分的原则。

（五）卫气营血的证候传变

温病的整个发展过程，实际上就是卫气营血证候的传变过程，它体现了温病发生发展的规律性。《温热论》指出："卫之后方言气，营之后方言血。”温病一般多从卫分开始，依次传入气分、营分、血分。这种按卫、气、营、血次序演变的过程，称为“顺传”，它体现了病邪由表入里、由浅入深，病情由轻而重、由实至虚的传变过程。除“顺传”外尚有一种“逆传”，所谓逆传，是指邪入卫分后，不经气分阶段而直接深入营、血分。临床实践中，温病的传变，由于病邪类别的差异、体质强弱及反应性的不同，而又有不少特殊情况。如有的初起不见卫分病证，而径见气分或营分病证；有的卫分证未罢又兼见气分证而致“卫气同病”；更有气分证尚在，同时出现营分或血分证，称“气营两燔”或“气血两燔”。再如有些病只在卫分，而不一定传至气分、营血分，如上呼吸道感染、扁桃体炎；有些病到气分阶段即停止发展，如肺炎、疟疾、急性胃肠炎等；有些病则很快进入营血分，如流行性乙型脑炎、流行性脑脊髓膜炎等。

（六）卫气营血辨证的意义

卫气营血的概念来源于《黄帝内经》，它的含义是指人体正常的生理功能和维持功能活动的营养物质。作为温病辨证的纲领，其意义是：

1. 代表温病过程中的各个不同的证候类型

证候类型如卫分证以发热和微恶风寒同时出现为基本特征；气分证以发热不恶寒，苔黄为基本特征；营分证以身热夜甚，心烦，舌质绛为基本特征；血分证以身热躁扰，斑疹或各种出血见症，舌深绛为基本特征。以这些特点为依据将温病的发展变化归纳为四个类型，使之在临床上起着执简驭繁的作用。

2. 标志着病邪浅深、轻重的不同程度

其不同程度为卫气营血证候传变的病机层次，反映了疾病的浅深，病情的轻重。具体地说，卫分证病位最浅，属表证，病情最轻，持续时间也短，治疗容易。气分证病位进了一层，属里证，病情较卫分证为重；虽然证情复杂，热邪逗留时间较长，但正气尚盛，抗邪力强，治疗及时每可战而胜之，使疾病痊愈。营分证与血分证，病位最深，病情危重，热邪深入，正气衰退，处理失时或不当，往往险证蜂起，危及生命。

3. 代表温病发展过程中的传变规律

传变规律为卫气营血的传变虽无固定形式，但大体是病邪由卫而气，进而营，再而血，由浅入深，由表入里，病情由轻到重，正气由盛到衰的基本规律。

4. 作为立法处方依据

依据如叶天士说："在卫汗之可也，到气才可清气，入营犹可透热转气……入血就恐耗血动血，直须凉血散血。"这就规定了温病各阶段的治疗大法。

二、三焦辨证

"三焦"的概念，自《黄帝内经》提出以来，历代演变，争论颇多。其含义有二：一是作为一个实质脏器的名称，其存在和所指，至今尚难定论；一是对人体分段的区域名称，认识基本一致。我们温病辨证中所使用的三焦概念，指后者言。

所谓"三焦"，就是将人体躯干所辖的脏器，划分为上、中、下三个部分，即从咽喉至胸膈属上焦，脘腹属中焦，少腹及二阴属下焦。李时珍说："上主纳，中主化，下主出。"这样可以看出三焦的划分，是依三种不同的内脏功用而区分的，亦非完全按内脏所处部位的上下而分。这就是为何肝属下焦，而脾胃属中焦的原因。

吴鞠通根据这一精神，阐述三焦所属脏腑在温病过程中引起的病理变化，并以此概括证候类型，作为辨证论治的依据。

（一）上焦证候

主要包括手太阴肺经和手厥阴心包经的病变。常见证候类型有：

1. 卫气证候

卫气证候为发热微恶风寒，无汗或少汗，头痛口微渴，咳嗽，脉浮数，苔薄白，舌边尖红等。

2. 肺经证候

身热，汗出，口渴，咳嗽，气喘，苔黄，脉数等。

3. 热陷心包

神昏谵语或昏愦不语，舌謇肢厥，舌质红绛等。

温邪受自口鼻，始于上焦，邪多在肺，为疾病的初起阶段。肺居高位，治依吴鞠通所说："治上焦如羽，非轻不举。"至于邪陷心包，则属逆传危重之证。

（二）中焦证候

主要是指足太阴脾经、足阳明胃经和手阳明大肠经的病变。常见类型有：

1. 燥热在胃

发热不恶寒，反恶热，面目红赤，汗出口渴，气粗，苔黄燥，脉洪大等。

2. 热结肠道

日晡热甚，便秘，溺涩，语声重浊，苔黄黑焦燥，脉沉有力等。

3. 湿热在脾

身热不扬，有汗不解，胸脘痞闷，泛恶欲呕，身重肢倦，苔腻，脉濡等。

病至中焦，邪热炽盛，多表现为阳明气分热实之证。注意辨别属胃属脾，为燥为湿。"治中焦如衡，非平不安"。但其表现不同，选药又有所不同。

（三）下焦证候

主要是指足少阴肾经和足厥阴肝经的病变。常见类型有：

1. 热伤肾阴

热伤肾阴其身热颧赤，手足心热甚于手足背，口燥咽干，脉虚神倦或心烦不寐等。

2. 肝风内动

肝风内动其手足蠕动，甚或瘛疭，神倦肢厥，心中大动，舌干绛而萎，脉虚弱等。

邪入下焦，为病之末期阶段。其特点是邪少虚多，多为肝肾阴虚之候。“治下焦如权，非重不沉”，注意护阴方是根本。

（四）三焦的传变及其辨证的意义

三焦所属脏腑的证候传变，标志着温病发展过程中的三个不同阶段。其中上焦手太阴肺经的病变，多为温热病的初期阶段；中焦足阳明胃经的病变，多为温病的极期阶段；下焦足厥阴肝经、足少阴肾经的病变，多为温热病的末期阶段。其传变一般多由手太阴肺经开始，由此传入中焦的为顺传；如由肺而传入心包的为逆传，中焦病不愈的则多传入下焦肝肾，此属一般的演变情况，并非固定不变。

三、卫气营血辨证与三焦辨证的关系

温病学说的卫气营血与三焦的证候，既有联系又有区别。首先，它们是各成体系的两种证候分类方法。卫气营血辨证，它不仅是温病发展过程中四类不同证候的概括，并且表明了温病由浅入深的传变层次。从临床实际看这种方法用于温热病的辨证论治尤为贴切。三焦辨证，它不仅是温病发展过程中三类不同证候的概括，并且表明了温病发展过程中脏腑传变的一般规律，从临床实际看这种方法用于湿热病的辨证论治最为恰当。所以现在的温病学者们主张：以卫气营血作为温热病的辨证纲领，而以三焦作为湿热病的辨证纲领。

其实，在临床实践中两种辨证方法是经纬相系、互为补充的。只有二者的有机结合，方能相得益彰，从而更全面地指导温病的辨证论治。

第四章　温病的诊法

诊断是治疗的先决条件，治疗的正确与否，往往取决诊断的正确与否。温病大都发病急剧，变化较多，且有传染可能，因此必须做到早期的、正确的诊断，以便进行及时的正确的治疗，控制病势的发展，达到及早治疗和预防的目的。

温病的诊断方法也不外四诊、八纲及证候分类等范围，但由于其病理变化、证候表现等有其一定的特点，因此它的诊断内容便有其独特之处，只有掌握了这些诊断特点，才能正确地辨别卫气营血和三焦所属脏腑的病机所在，从而更有利于临床正确治疗。

一、温病的诊断特点

（一）温病的诊断特点是由温病的特殊性决定的

温病的特殊性表现在下列几个方面：

1. 有特异的致病因素

“审证求因”，在温病中尤为重要。温病发生是由外感温热病邪引起，即六淫化热成温所致。明代吴又可指出传染病的发生并非什么风、寒、暑、湿，而是另有一种“戾气”，即现代所指的病原微生物。

2. 有传染性流行性

温病包括了多种急性传染病和感染性发热病，一般都具有不同程度的传染性。某些温病在一定条件的影响下，还可在人群中广泛蔓延，造成程度不等的流行，正如王叔和所说："天行之病，大则流毒天下，次则一方，次则一乡，次则偏着一家。"

3. 有季节性地方性

温病的散布与四季气候变化有着密切关系，同时也有一定的地方性，如南方较多。叶比曾说："吾吴湿邪害人最广。"

4. 发生发展有一定的规律性

温病的发生一般呈急性过程，具有发病快、传变速、变化多的特点。古人形容温病"其来亦速，其去亦快""一日三变""抽蕉剥茧，层出不穷"，便是针对这些特点而言。其演变过程不外由表入里、里热外发以及表里同病三种类型。而其病理变化，又都表现为"卫气营血"及三焦等证候，掌握这些特点就不难辨识了。

5. 临床表现具有一定的特殊性

发热，是温病的必有之症。由于温为阳邪，易于化燥伤阴，故温热病发热大多较重，且常伴有口渴、溲黄诸症。温邪传变迅速，易于内陷，多有动血、动风及神志方面的病变。

（二）根据温病的临床特点，其诊断的主要依据有如下几个方面

1. 症状表现

通过症状的综合分析，以识别病、证的本质，这是温病诊断的首要一环。不仅对辨证具有重要意义，而且对辨病也有一定的价值。因为各种温病的临床症状虽有其共性（发热、口渴、汗出、神志变化等），但不同的温病及其不同的发展阶段，由于病因病理的不同，其具体表现则有差异，而且伴随的证候也不尽相同。临床辨证通过分析比较，就可在普遍性中找出其特殊性。再从辨病来说，传染病的不少早期症状虽无特异，但通过周密诊察、详细分析，也往往可找出一定的病变重心，从而为更进一步明确诊断提供线索。何况有些传染病还具有特殊的症状表现，可以作为临床确诊的佐证，如流脑的颈项强直、猩红热的特殊皮疹、麻疹的口腔黏膜麻疹斑、

腮腺炎的腮腺肿胀等。

2. 特殊体征

温病过程中具有诊断意义的特殊体征，主要是指舌苔变化和发斑、出疹。通过这些征象的观察和分析，可以为辨证辨病提供重要依据。

（1）舌苔变化：虽其他疾病亦均可见到，但一般不如温病来的明显和多样。温病过程中的舌苔变化，是辨别卫气营血证候的客观指征，也是辨病的重要佐证。如痢疾、伤寒等湿热性质的肠道传染病，舌苔多见厚腻；而猩红热、出血热等热毒性质的传染病则常见舌红、苔燥。

（2）斑疹：这是多种传染病的特征，临床通过其形态、色泽、分布部位、出现日期、数目多少的观察，可有助于不同传染病的鉴别诊断，同时对辨别病邪浅深轻重、正气强弱盛衰，也具有重要意义。

3. 发病季节

四时温病均具明显的季节性，临床根据不同的发病季节，结合证候表现即可确诊。以传染病而论，如流脑多见于冬春，乙脑则发生于夏秋。

（三）温病临床着眼于以下几个环节的分析

1. 邪正的消长

温病的发展过程，就是一个邪正相互消长的过程。一般说，温病的中、早期多属邪实而正亦盛，随着病情的发展，则往往转化成正虚而邪盛，后期可因邪热深重、正气衰竭而造成严重后果，也可由于邪退正复而趋向痊愈。因此，临床正确估量和分析邪正力量的对比，对掌握疾病的转化、决定治疗措施及判断预后都具重要意义。

2. 局部与整体

人体是一个有机的统一体，温病的病理变化虽常以某局部的组织器官为重心，但局部的变化往往可影响整体，反之整体也可对局部发生影响。故临床诊断要确立局部与整体相统一的观点，全面地、联系地分析病情，不能孤立地只看到局部而忽视了整体情况，也不可只着眼整体而忽视局部的影响。

3. 证候的共同性与特殊性

很多温病在症状上有共同的表现，但各种不同的温病又有其特殊性；即使同一温病，在不同的人、不同的发展阶段也各有特点。故诊断过程中，注意分析、比较、鉴别，同中求异、异中求同。

4. 病症的发展变化

温病传变迅速，变证多端，随时根据病症变化，掌握病机转归。不同于一般疾病的病情相对稳定，温病往往一二天即有变化，甚至一日之内的早晚病机变化极大。所以诊治温病要密切注视，随时诊察。

5. 本病与兼病

温病中往往有兼夹病症，如兼痰饮、食滞，或兼气郁、血瘀。在诊察时，要注意分清本病兼病，使治有标本主次。

二、温病的一般诊法

（一）辨舌

舌诊是中医的重要诊断方法之一，尤其在温病的诊断上更具有特殊意义。舌诊的内容分为辨舌苔与辨舌质两部分，因为舌为心之苗窍，人体有很多经络又与之相通，所以“病之经络脏腑，营卫气血，表里阴阳，寒热虚实，皆形于舌”，而“苔乃胃气之所熏蒸，五脏皆秉气于胃，故可借以诊五脏寒热虚实也”。就温病而论，诊舌一方面是从其色泽变化以辨别受邪之轻重，病位之浅深，一方面以其干湿润燥以测知津液之存亡。

1. 辨舌苔

舌苔由胃气的熏蒸而成，温病过程中由于邪正交争、发热、伤津及脾胃失运等原因，可使舌苔发生多种不同的变化。通过这些变化可以辨别邪之在卫在气，性质之属湿属热。温病对舌苔的观察，主要是从色泽、润燥、厚薄诸方面侧重了解。

（1）白苔：白苔有厚薄的不同、薄者主表，候卫分之邪，见于温病初期病情较轻者，其他颜色往往由白苔转化而成。厚者主里，候气分之邪，主湿在里在脾，多见湿遏之证。但其中又有润燥的不同。常见的白苔有：①舌苔薄白欠润、舌边尖略红：外感风热之邪，病在肺卫。多见于温病初期，如上呼吸道感染、肺炎早期。风寒表证亦见白苔，但质地润泽，舌色正常，此其不同。②苔薄白而干、舌边尖红：风热在表而肺津受伤。素体阴亏而感风热者最易见到。③白苔黏腻：湿阻气分。湿热证湿邪偏重者最易见到。④舌苔白厚而干燥：气分湿邪未化而胃津已伤，气不化液。⑤舌苔白腻而舌质红绛：湿遏热伏之象。一般属病在气分；但热毒入营而气分湿邪未化者亦可见到，临床须结合其他表现进行鉴别。⑥白苔如同积粉，扪之不燥，而舌质紫绛：湿热秽浊郁闭。温病邪伏募原者多见此苔。⑦白苔如碱：温病兼胃中宿滞挟秽浊郁伏。⑧白苔干硬如砂皮（砂苔）：胃热。因邪热化燥入胃迅速，未及转黄而津液被灼所致。⑨白霉苔（满舌生白衣，其舌如霉）：胃气衰败，预后不良。

总之，临床辨别白苔可概括为这样几句：薄者多属病在表，厚则多为病在里；润泽津液未曾伤，干燥阴液已损耗；厚腻系痰湿秽浊，霉苔是危笃之候。白苔主表主湿，治不宜下，言其常；砂苔为热为里，法宜攻下，为其变。

（2）黄苔：黄苔是温病发展过程中较多见的一种舌苔，多由白苔转变而来。其主热邪在里，候气分之邪。温病由表入里，由卫入气，则舌苔由白转黄。黄苔有厚、薄、润、燥及兼白不兼白之别：①微黄不燥：邪热初入气分，津液未伤。②黄而干燥：气分热盛而胃津已伤。③黄苔微带白色或黄白相兼：邪初传气，表邪未尽。④苔色老黄焦燥起刺或中有裂纹：燥热积滞结聚胃肠，即阳明腑实之证。⑤苔黄厚腻：湿热内蕴，湿温病湿热留连气分时多见此苔。

总之，临床辨别黄苔的要点在于：黄苔主里，属实属热；薄者病浅，厚者病深；润与燥辨津液存亡，带白者知表邪未尽；黄厚焦燥为阳明腑实，黄厚腻浊系热邪挟湿、湿热郁蒸。

（3）灰苔：多见于黄苔转黑的过程，亦系里热实证的反映。常见的有：①舌苔灰而干燥：阳明腑实，热结阴伤。②舌苔灰而黏腻：湿痰内阻。温病兼夹痰湿者可见此苔，多有胸痞脘闷或口吐涎沫之症。③舌苔灰而滑润：阳虚有寒。临床多伴肢冷脉细或上吐下利。

总之，辨别灰苔要注意其有寒、热、虚、实及痰湿的区分。临床须根据苔的润燥及全身症状进行辨察。

（4）黑苔：温病过程中的黑苔，一般都是在病情发展到相当严重程度后才出现，大多由黄苔、灰苔转变而来，是病情危重的标志，预后多为严重。常见的有：①舌苔黑、焦燥起刺，质地干涩苍老：热毒炽盛，阴液耗损。温病阳明腑实，应下失下，而致燥邪化火，热极伤阴者每见此苔。②舌苔黑干燥甚或焦枯（但其薄而不厚，且无起刺现象）：出现于温病后期，为热邪深入下焦肾阴耗竭之象。某些慢性炎症感染，病程绵延，反复发作，久病及肾者也可见到。③舌苔黑滑腻：温病初起即见此苔，并伴胸闷、渴喜执饮而无其他险恶症状者，为兼夹痰邪，多见于胸膈素有伏痰之患者。④舌苔干黑，舌质淡白无华：湿温后期，湿热化燥，深入营血损伤阴络，大量下血而致气随血脱者每见此苔。⑤舌苔黑滑腻，舌质不红：阳虚寒盛。温病后期阴竭阳脱而呈虚寒征象者可见此苔。

总之，黑苔主病，虽有寒热虚实的不同，但在温病当中，毕竟是实热多虚寒少。一般地说凡黑苔焦燥的多属热毒极盛，或热劫真阴；滑润的则多系阳虚有寒，或兼挟痰浊。

2. 辨舌质

辨舌质主要是看其色泽的变化，由于“舌本通心脾之气血”，所以舌质的变化主要反映着营分、血分的病变。其色泽变化主要有：

（1）红舌：红舌是指比正常人的舌色深一些的舌质变化。温病过程中出现红色舌质，标志热邪渐入营分；但也不尽然，因阴虚而导致的，多见于病变后期。温病邪在卫分、气分，由于热邪亢盛舌质也可变红，但多局限于舌边尖部位，且舌面上多罩有苔垢，与热在营分全舌纯红者有所不同。

临床常见的红舌类型有：①舌尖红赤起刺：心火上炎。②舌红中有裂纹如人字形，或红舌中生有红点：均系心营热毒极盛所致。③舌质光红柔嫩，望之似觉潮润，扪之却干燥无津：热邪乍退而阴液未复之象。④舌色淡红而干，其色不荣：是心脾气血不足，胃津伤而气不化液。

总之，温病过程中的红舌，其变化虽有不同，但概括起来，不外虚实两端。凡舌色红赤鲜明的，皆为邪在心营，属实；舌色淡红不荣的，皆系心气不足，属虚。

（2）绛舌：绛，深红色。是比红舌更深的一种舌质，其所主病与红舌基本相同，只是在程度上有轻重之分。一般说绛舌多由红舌发展而来，舌质由红转绛标志着热邪更加深入。临床上常见的绛舌类型有：①舌纯绛鲜泽：邪在营血，或热入心包。②舌绛而兼有黄白苔垢：热虽入营而气分之邪未尽。③舌绛上罩黏腻或霉酱苔垢：热在营血中挟痰浊或秽浊之气。④舌绛而干燥：火邪劫营，邪热盛而营阴受损。⑤舌绛光亮如镜：胃阴耗伤。⑥舌绛不鲜，干枯而萎：肾阴欲竭，病情危重之候。

总之，绛舌也有虚实之分及有无苔垢之别。纯绛鲜泽，则为热入心包；绛而干燥多为热邪亢盛；枯萎不荣或光亮如镜则为阴液亏损；兼有苔垢多系气分之邪未净。

（3）紫舌：紫舌较绛舌更深一层，大多由绛舌发展而来。舌色由绛变紫，是血分热毒极盛之征。临床上常见的紫舌类型有：①舌焦紫起刺，状如杨梅：为血分热毒极盛的表现，多系热盛动血或动风痉厥之先兆。②舌紫晦而干，色如猪肝：是肝肾阴竭的危候，多属难治。③舌紫而瘀暗，扪之潮润：内有瘀血。必见胸胁或腹部刺痛等血证。④舌淡紫而青滑：阴寒证。伴有一系列虚寒证候。

总之，紫舌主病也有寒热虚实之别。凡焦紫起刺多为热深毒盛，紫晦干枯为肾阴枯竭，瘀暗潮湿为兼挟瘀血，青滑则属虚寒。

3. 辨舌形态

在温病病程中，舌体形态的变化常有下列几种：

（1）舌体强硬，运动不能自如：是气液不足，络脉失养，有动风的趋势。

（2）舌体短缩：内风扰动，痰浊内阻。

（3）舌卷而兼见囊缩：病入厥阴，危险征象。

（4）舌斜、舌颤：肝风发痉之候。

（5）舌体肿大，上布黄腻苔垢：湿热蕴毒上泛。

（6）舌体痿软，不能伸缩或伸不过齿：肝肾之阴将竭。

（二）验齿

验齿是温病诊断的独特方法之一，创始于清代叶天士。他说："温热之病，看舌之后，亦须验齿。齿为肾之余，龈为胃之络，热邪不燥胃津，必耗肾液。"由于温病最易耗损胃津，劫烁肾液，因此验齿对于判断热邪的轻重，津液的存亡，具有一定的参考价值，可作为舌诊的辅助方法。

1. 齿燥

牙齿干燥（主要看门齿）主要由于津液不足或津液不能上呈，牙齿失去濡润所致，其病理变化有深浅轻重的不同。

（1）牙齿光燥如石：一般为胃热伤津，而肾阴未竭，病尚不太重。若见于温病初起，并伴见无汗恶寒者，则为表气不通，卫阳郁遏，津不上布所致。一经表开阳伸，则津布燥失。

（2）齿燥色如枯骨：肾阴枯竭，病情深重，预后不良。

二者的区别在于前者虽燥而有光彩，后者齿面无光彩。

2. 齿垢

齿垢即齿根部积有垢浊，由于热入下焦，肾火蒸腾，胃中浊气上升所结。

（1）齿焦有垢：火盛津伤，但气液未竭。如齿焦无垢，则为肾液胃气俱竭，预后严重。

（2）齿垢如灰糕样：津气俱亡，胃肾两竭，中焦有湿浊用事，故有灰糕样之垢。

3. 齿龈结瓣

齿龈结瓣即齿龈与牙齿之间有血瓣。由于热盛动血，血溢凝结所致，其色泽有紫、黄的不同：

（1）紫如干漆：为阳血，系阳明热盛动血。

（2）黄如酱瓣：为阴血，由肾阴下竭、虚火上浮所致。

4. 齿缝流血

齿缝流血其病有虚实之分，因于胃者属实，因于肾者属虚：

（1）齿缝流血兼有齿痛：胃火冲激，其病属实。

（2）齿缝流血而无痛感：肾火上炎，其病属虚。

（三）审五官、察神色、别气味

温病中对五官、神色及气味的辨别也是诊法中的重要内容之一。

1. 审五官

审五官指审察患者眼、鼻、口唇、咽喉、耳等方面的变化。由于五官与内脏有着密切的联系，内脏的各种病变可以从五官等外窍反映出来；热邪多易犯上，湿邪常蔽清窍；在温病中审五官尤显重要。

（1）审目：主要是从其色、形及有神、无神等方面进行诊察：①两目红赤：多系热盛火炽，但程度有轻重不同。温病初起，大多目之大小眦现红色。如兼壮热、口渴、脉洪大等，则为阳明实热壅盛。②两目发黄：多为温热郁蒸，欲发黄疸之候；湿温证过程中最易出现。③目眵多结：肝胆火盛。若两目昏蒙，多系湿热为病。④目睛不和或不了了：系阳明腑实而劫烁肾阴。目眩神昏或见谵妄为热入心包证。

凡病，目能识人者轻；目不识人，及目斜视、目小、戴眼反折、眼胞陷下为病势重险，难治者多。但也有直视、斜视、上视而目睛时定时移的，为痰热阻闭，尚属可治。

（2）审鼻：鼻为肺窍。鼻是多种温邪侵入的途径；肺属多种温邪的首犯之处：①鼻涩：鼻孔干涩，多见于肺有燥热。若鼻孔黑燥如烟煤，为热极之重证。②鼻涕：鼻流浊涕，多属肺经有热。③鼻衄：多为热损阳络，迫血上溢。注意鉴别肺热损络和热炽营血的不同。④鼻扇：有虚实之异。若鼻扇气急而兼壮热烦渴，多为痰热壅阻、肺失清肃之征。如出入气微或喘息抬肩，鼻孔见煽张的，为肺肾两虚、元气欲脱的险象。

（3）审口唇：口为脾之窍，唇亦属脾。了解病人的口味感觉和唇部的形状、色泽的变化，作为分析综合病情的资料：①口味：口干且苦，属热邪内炽、心肝火旺或胆热上冲。口淡无味或甜或腻，均属脾胃有湿之象，多见于湿温证。口中干燥有粗刺感，为热盛伤津。②唇形：唇干燥，多属燥热为病。唇肿胀，多为风热上壅或脾经湿火。口唇焦黑燥裂为热毒炽盛。口唇红赤，甚则绛而干燥有裂缝，多为热邪深入营血。口唇两角出现水疱，亦为里热亢盛之候。至于唇青舌卷、环口黧黑，则为正气败绝，多属难治。

（4）审咽喉：咽喉为肺胃之门户，故咽喉的变化可以反映出肺胃的病变。温病中常见的咽喉变化有以下几个方面：①咽喉红痛：多属风热袭肺，风温初起最常见到，秋燥病燥热上干也可出现。②咽喉红肿疼痛甚或溃烂：为肺胃热毒上冲，是烂喉痧之必有见证，瘟疫病疫毒上攻也常出现。③咽喉干燥而无痛感：多系阴液方亏不能上承，但有肺胃津液不足和肾水亏涸的区别。

（5）审耳：主要是从听觉与耳形等方面进行诊察：凡是暴病耳聋、耳肿或耳红、耳痛，均为少阳气热，其中或因燥邪上扰，或因肝胆湿热上壅所致。久病耳聋，多属气虚精脱，不能上承，颇为难治。若耳轮焦枯，是肾水亏极，也属阴精告竭的征象。上述两种情况多见于温病后期，热邪深入下焦，肝肾阴伤之候。

2. 察神色

察神色主要指通过望诊观察病人神和色的变化，以了解病情。在温病中主要有下列方面的内容：

（1）察神：温病过程中神的变化主要分有神无神两种情况，凡温病患者目光精彩，神思清晰，气息均匀，饮食能进，形肉也不瘦削的，为有神之状，预后大多良好。反之，若目暗睛迷而无光彩，精神萎靡不振，或两手摄空，或语无伦次，喘急异常，二便失禁，或全身大肉已脱的，则为神气欲脱的表现，预后多属不良。

（2）观色：色的变化，诊断意义也很大。凡面部通赤，为阳明实热上亢。如温病后期，邪热深入下焦，而见面赤的多为热劫肾阴。若面色黄滞的为湿郁气机。湿温病初起湿邪偏重者多见之。面垢或面如油光，为里热蒸熏，津液外泄。

3. 别气味

别气味主要是辨别病人的呼吸以及痰涎、汗液、大小便分泌物等排泄物所散发出来的气味。湿热熏蒸最易产生异常气味，一般有如下几种：

（1）热臭气：多由于高热毒盛熏蒸所引起，在温病过程中最易见到。

（2）酸臭气：多因里热蒸逼、津液外泄所引起，故高热汗多的病人最易出现。此外湿热交蒸、汗液外泄之证，也可见到。

（3）血腥气：多见于热入血分、迫血妄行之证。此外，阳明腑实之证，可现腐气；瘟疫之病，可现尸气，轻则盈于床帐，重则熏蒸一室，此皆系热极盛、秽气外发之故。

（4）口出臭秽之气：多属阳明胃腑有热、浊气上冲所致。咳唾浊痰而有腥臭气为热郁于肺，在肺痈化脓时最为显著。

（5）二便秽浊：大便臭秽而热，多系热郁大肠。小便臭浊黄赤，甚或如油，多为下焦湿热。

（四）辨常见脉象

切脉，也是温病诊断的一个重要方面，其内容甚为丰富，也颇复杂。以温病过程中较常见的脉象介绍如下：

1. 浮脉、洪脉、数脉、滑脉

常见于温病热盛邪实的阶段。

（1）浮脉：主表，候卫分之邪。然温病邪在卫分，脉多浮而兼数。若脉浮大而芤，则又为阳明热盛而津气已虚。脉浮而促，是热壅于内而有外达之机。

（2）洪脉：主热证、实证，多见于气分热邪亢盛之证。若洪大而见芤象，则又为阳明热盛而津气受伤。若洪大仅见于寸部，则为热邪伤肺。

（3）数脉：多为热盛，但其中也有多种类型。如数而兼浮，为温邪在表；数而洪大有力，为气分热盛；脉数躁急不浮不沉，为热郁于内；脉数而细，多为热邪深入营血或热犯下焦真阴受损；如脉见虚数，则又为虚多邪少，内有虚热。

（4）滑脉：主热盛邪实。凡脉弦而兼滑，多属痰热结聚。脉濡滑而数，多为湿热交蒸。

2. 濡脉、缓脉、弦脉、沉脉、伏脉

常见于温病的湿阻、里实或正虚之候。

（1）濡脉：多为湿阻之征。脉濡滑而数，为湿热交蒸；濡缓而小，为湿邪偏重。若脉见濡细无力，则又为病后正虚、胃气未复之象。

（2）缓脉：多见于湿温，为气机失于宣畅所致。病后胃气未复，也可出现缓脉，但多缓而无力。

（3）弦脉：脉弦而数，为热郁少阳、胆热炽盛之征；若弦而兼滑，多为痰热之象。脉弦劲而数，则主邪热亢盛，肝风内动。

（4）沉脉：主里证，多主实邪内结，但也有属于虚证的。脉沉实有力，为热结肠腑，下焦蓄血也可见之；若沉弱或沉而无力，多为腑有热结而津液已亏；若沉细而涩，则为真阴耗失的表现。

（5）伏脉：主里证，欲作战汗，脉先伏，兼肢冷甲青等。阴阳离决，阳气欲脱，脉伏匿难触。

三、温病几种常见症状的鉴别诊断

温病的发生、发展有其独特的规律，因此症状表现也有其突出的地方。各种温病的发展过程中，有许多常见的共同症状，如发热、出汗、斑疹、昏谵、痉厥等等，但这些症状常因病因病机的不同而具体表现各异。因此临床必须辨别其异同，并结合整个证候进行全面分析，才能求得辨证的正确。兹就温病中几个常见的主要症状，分别就其类型、特点、病机等进行分析，并着重指出其鉴别要点，以便于临证掌握。

（一）发热

很多原因可以引起发热，而外感温热之邪则是引起发热的主要原因，所以发热是温病的最主要症状之一，同时也是各种温病必有的表现。在温病发展过程中，随着不同的病理机转，而有各种不同的热象表现。因此，掌握各种不同的发热情况，对临床辨证具有重大意义。

1. 温病发热的性质

温病发热是机体对病邪的一种全身性反应，它具有两面性：在一定情况下，如温病初期阶段，发热是一种主动防御反应，是正邪相搏、正气抗邪的必然现象；另一方面，发热毕竟是个病理过程，常会消耗正气，损害机体，严重的甚至因发热而造成不良后果。

2. 温病发热的机理

温病发热是热邪侵袭机体后，正气奋起抗邪，由于邪正交争，导致卫气营血功能紊乱，阴阳失却平衡，造成“阳胜则热”或“阴虚内热”的病理变化，以致体温升高而发热。前者为实，后者属虚。属实的多见于温病初、中期，正邪剧争，阳热过盛，而致“阳胜则热”；属虚者多由于温病末期，邪热久羁，阴津亏损，以致“阴虚内热”。亦有阴虚而阳热仍炽的虚实并见的证情。

3. 温病发热的类型

各种温病均有典型的热型，根据发热时体温的升降和持续情况，有稽留热、弛张热、间歇热、消耗热、回归热、波状热及不规则热等；根据体温升高的程度，又可分为低热、中等热、高热和过高热。中医临床对发热的辨证主要分以下几个类型：

（1）发热恶寒：发热与恶寒同时存在，为温病初期邪在卫表的特征。若恶寒而热势不甚或在午后发热的，为湿邪郁表，湿温证初起常见此种情况。在败血症时，由于热邪充斥表里，正邪剧争，则可见憎寒颤抖，壮热不退。

（2）寒热往来：寒时不热，热时不寒，界线分明，交替出现的为寒热往来。为热郁少阳、枢机不利所致，是邪在半表半里的主要特征。

（3）但热不寒：但热不恶寒，是热邪入里的主要标志。但同是里热证，临床有在气、在营、入血的区别，其发热情况也有所不同。大凡气分热炽的典型热象为高热、恶热。肠腑实热证，多表现为蒸蒸发热或日晡潮热。湿热证逗留气分，多身热不扬，午后热甚，汗出热稍退，继而又发热。

（4）发热夜甚：热邪传入营分、血分，发热夜间尤甚。

（5）夜热早凉：温病后期夜热早凉，热退无汗，为余邪留伏阴分所致。

（6）低热：温病后期持续低热，手足心热尤甚的，为肝肾阴虚、虚多邪少之候。

4. 发热在卫气营血不同阶段的区别

温病在卫气营血各个不同阶段的发热表现类型不同。

（1）卫分阶段发热特点：低热或中等热，并微恶风寒。

（2）气分阶段发热特点：但热不寒，以高热居多。

（3）营血分阶段发热特点：高热，恢复期低热，夜甚。

（二）出汗

汗液是由人体津液蒸化而成。出汗是腠理开泄，汗腺分泌增强所致。出汗可以排泄废物，驱邪外出，散发热量而降低体温；但过度出汗往往伤津液而耗阳气。因此，在温病过程中注意汗之有无、多少，以及出汗的全身状况，对于辨别证候、判断病情、预测转归有一定的实践意义。

1. 无汗

温病无汗，见于下列两种情况：

（1）温病初起，邪在卫分无汗：是邪袭肌表，卫气被郁，腠理闭塞所致，故并见发热恶寒、头身疼痛诸症。

（2）热入营分的无汗：热入营分，躁烦高热而无汗，则是热烁营阴，津液耗伤，不能作汗所致。故并见烦躁、灼热、舌绛、脉细数诸症。

2. 有汗

出汗是温病中的常见症状；根据汗出情况可分四种：

（1）大汗：指全身大量出汗，多兼大热大渴，为气分炽热，迫其津液外泄所致。

（2）汗出淋沥：指汗出不止，多为津气大亏、气不摄液的虚脱之征。

（3）汗出热不退：指汗随热起伏而时出，汗出热减，继而复热，多为湿热交蒸所致。

（4）战汗：指病人突然发生战栗，继之全身汗出。多见于热邪逗留气分阶段，为正气聚集力量、抗邪外出的佳象。故战汗以后，大多邪随汗出，热退身凉，脉象平和而渐向愈。但也有少数战栗而不能汗出，或战汗之后发热不退，烦躁不安，脉疾不平，乃正气虚惫、不能鼓邪外出而热复内陷的危重征象。

（三）口渴

此为温病的常见症状之一。温邪易伤津液，故一般温病过程中多有口渴见证。由于热邪伤津的程度不同，所以口渴的程度也有所不同。一般来说，温邪在卫的，口渴轻些；若温邪传入气分，热甚伤津较甚的，则口渴亦甚。此外，温病兼夹痰饮或湿郁不化，由于气不布津，亦可产生口渴。

1. 口渴欲饮

为热盛津伤的表现，其分为：

（1）渴喜凉饮：多为阳明热盛。

（2）渴喜热饮：多为兼挟痰饮或湿郁不化。

（3）渴轻饮少：邪在卫表，伤津不甚。

2. 口渴不欲饮

病人自称口渴，然不欲饮水，其症可见于：

（1）邪热入营：邪热传营，营阴被灼，每见口干反不欲饮或不甚渴饮，是由于邪热蒸腾营气上升所致。

（2）湿温初起湿邪偏盛：由于湿郁不化，脾气不升，津液不布所致。

（四）昏谵

昏谵是神昏与谵语两种表现的简称，由于神志昏迷与谵妄乱语常同时出现，故习惯上两者并称。昏谵的基本特征是意识丧失，神志障碍，语无伦次；深度昏迷可见昏睡不语，又称昏愦。温病过程中的昏谵是一个严重的症状，多与热邪或湿热痰浊蒙蔽心窍有关，必须引起高度重视，详加辨察。昏谵属神志方面的病变，凡病邪侵扰心神多致，其常见下列几种情况：

1. 邪入心包之昏谵

凡温病神昏谵语，或昏愦不语，呼之不应，且见灼热、肢厥、舌绛诸症的，为热邪侵入心包之象。

2. 邪入营血之昏谵

若见昏谵而伴高热、狂乱、躁扰、舌绛苔焦黑，多为热邪深入营血而致。

3. 痰浊蒙窍之昏谵

神识昏蒙，间有谵语，时或清醒，且身热不高，舌罩黄腻苔垢的，多为湿温病过程中湿热挟痰浊蒙蔽清窍所致。

4. 胃热乘心之昏谵

患者昏谵而又兼苔黄口燥，脉数有力，或便秘腹胀拒按的，为阳明邪热上扰心神所致。

5. 下焦蓄血之昏谵

昏谵躁扰，妄为如狂，多为下焦蓄血、瘀热扰心所致，并见少腹硬满疼痛，大便色黑，舌质紫暗润等。

（五）痉厥

痉与厥是两个不同的症状。痉，指痉挛强直而言。轻者手足蠕动，颈有抵抗；重者肢体抽搐，口角痉挛，牙关紧闭，颈项强直，甚至角弓反张。厥，即厥逆，指神志不清、四肢逆冷而言。由于温病过程中常常先痉后厥，厥而又痉，痉厥并见，故习惯通称痉厥。温病出现痉厥，皆为肝风内动之象。临床着重辨别虚实两大类型。

1. 实风内动

其表现为抽搐来势急剧，频繁有力，振幅较大，牙关紧闭，颈项强直，甚则角弓反张，两目上视，肢冷昏厥，脉多洪数或弦数有力，舌红或绛。多由热极所致，常见于温病的极期阶段。

2. 虚风内动

其表现为手足徐徐蠕动，或口角震颤，心中憺憺悸动等。并兼见低热，颧红，五心烦热，形体消瘦，口舌干燥，盗汗，神惫欲眠，耳聋失语，舌尖红、少津、少苔，脉虚细数等肝肾真阴大伤之证，多由阴血虚而致，常见于温病的后期阶段。

（六）斑疹

斑和疹，均是出现于肌肤表面的一种片形或点状的症状。其是温病过程中常见的体征，现代医学总称为皮疹。

1. 斑疹形态

斑和疹，均出现于肌肤表面。其区别是：斑点大成片，一般不高出皮肤，抚之不碍手，视之斑斑如锦纹；疹如云头隐隐或呈琐碎小粒，形如粟米，一般高出于皮肤之上，抚之碍手，但也有不高于皮肤，抚之而无感触的。由于温病斑疹，每多兼挟出现，故方书每举斑以赅疹，或统称斑疹。然斑和疹毕竟有所不同，形成机理、治疗方法均有区别，故临床不可混淆不分。

2. 形成机理

温病发生斑疹，多因热邪内郁、侵入营血所致。但病机有浅深之别。发斑大多由于热郁阳明，胃热炽盛，内迫营血，外溢肌肤而成。出疹则多系肺热郁闭，波及营分，外窜血络所致。现代医学认为，某些传染病发生斑疹，主要由于感染的细菌毒素或病毒造成凝血系统紊乱和血管损伤所致。

3. 诊断方法和意义

斑疹外透，标志着内伏之邪有外透之机，但宜见而不宜多见。因为温病热入营血，如斑疹发而不透，则说明邪热闭郁于内，病势深重；但若多见则又标志着邪重毒盛，故说不宜多见。由于斑疹外透，在一定程度主可反映出内在的病理变化。因此临床通过其色泽、形态、分布等的观察，可以了解温病邪之轻重，正气之强弱，从而为判断预后、确定治则提供依据。

（1）观察色泽：红属斑疹的正色，无论是斑是疹，总以颜色红而活、荣而润为顺。若红色不深，为热毒轻浅；若红色艳如胭脂或紫赤类鸡冠色的，均为热毒炽盛的表现。若色黑标志着热毒极盛，病情严重，但其预后亦随着人体正气盛衰情况而有所不同：黑斑而光亮者，虽属热毒深重，但气血尚充，依法治之尚或可救；黑而隐隐，四旁赤色，为火郁于内，治以大剂清凉透发，间有转红而成可救者；若黑而晦滞，毫无荣彩，则为热毒盛而气血衰竭，预后多属不良。

（2）辨别形态：斑疹形象的松浮或紧束，与病情轻重、预后良恶有一定关系。正如余师愚所说："斑疹一见，苟能细心审量，神明于松浮、紧束之间，决生死于临证之倾。"概言之：凡松浮、稀疏、朗润、红活、如洒于皮面者，为邪浅病浅，是顺证；凡紧束有根，如履透针，如矢贯的者，则系热毒深重，为逆候。

（3）注意分布：分布的稀密可以反映出邪毒的轻重。杨士瀛说："斑疹稀疏，色常鲜红者易治；或如锦纹，隐起搭饼者难治。"亦说明斑疹的稀密与预后有着密切关系。即斑疹出后，分布稀疏均匀，为热毒轻浅之象；若一出即稠密如饼，融成一片，或甫出即隐，则为热毒深重之征。

（4）结合脉证：斑疹透发前后，随着病理变化的不同，在脉证方面也有不同的反映。因此辨别斑疹时结合脉证分析，更有助于正确辨证。一般情况下，斑疹透发之前，由于郁热得发，故往往见灼热、烦躁、口渴、舌绛苔黄、脉数等症。兼见闷瞀、心烦，甚或耳聋等症为发斑之征；伴有胸闷、咳嗽等症，则为发疹之兆。斑疹透齐之后，一般应热势逐步下降，神志清宁，是为外解里和之象；若斑出而热不退，多属胃津内涸或阳明腑实所致；若发出不齐或甫出即隐，神识昏糊、热深厥深者，为正不胜邪、毒火内闭的危险征象。

（5）掌握规律：斑疹的发生变化有一定的规律性，因此临床诊察也有一定的原则可循。根据前人经验，一般多分布于躯干及四肢，顺序一般是按照：颈项→躯干→四肢→面部及手足心。

（6）鉴别属性：斑疹多见于温热病变，但绝非温热仅有。某些虚寒的疾病也能发斑，属虚斑、阴斑的特殊类型，与温病实火发斑截然不同。虚斑因气虚不能摄血所致，其色淡红，隐而不显，口不甚渴，脉不洪数，四肢微冷。阴斑由于阴盛格阳而成，一般只胸腹微见数点，并伴有目赤足冷、下利清谷等症。

（七）白痦

白痦是种细小的表面隆起的白色疱疹。内含浆液，形如水泡，呈水晶色而莹亮。其分布多见于颈项及胸腹部，四肢很少见到，头面部则不会出现。

白痦多由于湿热之邪留恋气分，滞留难解，郁蒸肌肤，蕴酿而成。所以白痦多见于湿温及温热挟湿之证，尤以湿热之证失于清泄误用滋腻而致湿郁不化的情况下，最易发生。

白痦每随热与汗出。在未出之前，由于湿郁热蒸，往往有胸闷不舒的见症；既出之后因热邪有外达之机，则胸闷亦舒，临床症状多能随之缓解。但湿热之邪，性质黏滞，非一次所能透尽，故白痦也不止一次地分批发出，往往患者发热起伏一次，出一次汗，即发出一批白㾦。

白㾦的诊断意义在于辨别病邪性质及津气的盛衰情况。凡温病有白㾦发出，本身即说明病邪是湿热性质。再根据其形态表现，可进一步辨别邪正的消长情况。凡白㾦晶莹饱满，颗粒分清，并且透露之后，热势递减，神清气爽的，为津气俱足，正能胜邪，邪能外达的佳象。反之，若色白如枯骨，空壳无液，或身热不退，反见神志昏迷的，则为津气俱竭，正不胜邪，邪毒内闭的险候。

（八）出血

温病过程中发生出血，一般为邪热深入营血、迫血妄行所致。多为急性多部位出血，或以一个部位出血为主而兼有其他部位的出血。对于温病出血的辨别，须观察其出血的部位，出血量的多少，血的颜色以及并见症状等。

1. 广泛出血

广泛出血包括咯血、衄血、便血、尿血、肌血、阴道出血等。血色鲜红，为热盛动血引起，多并见昏谵，舌质深绛等。若出血过多，乃至气随血脱，可见血溢不止，肢体厥冷，昏沉不语，舌淡无华等。

2. 咯血

咯血指血由咳唾而出，为肺出血的表现，多为热邪伤肺。

3. 便血

便血指便下鲜血，系肠络损伤的表现，多为温邪深入下焦，损伤肠络引起。

第五章　温病的治疗

温病的治疗，是在中医基本理论指导下，根据病邪类型的不同和卫气营血及三焦所属脏腑的病理变化而确立的相应治法，并注意病人的体质因素以及有无兼挟证等环节。

一、温病的常用治法

（一）解表法

解表法即一般所讲的“汗法”，是驱除表邪、解除表证的一种治疗方法，它具有疏泄腠理、透邪外出的作用，临床上主要适用于邪在卫分的表证。热性病的初起阶段常用本法以发散透邪，解表法主要分辛温解表和辛凉解表两大类，温病的性质属热，其证亦多热象偏重，所以温病中多以辛凉之剂解表，而忌辛温燥烈的麻桂之辈。由于温病表证，其病邪性质有风热、暑热、湿热、燥热的不同。

1. 分类

解表法又可分为如下几种。

（1）疏表泄热：即通常所说的“辛凉解表”，方以辛散凉泄之剂疏散卫表之风热。适用于风温初起，风热袭于肺卫，症见发热，微恶风寒，口微渴、咳嗽，无汗或少汗，苔薄白、舌边尖红，脉浮数等，代表方剂如银翘散、桑菊饮。

（2）解表清暑：即用辛散清涤之品透表清暑，适用于夏月受暑为寒湿所遏。肌表郁闭，症见头痛，恶寒，身形拘急，发热无汗，口渴心烦，代表方剂如新加香薷饮。

（3）宣表化湿：即用芳香宣透之品疏表化湿，适用于湿邪困表，恶寒身重，微热少汗，脘痞苔腻等，代表方剂如藿朴夏苓汤。

（4）疏表清燥：即以辛凉佐以甘润之品疏表消燥，适用于温燥伤肺，头痛身热，咳嗽不已，咽干喉痛，鼻干唇燥，舌红、苔白、欠润诸症，代表方剂如桑杏汤。

解表法除上述几种外，临床还根据病人体质及病情兼挟而有不同的加减配合，诸如滋阴解表、益气解表、解表清里、解表透疹、疏表解毒等。

2. 注意事项

温病在运用解表法时，应注意如下几点：

（1）温病初起无表证者禁用。

（2）风热表证忌用发散风寒的辛温解表法；即使"客寒包火"表闭较重的亦只能在辛凉剂中伍以辛温之品。

（3）使用解表法要适可而止，以免过汗伤阴。

（4）诸解表法适应证均有一定的针对性，如上述四法针对了病邪的风、暑、湿、燥之不同，方药组成也有一定的选择性，临床应用不可相混。

（二）清气法

清气法属于清法的一种，是清泄气分热邪的一种方法，具有清热存津、除烦止渴的作用。因温邪犯于气分者较多，所以清气法在温病中运用机会较多。气分证是温病过程中邪正交争最剧烈的阶段，如气分阶段失治或误治，则其邪可里结阳明，或内陷营血，甚或可致液涸风动之险局。把握气分阶段的治疗，对于温病的发展转归至关重要。

1. 分类

根据病位的深浅，病邪的性质，清气法常用的有如下几种：

（1）轻清宣气：即以轻清之品，透泄热邪，宣畅气机，适用于热初入气、气机不畅而里热不甚，症见身热微渴，心中懊侬不舒，舌苔薄黄等，代表方剂如栀豉汤加味。

（2）辛寒清气：即以辛寒之品大清气分之热，以达到退热生津、除烦止渴的目的。适用于阳明气分热炽，症见壮热，汗出，心烦，口渴，苔黄燥，脉洪数等，代表方剂如白虎汤。

（3）清热泻火：即以苦寒之品直清里热而泄邪火，适用于热蕴气分，郁而化火，症见身热不退，口苦而渴，烦躁不安，小便黄赤，舌红、苔黄等，代表方剂如黄芩汤加减。

清气法包括范围较广，临证运用，还须灵活化裁。如热初入气而表邪未尽者，可用宣气透表；气热亢盛，而阴液已伤的，可用清热生津；热闭于肺，肺气壅塞者，可用清热宣肺；热毒壅结，局部红肿者，可用清热解毒。

2. 注意事项

温病在运用清气法时，应注意下列几点：

（1）温病初起热象虽高，但病邪在表者，不宜使用。

（2）湿热性质病变，如尚有湿邪未化者，不宜单纯使用清气法。

（3）上述诸法，虽均属清气，但作用与药物组成均有差别，临床应用必须有所选择。

（4）素体阳虚者应谨慎使用。

（三）和解法

和解法是指具有和解、疏泄作用的治疗方法，属于“八法”中的“和法”。凡温病邪不在表，又非里结，而是郁于少阳或留连三焦、郁于募原等，均宜用和解疏泄之法透解邪热，宣通气机，以达到外解里和的目的。

1. 分类

温病常用的解法有如下几种：

（1）清泄少阳：具有清泄胆经气分热邪，兼以化痰和胃的作用，适用于热郁少阳，胆气失和，胃失和降，证见寒热往来，口苦胁痛，烦渴溲赤，脘痞呕恶，苔黄、舌红，脉弦数等，代表方剂如蒿芩清胆汤。

（2）分消走泄：作用在于宣展气机，泄热化痰，以分消三焦气分之邪。主治邪留三焦，气化失司，而致痰热阻遏之证，症见寒热起伏，胸痞腹胀，溲短，苔腻等，常用方剂如温胆汤加味。

（3）开达募原：作用在于疏利透达募原湿浊之邪，主治湿热秽浊郁闭气分的“邪伏募原”证。表现为寒甚热微，脘痞腹胀，苔腻白如积粉而舌质红绛甚或紫绛，主方是达原饮。

和解法在临床根据病情变化，常配以疏肝利胆、退黄利尿以及健脾和胃等法使用。应该明确指出的是：温病邪郁少阳且兼痰湿之证，与《伤寒论》所述少阳证略有不同，故治疗方药也有区别。再者，三焦为化气行水之通路，病邪留恋气分，气化失司，则必然痰湿内阻，故治疗不宜寒凉清透，这与《伤寒论》少阳证治法也有不同。叶天士说“彼则和解表里之半，此则分清上下之势”即指此言。至于邪在募原之证，为湿热秽浊郁遏较甚，故开达募原法实寓有化湿之意。因其病机既不在表，亦不属里，所以古人把它作为半表半里证看待，而予以开达募原之治。

2. 注意事项

使用和解法要注意下列几点：

（1）清泄少阳法虽有透邪泄热作用，但其清热之力毕竟较弱，故只能适用于热在少阳，而不足以适应里热炽盛之证。

（2）分消走泄、开达募原两法，作用偏于疏化湿浊、热甚渴饮者须配合他法应用。

（四）祛湿法

祛湿法是以芳香化浊、苦温燥湿及淡渗利湿之品祛除湿邪的一种治法。具有宣通气机、运脾和胃、通利水道等化湿浊作用，临床用于湿热性质的温病。

1. 分类

按其作用可分如下几种：

（1）宣气化湿：即以芳香品宣通气机，透化湿邪。适用于湿温初起，湿邪偏重，郁遏气机，症见身热午后为甚，汗出不解，或微恶寒，胸闷脘痞，小溲短少，苔白腻，脉濡缓，代表方如三仁汤。

（2）燥湿泄热：即以辛开苦降之剂宣降湿热之邪，适用于湿温病渐化热，郁遏中焦，症见发热，口渴不多饮，脘痞腹胀，泛恶欲吐，舌苔黄腻等，代表方如王氏连朴饮。

（3）分利湿邪：即以淡渗之品利尿渗湿，使邪从小便而去，适用于湿热郁阻下焦，症见小便短少甚或不通，热蒸头胀，苔白口渴等，代表方如茯苓皮汤。

上述三法，虽各有一定的适应范围，但在运用时，每多互相配合。此外化湿法还常配合清热、利胆、退黄、和胃、消导诸法使用。

2. 注意事项

运用祛湿法应注意。

（1）须权衡湿与热的偏轻偏重及邪之所在部位而选用相应的化湿方药。

（2）已化燥者忌用。

（3）平素液亏者慎用。

（五）通下法

通下法称“下法”，具有通腑泄热、荡涤积滞、通瘀破结等作用。凡温病有形实邪内结，诸如燥屎、积滞、瘀血积聚等症，皆须应用通下之法，使内结之邪从下而解。

1. 分类

常用的具体治法有如下几种：

（1）通腑泻热：以苦寒攻下之剂泻下肠腑实热，主治热传阳明，内结肠腑。症见潮热谵语、腹部胀满，甚则硬痛拒按、大便秘结、舌苔老黄或焦黑起刺、脉沉实等，代表方剂如大承气汤、调胃承气汤。

（2）导滞通便：作用在于通导积滞，泻下郁热，主治湿热积滞交结胃肠。症见脘腹痞满、恶心呕逆，便溏不爽、色黄赤如酱，舌苔黄浊等，代表方剂如枳实导滞汤。

（3）增液通下：作用在于滋养阴液兼以通下，主治热结液亏之证。表现为身热不退，大便秘结，口干唇裂，舌苔干燥等，代表方剂如增液承气汤。

（4）通瘀破结：其作用在于破散下焦蓄结之瘀血，借通下为出路。主治温邪瘀血结于下焦，症见身热、少腹硬满急痛，小便自利、大便秘结，或神志如狂，舌紫绛，脉沉实等，代表方剂如桃仁承气汤。

通下法尤其是苦寒攻下法，是湿病中运用较多的一个治疗方法。清代柳宝诒说："胃为五脏六腑之海，位居中土，最善容纳，邪热入胃，则不复他传，故温热病热结胃腑，得攻下而解者，十居六七。"其所说攻下就是指寒下而言。可见苦寒攻下之法，在温病治疗上是占有重要位置的。临床运用尚须根据病情，加减化裁。

2. 注意事项

运用通下法必须注意。

（1）里未成实者，不可妄用。

（2）下后邪气复聚，必须再度用下者，应慎重掌握，避免过下伤正。

（3）平素体虚或病中阴液、正气耗伤较甚而又里结者，应攻补兼施，不宜单纯攻下。

（4）温病后期由于津枯肠燥而致大便秘结者，忌用苦寒攻下。

（六）清营凉血法

清营凉血法是具有清营泄热、凉血解毒、滋养阴液、通络散血等作用的治疗方法，亦属于“八法”中清法的范围，适用于温病邪入营血分的证候。营为血中之气，血为营气所化，邪入营血分，病位虽有浅深之别，证情虽有轻重之异，但病变机理并无本质之不同，故清营与凉血法合并论述。

1. 分类

其具体运用有如下几种：

（1）清营泄热：即于清解营分邪热中伍以轻清透泄之品，使入营之邪从气分外出而解。适用于邪热入营，症见身热夜甚，心中烦扰，时有谵语，斑疹隐隐，舌质红绛等，代表方如清营汤。

（2）凉血散血：即凉解血分邪热，且以活血散血。用于热邪深入血分，迫血妄行，症见灼热躁扰，甚或狂乱谵妄，斑疹密布，吐血便血，舌质深绛或紫绛等，代表方如犀角地黄汤加味。

（3）气营（血）两清：即合清营凉血与清泄气分之法，用于气热炽盛，内迫营血分，而成气营（血）两燔之候。症见壮热，口渴，烦躁，外发斑疹，甚或神昏谵妄，两目昏瞀，口秽喷人，周身骨节痛如被杖，苔黄燥或焦黑，舌质深绛或紫绛等，代表方如加减玉女煎、化斑汤、清瘟败毒饮。

清营凉血法除与清气法配合外，常根据症情需要，配以开窍、息风等法使用。

2. 注意事项

使用清营凉血法应注意。

（1）热入气分尚未入营血者，不可早用。

（2）挟湿者慎用。

（3）清营与凉血在用药上虽有类同之外，但两法的治疗目的有所不同，药物配伍有异。前者在于“透热转气”，故清营中配以透泄之品；后者着重凉血散血，所以凉血中合以活血散血之品，临床应用必须有所区分。

（4）若温热病毒充斥气血、三焦，其症多来势凶猛，证情险恶，病机上已难分卫气营血，故其治非一般气营两清法所胜任，而须及时采取大剂复方，大清气血，清瘟败毒。

（七）开窍法

开窍法是治疗温病神志昏迷的一种方法，具有清心化痰、芳香透络、开闭通窍等作用，用于邪入心包或痰浊内蒙机窍的证候。

1. 分类

常用者有如下两种。

（1）清心开窍：作用在于清心、透络、开窍。使神志清醒，用于温病热邪入心包，症见神昏谵语，或昏愦不语、身热、舌謇肢厥，舌质红绛，或纯绛鲜泽，脉细数等，常用方如安宫牛黄丸，或至宝丹、紫雪丹。

（2）豁痰开窍：作用在于清化湿热痰浊，以宣通窍闭。适用于湿热郁蒸，酿生痰浊，蒙蔽机窍，症见神识昏蒙，时明时昧，时有谵语，舌质红而苔黄腻或白腻，脉濡滑而数等，代表方如菖蒲郁金汤。

2. 注意事项

运用开窍法应注意。

（1）清心开窍与豁痰开窍的作用及适应证有所不同，临床运用不可相混淆。

（2）热入营分而未至昏闭者，一般不宜早用本法。

（3）非邪闭心窍之神昏禁用本法。

（4）开窍法是一种应急措施，也是一种权宜之治，尚须根据病情，与他法配合运用。

（八）息风法

息风法是以清热凉肝或滋阴潜镇之品以息风平肝、定风止痉的一种治疗方法。用于温病里热燔灼，热盛风动，或阴虚不能制阳以致肝风内动的证候。由于内风有虚有实。

1. 分类

故息风法也有下列两种。

（1）凉肝息风：作用在于清热凉肝，息风止痉。适用于温病邪热内炽、引动肝风者。症见灼热肢厥，手足搐搦，甚或角弓反张，口噤神迷，舌红、苔黄，脉弦数等，代表方如羚角钩藤汤。

（2）滋阴息风：作用在于滋阴潜阳以息内风，适用于温病后期真阴亏损，肝木失涵，以致虚风内动之候。症见手指蠕动，甚或瘛疭，肢厥神倦，舌干绛而痿，脉虚细等，代表方如大定风珠。

息风法临床使用亦多配合，如凉肝息风常与清气、凉营、攻下，开窍等法配合运用，滋阴息风者根据病情需要可配合益气固脱之法。

2. 注意事项

运用息风法应注意。

（1）凉肝息风与滋阴息风作用不同，前者着重祛邪，后者偏于扶正，临床务须辨清动风的属实属虚而分别施治。

（2）某些小儿患者在病之初期阶段，即可因高热而引起抽搐，其治疗应根据病之在卫、在气而以清热透泄为主，一旦热势减退，抽搐亦即停止，不宜径投凉肝息风之品。

（3）用风药止痉（特别是虫类药）须不使其劫液，用滋阴药须防其恋邪。

（九）滋阴法

滋阴法属于补法的一种。其作用是以生津养阴之品滋补真阴、壮水增液，以达到滋补阴液、润燥制火的目的。温热之邪最易伤津劫液，特别是温病后期尤多阴伤之象；阴液存亡与预后有着密切的关系，故有“存得一分津液，便有一分生机”之说。因此，温病初期便应预护其虚；一旦津液受耗，便当以救阴为务。

1. 分类

滋阴法用于温病，主要有如下几种：

（1）滋养肺胃：即以甘凉濡润之品，以滋养肺胃之津液，适用于肺阴不足，或热虽解而肺胃之阴未复，症见口咽干燥、干咳少痰，或干呕而不思食，舌苔干燥，或舌光红少苔等，代表方如沙参麦冬汤、益胃汤。

（2）增液润肠：以甘寒合咸寒之品生津养液、润肠通便，适用于温病邪热基本解除，阴伤未复、津枯肠燥之候，症见大便秘结、咽干口燥、舌红而干等，代表方如增液汤。

（3）滋补真阴：即以咸寒滋液之品，以填补肝肾之阴，适用于温病久羁，劫灼真阴，而为邪少虚多之候，症见低热面赤，手足心热甚于手足背，口干咽燥，神倦欲眠，或心中震震，舌绛、少苔，脉象虚细或结代等，代表方剂如加减复脉汤。

由于温病以护液为亟，所以滋阴法运用机会颇多，有时单用本法，多数情况下常与他法配合运用，如前述滋阴解表、滋阴清热、滋阴通下、滋阴息风等。

2. 注意事项

运用滋阴法要注意。

（1）温病中不可滥用此法；纵阴液已伤而邪热亢盛者，不可纯用本法。

（2）阴伤而有湿邪未化者，慎用本法，要做到化湿而不伤阴，滋阴而不助湿。

（十）固脱法

固脱法是治疗虚脱的一种急救方法，临床主要是用于气阴外脱，或亡阳厥脱的证候。在温病发展过程中，如果其人正气本虚，而邪气太盛，或汗下太过，津液骤损，阴损及阳，即可导致正气暴脱。此时治疗，就应以固脱为急务。

1. 分类

固脱法有如下两种。

（1）益气敛阴：作用在于益气生津，敛汗固脱，主治气阴两伤，正气欲脱，症见身热骤降，汗多气短，体倦神疲，脉散大无力，舌光、少苔等，代表方如生脉散。

（2）回阳固脱：作用在于回阳敛汗，以固厥脱，主治温病阳气暴脱，症见四肢逆冷，汗出淋漓，神疲倦卧，面色苍白，舌淡而润，脉象微细欲绝等，代表方如参附龙牡汤。

上述两法常合并应用，此外，根据病情需要还可配合固摄之品以摄阴敛阳。

2. 注意事项

运用固脱法要注意。

（1）用药要快速及时。

（2）给药次数、间隔时间及用药剂量等都必须适当掌握，并随时注意病情变化作相应调整。

（3）一旦阳回脱止，即当注意有无火复炽、阴欲竭现象，并根据具体情况辨证施治；可结合西医方法进行抢救。

二、温病兼挟证的治疗

（一）兼痰饮

温病兼挟痰饮，除患者素有痰饮宿疾外，在病变过程中也可产生。其原因主要有两个方面：一因病邪流连，三焦气化失司，以致津液不能正常布化而酿成痰饮；一为热邪内炽，煎烁津液，而成痰浊。前者多属痰湿内阻，后者多系痰热互结。

痰湿内阻者，其症多见胸脘痞闷，泛恶欲吐，渴喜热饮，舌苔黏腻等。治宜在主治方中配以利气化痰燥湿之品，如温胆汤之类。痰热互结者，其证因病所不同而有异。痰热壅肺者症见咳吐黄稠浓痰、苔黄黏腻等，治疗宜加用清肺化痰之品，诸如瓜蒌、贝母、竹沥、竹茹等。如因热邪内陷、动风闭窍而致痰热壅盛者，其证除见昏痉外，必有舌强言謇，口吐涎沫，甚或喉间痰声辘辘，舌绛而上罩黏腻、黄苔等症，治疗当予清热息风，开窍剂中加入天竺黄、胆南星、石菖蒲、郁金、竹沥及猴枣散等清化痰热之品。

（二）兼食滞

温病兼夹食滞主要有两方面原因：一为发病之前所食之物未及消化，而致宿食停滞；一为发病后勉强进食，难以运化，以致食滞内停。其症见胸脘痞闷，吞酸嗳腐、恶闻食臭，或腹胀肠鸣、矢气频转，舌被厚苦，脉沉涩或滑实等。治疗应合以消食导滞：偏于上者，宜消食和胃，如保和丸；偏于下者，宜导滞通腑，如枳实导滞丸之类。

（三）兼气郁

温病兼气郁，多系情志不遂，或恼怒太过，或忧思过度，气机因此郁而不舒。症见胸胁苦满，上气太息，或脘闷泛恶，胁肋胀痛，脉沉伏或弦涩等。治宜于主治方中加入理气解郁之品，如枳壳、郁金、青皮、佛手、延胡索、苏梗之类。

（四）兼瘀血

温病兼挟瘀血，多为患者素有瘀伤宿血；或妇女在患温病过程中适逢月经来潮，热陷血室而致瘀热互结；也有恼怒伤肝，气滞血瘀，而感温热之邪的。其症多见胸胁刺痛或小腹硬满疼痛，或斑疹瘀紫不退，舌色紫暗而扪之潮湿等。临床治疗一般于主治方中加入活血散瘀之品，如桃仁、红花、赤芍、丹参、归尾、山楂等。

三、温病瘥后调理

温病瘥后调理具有很重要的意义。调理得当，则病体可恢复健康；调理不当，则病迁延难愈，甚或导致不良后果。因此，医护人员对此都必须注意。瘥后调理的范围甚广，主要分为药物调理和饮食调理两大类。

（一）药物调理

一般以补益气血、生津养液、清除余热等为常用之法。

常见的有下列几种情况。

（1）凡温病瘥后，邪热虽除而气血亏损，症见面色少华，气弱倦怠，声颤乏力，语不接续，舌质淡红，脉虚无力者。治须补益气血，可用集灵膏等方。

（2）气液两虚，精神委顿，不饮不食，睡眠不酣，舌干少津者，治宜益气养液法，方如三才汤、薛氏参麦汤均可选用。

（3）气液虽虚而余热未清的，则须兼以清泄余热者，以竹叶石膏汤为代表方剂。

（4）胃肠津液未复，口干咽燥或唇裂便结者。治宜益胃生津或增液润肠，方如益胃汤、增液汤。

（5）湿热病后，余邪未净，胃气失健，症见胸闷不畅，知饥不食，脉缓者。治宜芳香醒脾胃，清涤余邪可用薛氏五叶芦根物。

（6）脾胃虚弱，运化失职，内湿又生，而致饮食不消，四肢无力，大便溏薄，脉形虚弱，舌苔薄白，甚或肢体浮肿的，治宜健脾和中，理气化湿，方如参苓白术散之类。

（7）病后口中喜唾不止，或口流涎水，均为气虚不能摄津，宜补中益气汤加益智仁。

（8）病后失眠，系阴气未复，阴不敛阳，虚热上扰，心神不宁致，治宜黄连阿胶鸡子黄汤或甘麦大枣汤、朱砂安神丸类。

温病瘥后的药物调理，不外补体虚、清余邪两个方面。但运用时须辨明虚的程度、性质，属气虚或血虚，脾气虚或胃津虚；分清邪的轻重、邪的性质，属热属湿，热多或湿多，施治方能切中病情。一般来说，只宜清补，切忌温补。清补即是养阴，温补则能助气。气有余便是火，火更伤阴。

（二）饮食调理

凡温病期间，饮食必须注意。宜清淡而忌腥荤，宜流质而忌肥甘，尤羊肉、海鱼、海虾之类，其性大热，更宜严禁。食勿过饱，否则助热；亦不宜过饥，否则抗病力弱，影响康复。当记《黄帝内经·素问·热论》所言：“病热少愈，食肉则复，多食则遗，此其禁也。”

四、劳复食复的治疗

（一）劳复的治疗

温病瘥后，体虚未复，或仍有余邪未除而过早操劳，以致又复发热，是为劳复。喻嘉言说：“劳复，乃起居作劳复生余热之病。”治疗应根据复后的见证而随证施治，但一般不外挟邪劳复和挟虚劳复两类情况。

（1）挟邪劳复：即瘥后元气未复，余邪未尽，因劳致复。如邪热在里，气不宣畅，症见身热、心烦懊侬、胸中满闷者，治宜泄热除烦、行气宽胸来宣解余邪。方如枳实栀子汤。并根据不同的兼挟和见症而随证加减。

（2）挟虚劳复：即瘥后余邪虽解，但元气或阴液亏虚，因劳致复。治宜补益虚损为旨。但须辨别是阳虚还是阴虚，是复感外邪还是里证又发，随证施治。

（二）食复的治疗

温病热退之后，余邪未尽，骤进谷食，脾胃气弱，不及运化，以致食滞内停，余邪复作，是为食复。庞安常说：“凡病瘥后，先进清粥汤，次进糜粥，亦须少与之，切勿过食也；至于酒肉，尤当禁忌，若有不谨，便复发热，名曰食复。”

食复之证多表现为发热、烦闷、脘痞、不食、苔厚、脉滑等，其治可参前兼食滞之治。若食复轻证，仅微感饱闷不舒，而无发热等症，则损谷即愈。

五、温病后遗症的治疗

某些温病在急性期过后，往往遗留下一些病症，常见的有神志迟钝甚或痴呆，或失语或四肢瘫痪等。其原因不外气阴耗伤、瘀血内阻、风痰入络等方面。因此治疗原则主要是养阴清热、补气益血、和血通络、化痰息风等。兹将几个主要见症分述如下。

（一）神呆

神呆多由痰热未净，清窍失宁所致，治宜化痰宁神，常用药如石菖蒲、郁金、远志、茯神、莲子心、山栀、黄芩及成药至宝丹等。

（二）失语

失语多因热邪伤阴，脉络失和，亦有兼夹痰热瘀血阻滞的，治疗宜养阴活络，清泄余热，常用药如玄参、麦冬、竹叶、赤芍、地龙等。挟痰加胆星、半夏、竹茹，夹瘀加桃仁，红花等。

（三）震颤

震颤多因热邪伤阴，虚风扰动。治宜养阴息风，常用方如大定风珠。

（四）肢体僵直或手足拘挛

肢体僵直或手足拘挛多因热邪伤阴、络脉失养所致；亦有因风痰入络、血脉失和的。前者治宜养阴和络，用三甲复脉汤加减；后者宜祛风活络，常用药如僵蚕、全蝎、地龙、乌梢蛇、白附子、胆南星、红花等。

（五）瘫痪

瘫痪因于痰瘀阻络者，用白附子、胆南星、当归、赤芍、红花、桃仁等；因于湿热入络者，用苍术、薏苡仁、黄柏、蚕沙等；因于阴伤而络脉失养者，用生地黄、白芍、龟甲、阿胶等；病久气血两虚、肝肾亏损者，用熟地黄、当归、黄芪、怀牛膝、川续断、首乌等。

各种后遗症的治疗方法，在“审因论治”的基础上，运用时可互相配合，随证化裁。

第六章 四时温病概述

温病的特点之一是具有一定的季节性，发生于不同季节的温病，初起往往具有一定的临床特点，从而反映出不同病症的类型；而发生于同一季节的温病，初起大多有一定的共性，从而反映气候与温病的关系。这样，前人就结合主气提出了四时温病的分类和相应的命名。四时温病是一个笼统的某类温病概念，临床施治必须依证候表现为依据；但不能因此忽视四时分类的重要性。要掌握四时温病的概念、性质、特点及辨证论治的要点。

一、风温

风温是感受风热病邪所引起的一种外感温热病。初起以发热、微恶风寒、头痛、咳嗽、口微渴等肺卫症状为特征，多发于冬春两季，其发于冬季的称冬温，发于春季的为风温。

风热病邪为本病的致病原因。春令气候温暖，如人体与这一外界环境不相适应，或素体较弱，抗病能力较差，每易感邪为病。如冬令气候反常，应寒反温，亦易感受风热病邪而发为本病。外感风热病邪，多先侵犯于肺，故本病初起以邪在肺经为病变中心。肺主气属卫，与皮毛相合，所以病变初起多肺卫见证。卫气开合失司，肺气郁而不宣，则见发热、恶风寒、头痛、咳嗽、口渴等症。

本病初起，邪在肺卫，治宜辛凉宣解以驱邪外出。如肺卫之邪不解，其发展传变大致有两种情况：一是顺传于胃，二是逆传心包。热邪顺传于胃，多为阳明里热亢盛或热结肠腑之证，治宜辛寒清气或苦寒攻下；逆传心包，则出现神昏、谵妄等神志见证，治宜清心开窍。至后期阶段，则多呈肺胃阴伤之象，治宜滋养肺胃之阴。

1. 诊断要点

（1）发生于春冬两季的外感热病，应考虑到本病的可能性。

（2）发病初起有发热，恶风寒，咳嗽，口渴，脉浮等肺卫见症，继则出现肺热壅盛等气分症状。

（3）后期多致肺胃阴伤。此为诊断本病的主要依据。应注意与发于春季的春温等病相鉴别。

现代医学中的流行性感冒、急性支气管炎、大叶性肺炎等，可参考本病辨证治疗。

2. 辨证论治

风温病辨证论治简表

证型		临床表现	治法	代表方
邪袭肺卫		发热，微恶风寒，无汗或少汗，头痛，咳嗽，口微渴，苔薄白、舌边尖红，脉浮数	辛凉解表，宣肺泄热	银翘散
热入气分	邪热壅肺	身热，汗出，烦渴，咳喘，或胸闷胁痛，舌红、苔黄，脉数	清热宣肺，平喘	麻杏石甘汤
	痰热结胸	身热面赤，渴欲凉饮，饮不解渴，得水则呕，按之胸下痛，便秘，苔黄滑，脉洪滑	清热化痰，开结	小陷胸加枳实汤
	痰热阻肺腑有热结	潮热便秘，痰涎壅滞，喘促不宁，苔黄腻或黄滑，脉右寸实大	宣肺化痰，泄热攻下	宣白承气汤
	肺热发疹	身热，肌肤红疹，咳嗽，胸闷，舌红、苔黄，脉数	宣肺泄热，凉营透疹	银翘散加减
	肺热移肠	身热咳嗽，下利色黄热臭，肛门灼热，腹不硬痛，苔黄，脉数	苦寒清热止利	葛根黄芩黄连汤
	阳明热盛	壮热，恶热，汗大出，渴喜冷饮，苔黄而燥，脉浮洪或滑数	清热保津	白虎汤

续表

证型		临床表现	治法	代表方
	阳明热结	日晡潮热，时有谵语，大便秘结，或纯利恶臭稀水，肛门灼热，腹部胀满硬了痛，苔黄而燥，甚则灰黑而燥，脉沉有力	软坚攻下泄热	调胃承气汤
热入心包	热陷心包	身灼热，肢厥，神昏谵语，或昏愦不语，舌謇、舌色鲜绛，脉细数	清心开窍	清宫汤
	内闭外脱	身热，神志昏愦不语，倦卧，或兼汗多气短，脉细无力；或兼面色苍白，汗出淋漓，脉微细欲绝	清心开窍，固脱救逆	安宫牛黄丸类合生脉散、参附汤
	热入心包，阳阴腑实	身热，神昏，舌謇，肢厥，便秘，腹部按之硬痛，舌绛、苔黄燥，脉数沉实	清心开窍攻下腑实	牛黄承气汤
余热未清肺胃阴伤		身热不甚或不发热，干咳不已获痰少而黏口舌干燥而渴，舌红、少苔，脉细	滋养肺胃津液	沙参麦冬汤

二、春温

春温是感受温热病邪而发生于春季的急性热病，一般发病急骤，病情较重，变化较多，发病初起以高热、口渴、心烦、溲赤，甚则神昏痉厥等里热证候为主要特征。

本病的形成，主要是因人体阴精先亏，正气不足，再感受春令温热之邪而发病。由于阴液不足，正虚邪袭，病邪易于入里，故起病之初，即呈里热亢盛见证，有的则兼有恶寒、头痛等表证，但为时甚短。前人将发病初起呈现单纯里热见证的称为“伏邪自发”，如伴有表证的为“新感引发”。由于邪有轻重，人体正虚有微甚。因此，其发病初起的里热见证，有邪在气分和邪在营分之别。邪在气分较邪在营分者为轻，如病情恶化则可向营血分深入；邪在营分者为热邪深重，营阴亏损，如病情好转，则可转出气分，如病情发展，则可深入血分。由于本病里热亢盛，阴液易被耗损，所以在病变过程中，易于热盛动风，至病变后期，则易致热灼肝肾之阴而为邪少虚多之候。

本病的治疗原则，以清泄里热为主，并须注意保护阴液，透邪外出。热在气分的，初起即宜苦寒直清里热；热在营分的，主以清营解毒，透热外达。如兼有表证的，清里同时佐以解表；如热盛动血而见斑疹出血的，治宜清热凉血解毒；热盛动风的，治宜凉肝息风；热伤肝肾之阴的，治宜滋养肝肾之阴。

1. 诊断要点

（1）病发于春季，起病急骤，初起即见高热，烦渴，有汗不解，小便黄赤等里热证候。少数病例可兼见头痛、恶寒、无汗等卫表证，但其表证较轻，短暂即失而纯见里热证候。

（2）本病在病变过程中易出现斑疹、痉厥、神昏，后期易致肾阴耗损、虚风内动。

（3）本病应与风温相区别。两者虽均发生于春季，但本病属伏邪温病之类，初起以里热证之主；风温属新感温病之类，初起以肺卫之表热证之主。

现代医学中的重型流感、流行性脑脊髓膜炎等可参考本病辨证论治。

2. 辨证论治

春温病辨证论治简表

证型		临床表现	治法	代表方
气分证	热郁胆腑	身体，口苦而渴，干呕，心烦，小便短赤，或胸胁不舒，舌红、苔黄，脉弦数	苦寒清热，宣郁逐邪，兼表酌佐	黄芩汤加豆豉玄参方
	热郁胸膈	身热，心烦懊侬，坐卧不安，舌苔微黄，脉数	清宣郁热	栀子豉汤
	热灼胸膈	身热不已，烦躁不安，胸膈灼热如焚，唇焦咽燥，口渴或便秘，舌红、苔黄或黄白欠润，脉滑数	清泄膈热	凉膈散

续表

证型			临床表现	治法	代表方
	阳明热盛		壮热，面赤汗多，心烦，渴喜凉饮，舌质红、苔黄而燥，脉洪大或滑数	清热保津	白虎汤
	阳明热结	阳明热结，阴液亏损	身热，腹满，便秘，口干唇裂，舌苔焦燥，脉沉细	滋阴攻下	增液承气汤
	阳明热结	气液两虚，阳明热结	身热，腹痛，便秘，口干咽燥，倦怠少气或见搓空摸床，肢体震颤，目不了了，苔干黄或焦黑，脉沉细	攻下腑实，补益气阴	新加黄龙汤
	阳明热结	阳明腑实小肠热盛	身热，大便不通，小便涓滴不畅，溺时疼痛，尿色红赤，时烦渴甚	通大肠秘，泄小肠热	导赤承气汤
营血	热灼营阴		身热夜甚，心烦躁扰，甚或时有谵语，舌质红绛、苔薄或无苔，脉细数	清营泄热	清营汤
营血	气营（血）两燔		壮热，口渴，头痛，烦躁不安，肌肤发斑，甚或吐血，衄血，舌绛、苔黄，脉数	气营（血）两清	加减玉女煎合化斑汤
血分证	热盛迫血		身体灼热，躁扰不安，甚或昏狂谵妄，斑色紫黑，成片成块，或吐衄便血，舌质深绛，脉数	凉血散血，清热解毒	犀角地黄汤
血分证	热与血结		少腹坚满，按之疼痛，小便自利，大便色黑，神志狂乱，口干嗽水不欲咽，舌绛暗或有瘀斑，脉沉实或涩	攻下泄热，活血逐瘀	桃仁承气汤
热入心包	热闭心包		身灼热，昏谵，或昏愦不语，或痰壅气粗，舌謇肢厥	清心开窍	清宫汤送服安宫牛黄丸等
热入心包	内闭外脱		昏谵或不语如尸，躁扰不安，气短息促，手足厥冷，冷汗自出，舌绛色暗，干燥起刺，欲伸无力，脉细疾或沉弱	开闭固脱	生脉散类送服安宫牛黄丸

续表

证型		床临表现	治法	代表方
热灼真阴	阴虚火炽	身热，心烦不得卧，舌红、苔黄或薄黑而干，脉细数	育阴清热	黄连阿胶汤
	肾阴耗损	身热不甚，久留不退，手足心热甚于手足背，咽干齿黑，舌齿干绛，甚则紫晦，或神倦，耳聋，脉虚软或结代	滋阴养液	加减复脉汤
	虚风内动	手足蠕动或瘛疭，绛心中憺憺大动，甚则时时欲脱，形消神倦，齿黑齿裂，舌干绛或光绛无苔，脉虚	滋阴息风	三甲复脉汤
热盛动风		身热壮盛，头晕胀痛，手足躁扰，甚则狂乱，神昏，痉厥，舌干，脉弦数	凉肝息风	羚角钩藤汤
邪留阴分		夜热早凉，热退无汗，能食形瘦，舌红、苔少，脉沉细略数	滋阴透热	青蒿鳖甲汤

三、暑温

暑温是夏季感受暑热病邪引起的急性热病，故多发生于炎夏暑温亢盛的季节。其特点是发病急骤，传变迅速，易伤津气，初起以阳明气分证候为主要表现。

本病的致病主因是感受暑热病邪，但人体内在正气不足，则是导致外邪侵入发病的一个决定因素。暑热病邪侵入人体后，由于传变极速，所以一病即邪入阳明气分，而无卫分过程。病变过程中极易损伤正气，耗灼津液而出现津气受伤的见证。又因夏季暑气既盛而湿气亦重，所以暑邪易于兼挟湿邪为病而成暑温兼湿之证。此外，夏季因贪凉饮冷太过，先受暑湿复感外寒者，可形成暑湿兼寒之证。

本病治疗以清暑泄热为基本原则，并注意顾护正气，保养津液。根据本病一般发展过程，各个阶段的具体治法是：初起暑入阳明气分，治以辛寒清气；进而暑伤津液，宜用甘寒之品清热生津；后期邪热渐退而气液耗损的，则宜甘酸之剂以益气敛津，如暑热化火深入心营，则治法与风温、春温等相同。至于暑温兼湿之证，则以清暑为主，兼以化湿。暑为寒湿所遏，治宜散寒化湿兼清暑热。

1. 诊断要点

（1）有明显的季节性，多发生于夏暑当令之时，一般多发于夏至到处暑期间。

（2）起病较急，初起较少卫分过程，发病以高热、汗多、烦渴、脉洪等，暑入气分的里热见证为典型表现。

（3）病程中变比较快，可有化火、生痰、生风等较多的病理变化，易见津气欲脱、内闭、动风、动血等严重证候。

（4）在诊查中，如伴见脘痞身重、苔腻或恶寒、无汗等症者，则为暑温兼湿或寒遏暑湿之候。

根据暑湿发生的季节特点与临床表现，现代医学中的流行性乙型脑炎、钩端螺旋体病等急性传染病及中暑等，可参考本病辨证论治。

2. 辨证论治

暑温病辨证论治简表

证型		临床表现	治法	代表方
气分证	暑入阳明	壮热，汗多，心烦，头痛且晕，面赤气粗，口渴，齿燥，或背微恶寒，苔黄燥，脉洪数或大而芤	清暑泄热，津气伤者兼益之	白虎汤白虎加人参汤
	暑伤津气	身热息高，心烦溺黄。口渴自汗，肢倦神疲，脉虚无力	清热涤暑，益气生津	王氏清暑益气汤
	津气欲脱	身热已退，汗出不止，喘息欲脱，脉散大	益气敛津，生脉固脱	生脉散
	暑湿困阻中焦	壮热烦渴，汗多溺短，脘痞身重，脉洪大	清热化湿	白虎加苍术汤

续表

证型		临床表现	治法	代表方
	暑湿弥漫三焦	身热，面赤耳聋，胸闷脘痞，下利稀水，小便短赤，咳痰带血，不甚渴饮，舌红赤、苔黄滑	清热利湿，宣通三焦	三石汤
营血分证	暑伤肺络	灼热烦渴，头目不清，骤然咯血，衄血，咳嗽气粗，舌红、苔黄，脉数	凉血解毒，清络宣肺	犀角地黄汤
营血分证	暑入心营	灼热烦躁，夜寐不宁，时有谵语，甚或昏迷不语，舌红绛，脉细数；或猝然昏倒，不知人事，身热肢厥，气粗。牙关微紧，舌绛	凉营泄热，清心开窍	清营汤、安宫牛黄丸类
营血分证	暑热动风	身灼热，四肢抽搐，甚或角弓反张，牙关禁闭，神迷不清或喉有痰壅，脉象弦数或弦滑	清泄暑热，息风定痉	羚角钩藤汤
营血分证	暑入血分	灼热躁扰，斑疹密布，色呈紫黑，神昏谵妄，吐血、衄血、便血。甚或兼见四肢抽搐，角弓反张，喉中痰声辘辘，舌绛苔焦	凉血解毒，清心开窍	神犀丹、安宫牛黄丸
暑伤心肾		心热烦躁，消渴不已，麻痹，舌红绛、苔黄燥，脉细数	清心火，滋肾水	连梅丸
余邪未净，痰瘀滞络		低热不退，心悸烦躁，手足颤动，神情呆顿，默默不语，甚则痴呆、失语、失明、耳聋，或见手足拘挛、肢体强直等	化痰祛瘀搜络	三甲散加减

四、湿温

湿温是湿热病邪引起的一种外感热病，一年四季均可发生，但以夏季雨湿较盛季节为多见。其临床特点是：起病较缓，传变较慢，病程较长，脾胃证候明显，初起以身热不扬、身重肢倦、胸脘痞闷、苔滑腻、脉濡缓等为主要表现。

本病的发生原因主要是外感湿热病邪，但亦有因素体脾胃功能不强，先有内湿停聚以后再感湿热之邪而病的。由于脾为湿土之脏，胃为水谷之海，所以湿热病邪侵犯人体多以脾胃为病变重点。但发病初起因邪从外受，困遏卫阳，亦必伴有卫分见证，而为内外合邪，卫气同病。随着表证消失，气分湿热逐渐转盛，蕴蒸脾胃，胶着难解。此际又因患者体质差异，在证候类型上而有湿重于热和热重于湿的不同，中气实者，病多在胃，而为热重于湿；中气虚者，病多在脾，而为湿重于热。但无论湿重于热或热重于湿，最终必化燥化火。其病机变化则与一般温病不同，既可内结阳明气分，亦可深入营分、血分，而且尤易产生大便下血、肠络损伤的严重证候。本病经过顺利者，后期大多表现为邪热渐解而体虚未复，经过适当调治即可逐渐恢复。

本病治疗，初起湿遏卫气，治宜芳香宣透以祛表里之湿。表证解除后，则着重清化气分湿热。其中湿重于热者，治以化湿为主，兼以清热；热重于湿者，治以清热为主，兼以化湿。一旦湿热化燥化火，则治疗与一般温病相同，应根据邪之在气、在血辨证论治。

1. 诊断要点

（1）发病季节多见于夏秋。

（2）起病较缓，初起虽有恶寒发热，但热势不扬，并且头身重痛，胸闷脘痞，舌苔垢腻，脉濡缓等。

（3）传变较慢，病势缠绵，故病程较长，其中以湿热留恋气分阶段较长。

（4）病程中易见白㾦，后期可见便血。

（5）暑温挟温与本病酷似。暑温起病急骤，初起以高热、口渴、大汗、心烦、脉洪数等暑热炽盛证候为主，此时虽可兼挟湿邪，但仍以暑热证候为突出。湿温初起，一般表现为湿邪偏盛证，迨湿渐化热，才演变为湿热俱盛或热偏盛证，故两者自是不同。

现代医学的伤寒、副伤寒、钩端螺旋体病、流行性感冒等，有表现为湿温证候者，可参考本病辨证论治。

2. 辨证论治

湿温病辨证论治简表

证型		临床表现	治法	代表方
湿重于热	邪遏卫气	恶寒少汗，身热不扬，午后热象较显，头重如裹，身重肢倦，胸闷脘痞，苔白腻，脉濡缓	芳香辛散，宣化湿邪	藿朴夏苓汤
	邪阻膜原	寒热往来，寒甚热微，身痛有汗，手足沉重，呕逆胀满，舌苔白腻浊，脉缓	疏利通达，膜原湿浊	雷氏宣透膜原法汤方
	湿困中焦	身热不扬，脘痞腹胀，恶心欲吐，口不渴或渴不欲饮，或渴喜热饮，大便溏泄，小便浑浊，苔白腻，脉濡缓	燥湿化浊	雷氏芳香化浊法汤方
	湿浊蒙上泌别失职	热蒸头胀，呕逆神迷，小便不通，渴不多饮，舌苔白腻	先予芳香开窍，继进淡渗分利	苏合香丸，茯苓皮汤
	湿阻肠道传导失司	神识如蒙，少腹硬满，大便不通，苔垢腻	宣通气机，清化湿浊	宣清导浊汤
湿热并重	湿热蕴毒	发热口渴，胸痞腹胀，肢酸倦怠，咽肿溺赤，或身目发黄，苔黄而腻	解毒化湿	甘露消毒丹
	湿阻中焦	发热汗出不解，口渴不欲多饮，脘痞呕恶，心中烦闷，便溏色黄，小溲短赤，苔黄滑腻，脉象濡数	苦辛通降	王氏连朴饮
	湿热酿痰，蒙闭心包	身热不退，朝轻暮重，神识昏蒙，似清似昧或时清时昧，时或谵语，舌苔黄腻，脉濡滑而数	清热化湿，豁痰开闭	菖蒲郁金汤
热重于湿		高热汗出，面赤气粗，口渴欲饮，身重脘痞，苔黄微腻，脉象滑数	辛寒清泄胃热，苦燥兼化脾湿	白虎加苍术汤
化燥入血	伤络便血	灼热烦躁，便下鲜血，舌质红绛	凉血解毒止血	犀角地黄汤
	气随血脱	便血不止，面色苍白，汗出肢冷，舌淡无华，脉象微细	益气固脱	独参汤
余邪未净		身热已退，脘中微闷，知饥不食，苔薄腻	轻清芳化涤除余邪	薛氏五叶芦根汤

五、伏暑

伏暑是由暑湿病邪引起的发于秋冬的一种急性热病，其临床特点是：发病初期类似感冒；继而形似疟疾，只是寒热多不规则；以后则但热不寒，入夜尤其，天明得汗稍减，而胸腹灼热却不清除，大便多溏而不爽。本病起病急骤，病势既重且缠绵难愈。因其有暑温见症，且在发病季节上有秋冬迟早的不同，所以又有“晚发”“伏暑秋发”“冬月伏暑”等名称。

本病的发生，是由于夏月摄生不慎，感受暑邪，未即发病，迨深秋霜降或立冬前后，复感当令之邪而诱发，故其也属伏气温病之类。

暑湿最易阻遏气机，所以本病发于气分为多，但在阴虚阳盛之体，病邪则多舍于营分。因此本病的发病症型有邪在气分与邪在营分之别。一般说来，发于气分者暑湿性质颇显著，病势较轻；发于营分者暑热性质较突出，病势较重。但不论发于气分或发于营分，均兼有时令之邪在表，故发病之初必兼有卫表见证，在表证解除后，气分暑湿之邪多郁蒸于少阳，出现形如疟疾的见症。如其邪转入中焦脾胃而湿邪未尽的，多表现为湿热交混或热重于湿之证。如发于营分，表证解除后，亦可发展成为血分证、气营（血）两燔证，并可出现痰热暑闭心包、热盛动风、斑疹透发等见证。

本病初起治宜解表清里同时并进。但清里须视伏邪在气在营而有所区分。邪在气分的宜清暑化湿，邪在营分的宜清营泄热。

1. 诊断要点

（1）多发于秋季，亦有发生于冬季者。

（2）起病急骤，一病即见有暑湿或暑热内伏特性的证候。病发于气分者，可见发热、心烦口渴、脘痞苔腻等症。发于营分者，则见发热、心烦、口干、舌赤、少苔等症。但均兼有时令之邪在表，故初起时兼有恶寒表证。

（3）本病发于气分而兼表者，初期类似感冒，但里有暑湿性质症状表现。邪留少阳者，又形似疟疾，但寒热不规则。

（4）在湿热留连气分阶段，可以郁发白痦；若邪舍于营，热逼血分，亦可发斑。

现代医学所说的流行性感冒、乙型脑炎、钩端螺旋体病、流行性出血热等病发于秋冬季节而见有上述临床特点者，可参考本病辨证论治。

2. 辨证论治

伏暑病辨证论治简表

证型		临床表现	治法	代表方
初发	卫气同病	头痛，周身酸痛，恶寒发热，无汗，心烦口渴，小便短赤，脘痞，苔腻，脉濡数	解表清暑化湿	银翘散加味
	卫营同病	发热微恶寒，头痛少汗，口干不渴，心烦，舌赤、少苔，脉浮细而数	辛凉解表，清营泄热	银翘散加清营之品
邪在气分	邪在少阳	寒热似疟，口渴心烦，脘痞，身热午后较重，入暮尤剧，天明得汗诸症减，但胸腹灼热不除，苔黄白而腻，脉弦数	清泄少阳，兼以化湿	蒿芩清胆汤
	邪结肠腑	胸腹灼热，呕恶，便溏不爽，色黄赤如酱，苔黄垢腻，脉濡数	导滞通下，清热化湿	枳实导滞汤
邪在营血	热在心营，下移小肠	发热日轻夜重，心烦不寐，口干，渴不欲饮，小便短赤热痛，舌绛	清心凉营，清泻火腑	导赤清心汤
	热闭心包，血络瘀滞	发热夜甚，昏谵，嗽水不欲咽，舌绛无苔，望之若干，扪之尚润，或紫晦而润	清营泻热，开窍通瘀	犀地清络饮

六、秋燥

秋燥是感受燥热病邪而引起的一种多发生于秋季的外感热病，其临床特点为初起邪在肺卫即有津气干燥见证，如咽干、鼻燥、咳嗽少痰、皮肤干燥等。一般病情较轻，传变亦较少，易于痊愈。

本病的发生，是感受秋令燥热病邪而成。当秋天气候偏热之时，感之即为温燥；若深秋偏寒，感之即为凉燥。

本病初起，多为肺卫受邪，而见有肺卫表证。虽与风温近似，但初起除有卫表见证外，并伴有津气干燥之象，这是本病的特点。

“燥胜则干”，故燥气为病，易于化燥伤阴；若肺卫之表不解，邪传于里，其津气干燥之象更为显著。其燥在肺者，易成肺燥阴伤；若传入阳明胃肠，每成肠燥便秘或阴虚腑实之证。如燥邪在气分留连日久或其人素质阴虚者，亦可传入下焦，伤及肝肾之阴，而形成夜热早凉或虚风内动，此为本病一般演变情况。若治疗得当或素体尚不虚弱者，则一般不致发展到深入下焦的程度。

燥热最易伤津，所以本病以滋润为治疗原则。但秋燥毕竟为外感时令之邪，初起见有表证，当于润燥之中，辅以解表之治，以透邪外出。具体言之，温燥初起，宜予辛凉甘润。其燥热在肺者，则宜清燥润肺；燥热在肠而阴伤便秘者，当润燥通便；若传入下焦，肝肾阴伤而致虚风内动者，则须滋阴养液为治。

1. 诊断要点

（1）有一定的季节性，多发生于秋令燥热偏盛时节。

（2）典型的临床特征是：初起具有肺卫见证外，必伴有口、鼻、咽、唇等津液干燥征象。

（3）本病重心在肺，病情较轻浅，一般传变较少，以伤肺胃之阴者较多，较少传入下焦。

（4）本病初起症状颇似风湿，但风湿多发于春季，且初起津液干燥见证不如本病明显。本病还应与发于秋季的伏暑相区别。伏暑初起虽有表证，但较少肺经见症，且以暑湿在里见症为主，病情较重，变化较多。

现代医学中发于秋季的上呼吸道感染、急性支气管炎等，可参考本病辨证论治。

2. 辨证论治

秋燥病辨证论治简表

<table>
<tr><th colspan="2">证型</th><th>临床表现</th><th>治法</th><th>代表方</th></tr>
<tr><td colspan="2">邪在肺卫</td><td>发热微恶寒，头痛，少汗，咳嗽少痰，咽干鼻燥，口渴，苔白、舌红，右脉数大</td><td>辛凉甘润，轻透肺卫</td><td>桑杏汤</td></tr>
<tr><td rowspan="6">邪在气分</td><td>燥热伤肺</td><td>身热，干咳无痰，气道而喘，咽喉干燥，鼻燥，唇燥，胸满胁痛，心烦口渴，舌苔薄白而燥或薄黄干燥、舌边尖红赤</td><td>清肺润燥养阴</td><td>清燥救肺汤</td></tr>
<tr><td>燥干清窍</td><td>耳鸣，目赤，龈肿，咽痛，苔薄黄而干，脉数</td><td>清宣上焦气分燥热</td><td>翘荷汤</td></tr>
<tr><td>肺燥肠热，络伤咳血</td><td>初起喉痒干咳，继则因咳甚而痰黏带血，胸胁牵痛，腹部灼热，大便泄泻，舌红、苔薄、黄而干，脉数</td><td>清热止血，润肺清肠</td><td>阿胶黄芩汤</td></tr>
<tr><td>肺胃阴伤</td><td>身热不甚，干咳不已，口舌干燥而渴，舌红、少苔，脉细</td><td>甘寒滋润清养肺胃</td><td>沙参麦冬汤</td></tr>
<tr><td>肺燥肠闭</td><td>咳嗽不爽而多痰，胸腹胀满，便秘</td><td>肃肺化痰，润肠通便</td><td>五仁橘皮汤</td></tr>
<tr><td>腑实阴伤</td><td>便秘，口干舌燥，身热，或见谵语，苔黑干燥，脉沉细</td><td>滋阴通下</td><td>调胃承气汤加滋润之品</td></tr>
<tr><td colspan="2">气血两燔</td><td>身热，口渴，烦躁不安，甚或吐血、衄血，苔黄、舌绛</td><td>气血两清</td><td>加减玉女煎</td></tr>
<tr><td colspan="2">燥伤真阴</td><td colspan="3">秋感燥热病邪，有少数邪入营血，进而深入下焦，热灼真阴，其证治可参看春温部分</td></tr>
</table>

七、温毒

温毒是温热时毒疾患的总称，凡感受温毒之邪，除具一般外感见证外，并出现局部红肿热痛，甚则溃烂等症的病候，皆称为温毒。一般多发生于冬春两季，发病年龄以幼者为多见。温毒所包括的病候甚多，此仅介绍大头瘟和烂喉痧两个病种的证治。

（一）大头瘟

大头瘟是感受风热时毒而引起的一种以头面焮赤肿大为特征的外感热病，本病除具全身憎寒发热外，并有头面红肿疼痛的表现。多发生于冬春两季。

本病的致病因素是外感温热毒邪，在温暖多风的春季及应寒反暖的冬季，容易传播流行。当人体正气不足时，易感邪发病。初起邪毒尚轻，中病部位亦浅，仅卫表受邪，见有风热表证，一般为时较短。继之热毒深入气分，病变部位由卫表而传至肺胃，则每见肺胃热盛证。邪毒上攻头面则头面部红肿，抟结咽喉则咽喉肿痛，甚则糜烂破溃。总之，本病的病理变化以热毒由卫及气，充斥肺胃为主证，一般很少内陷营血，其治疗以疏风清热、解毒消肿为主，多采取内治与外治相结合。

1. 诊断要点

（1）本病有特殊临床表现，除起病急、憎寒发热外，有头面部焮赤肿痛。但很少见到内陷营血证候。

（2）多发生于冬春二季。

现代医学的颜面丹毒、流行性腮腺炎等有表现为本病者，可依本病辨证论治。

2. 辨证论治

温毒辨证论治简表

证型	临床表现	治法	代表方
大头瘟	始起憎寒发热，头面红肿，或伴咽喉疼痛，继则恶寒罢而热势益增，口渴引饮，烦躁不安，头面焮肿，咽喉疼痛加剧，舌赤、苔黄，脉数实	透卫清热，解毒消肿	内服普济消毒饮，外敷三黄二香散

续表

证型		临床表现	治法	代表方
烂喉痧	毒侵肺卫	初起憎寒发热，继起壮热烦渴，咽喉红肿疼痛，甚或溃烂，肌肤丹痧隐约，苔白或有珠状突起、舌红，脉数	透表泄热，清咽解毒	清咽栀豉汤
	毒壅气分	壮热，口渴，烦躁，咽喉红肿腐烂，肌肤丹痧显露，舌红赤有珠、苔黄燥，脉洪数	清气解毒	余氏清心凉膈散
	毒燔气营（血）	咽喉红肿糜烂，甚则气道阻塞，声哑气急，丹痧密布，红晕如斑，赤紫成片，壮热汗多，口渴烦躁，舌绛干燥起刺，脉细数	清气凉血（营），解毒救阴	凉营清气汤
	余毒伤阴	咽喉腐烂渐减，但仍疼痛；壮热已除，唯午后仍低热；口干唇燥，皮肤干燥脱屑；舌红而干，脉象细数	滋阴生津，兼清余热	清咽养营汤

（二）烂喉痧

烂喉痧是以咽喉腐烂、肌肤密布丹痧为特征的温毒病，本病的发生多在冬春暴暖之时，有一定的时令界限，故亦名“时疫痧”。因本病传染力较强，易在儿童中蔓延流行，因此又称“疫喉痧”。

本病的致病主因亦为温热毒邪。邪从外侵，自皮毛、口鼻而入，病变部位以肺胃为中心，初起热郁肌表，毒邪犯肺，多见肺胃证候，继则由表入里而现热炽气分的征象。若热毒继续深入，内迫营血，则往往会见到气营两燔的危重证候。本病后期，则每因阴津耗伤过度，余毒未尽，而有余热伤阴等症状。咽喉为肺胃之门户，皮毛为肺所合，肺胃邪毒上攻则咽喉肿痛、糜烂，外窜肌肤则丹痧密布。

本病的治疗总以清热解毒为原则，具体方法因病情变化而有所不同。初起邪在卫者，用辛凉宣泄法以透达热毒；入气分者，用辛寒清气法以清热解毒；内陷营血者，则用清营凉血法，以凉解热毒；后期用养阴生津法以除余邪。

1. 诊断要点

（1）多发生于冬春两季。

（2）多有与烂喉痧病人接触的病史。

（3）起病急骤，发热，咽喉肿痛糜烂，肌肤丹痧密布，舌红绛起刺，状如杨梅。

（4）与白喉、麻疹的鉴别：白喉虽有咽喉肿痛，但有典型的白色伪膜，无皮疹。麻疹之皮疹出现于病后3天左右，本病发病当天即有痧疹出现，且分布部位、形态有异。而麻疹虽可出现咽喉红肿疼痛，但不糜烂，本病则有糜烂。

现代医学的猩红热可参考本病辨证论治。

下编　吴鞠通《温病条辨》释义

一、上焦温病证治

［原文］温病者：有风温、有温热、有温疫、有温毒、有暑温、有湿温、有秋燥、有冬温、有温疟。（1）

［提要］温病大纲。

［阐释］温病实际就是急性外感热性病的总称，它的临床表现以发热为主症。但由于发病季节、气候变化的不同，临床表现各有特点，本节将温病归纳为九种类型：

（1）风温：初春之时，自然界的阳气开始萌动，厥阴风木司令，气候多风，由寒转暖，若感受此时的风温之邪，即名风温病。

（2）温热：春末夏初之季，阳气炽盛，气候由温转热，感受这种温热之邪而引起的，一般热象较盛的病症，就称为温热病。

（3）温疫：感染一种疠气秽浊之邪而引起相互传染，不问老幼，症状相似，如役使然，这种病症就称为温疫。

（4）温毒：感染温热秽毒之气，引起除全身发热以外有局部红肿疼痛的、以秽浊为特点的病症，称为温毒。

（5）暑温：夏月炎热之季，感受暑热之邪，即暑病中偏于热者，称为暑温。

（6）湿温：长夏初秋之季，天暑下逼，地气上腾，这种气交之中，感受湿热病邪而引起的以偏于湿为特点的温病，称为湿温。

（7）秋燥：如秋天气候干燥，久晴无雨，感此燥烈之气而为病，名为秋燥。

（8）冬温：冬令气候当寒不寒，反而温暖，阳气不敛，当藏不藏，这种非时之气伤及人体而发病，即为冬温。

（9）温疟：以伤阴之体复受暑热之邪，形成寒少热多的疟疾，称为温疟。

以上是吴氏提出的温病九种，作为诸温大纲列于开卷之首，而意在明示本书统论各种温病，完全跳出伤寒学说的圈子，另立体系。

［原文］ *凡病温者，始于上焦，在手太阴。*（2）

［提要］ 温病发病的部位及感受病邪的途径。

［阐释］ 凡是患温病，一般都从上焦开始，温邪首先侵入手太阴肺经。吴氏此论意在强调温病与伤寒的不同，他从三个方面进行论证：

（1）寒和温是阴阳两大法门：伤寒是感受阴邪，自毛窍而入，自下而上，开始于足太阳膀胱经，因膀胱属水，寒与水相类以从；其经主表，首当其冲。其病理变化是仲景的六经传变。温病是感受阳邪，由口鼻而入，自上而下，开始于手太阴肺经，因肺与口鼻相通，其合皮毛，主一身之表。其病理变化是河间总结的三焦传变。寒为阴邪，阴盛则伤阳，故其侵袭主表之阳经（足太阳），主要郁遏其经中的阳气。温为阳邪，阳盛则伤阴，故其侵袭主表之阴经（手太阴），主要郁遏其经中之阴气。

（2）风寒与风温其风不同：寒和温俱多兼风，但同以风名，其性大不同。风寒之风，为北方之寒风，其性质善于收引，其伤在阳，在症见头痛、恶寒、身热等。温中之风，为东南热风，其性质善于发泄，其伤在时，在症见咳嗽、自汗、口渴、头痛、身热、尺肤热等，可见风有阴阳之异。

（3）寒病原于水，温病原于火，水火两大法门：自然界日月运行化育万物，万物禀天地阴阳而生长，天之阴阳运行，四季相递正常，人亦健康；天地阴阳和人之阴阳一有偏差，在人即病。偏差严重的疾病表现严重，偏差轻微的疾病表现亦轻微。偏于火热之阳的就病温、病热，偏与水寒之阴的就病清、病寒。所以伤寒之病，根源在水；温热之邪，根源在火。水与火，一阴一阳，两大法门，不可混淆。因此在治疗上，因水之病，温之热之，故温热助阳是治疗伤寒的基本法则；因火之病，凉之寒之，故清热滋阴是温热的主治大法。

这样，温病与伤寒之异就昭然若揭。至于温病初起，绝不尽始于肺，但多数起于肺或涉及肺，主要指肺经。

［**原文**］**太阴之为病，脉不缓不紧而动数，或两寸独大，尺肤热，头痛，微恶风寒，身热自汗，口渴，或不渴，而咳，午后热甚者，名曰温病。**（3）

［**提要**］温病初起的主要脉症。

［**阐释**］紧承上条，叙述温病初起在手太阴的主要脉症，这是认识温病和与伤寒鉴别的依据，重点掌握下列两点：

（1）温病初起的脉论辨识：脉象不缓，缓是太阳中风之脉，不缓即言非太阳中风；不紧，紧是太阳伤寒之脉，不紧即言非太阳伤寒；动数，太阴温病之本脉（动者，搏动也，非动脉），数脉主热，温之象；两寸独大，温病或见之脉。温病初起在上焦手太阴肺，故两寸部脉可见到“独大”之象。“独大”即浮数而超于关、尺。证候表现有尺肤（指前臂内侧自肘关节至腕关节部的皮肤）热，其如《黄帝内经·灵枢·论疾诊尺》言：“尺肤热盛，脉盛躁者，病温也。”肺合皮毛，主一身之表，温病初起，周身发热，尺肤较甚。微恶风寒，邪伤肺卫，自有此状，但其时间短暂，程度轻微。身热，肺受温邪侵犯，失去气化，郁而身热。自汗，温热使皮腠开泄而汗出。口渴或不渴，温热之邪灼肺伤津而口渴，初起亦有不渴者，久之必渴。咳，肺受温邪壅郁而致之。午后热甚，午后乃火旺之时，温邪得其时而盛，阴受克伐，故午后热甚。

（2）伤寒、温病初起多有疑似，当须辨识：此把《伤寒论》中太阳伤寒、中风与温病初起的脉症做一比较、鉴别。

伤寒、温病症状对比简表

症状	伤寒	温病
恶寒	较重 风寒之邪郁于表分所致	轻微，短暂 温热犯肺，肺主皮毛所致

续表

症状	伤寒	温病
发热	风寒之邪郁于太阳经，卫外之阳气郁而发热	肺受温邪，其气不化而热，午后甚
自汗	风邪伤卫表不固而汗出，太阳伤寒无	温邪使皮毛疏开而致汗出
头痛	风寒之邪循太阳经上升头部致，痛而有颈项强直感	肺主气，气郁于上致
身痛	有	无
渴	无	有
咳	风寒壅遏肺气	火克金
脉	中风则缓，伤寒则紧	不缓不紧而动数，或两寸独大

［原文］**太阴风温、温热、温疫、冬温，初起恶风，寒者，桂枝汤主之；但热不恶寒而渴者，辛凉平剂银翘散主之。温毒、暑温、湿温、温疟，不在比例。**（4）

［提要］温热病初起的治疗。

［阐释］肺为华盖之脏，居于上焦，其主于气，外感之邪侵之，无论寒温，均宜轻清宣散为宜，即“治上焦如羽，非轻不举”。此节讲了三点：

（1）初起恶风寒者以桂枝汤主之：肺之温病初起，有恶风寒表现的，可用桂枝汤。吴氏自注对这一问题做了说明：温病忌发汗，但用解肌。桂枝汤为解肌而设，桂枝有芳香之味，可以化浊，芍药收敛阴液，甘草解毒和中，姜枣调和营卫，所以温病初起有恶风寒见证者，可以之解肌。

（2）发热不恶寒而渴以银翘散主之：温病初起恶寒轻微而发热偏重，并有口渴的，是其全为温热之邪，并无外寒之搏，不宜用辛温之桂枝，而用辛凉之银翘，从《黄帝内经》“风淫于内，治以辛凉，佐以甘苦”的法则。

（3）上述治则是针对温热而言：温病可分为两大类，一为温热，只热而无湿邪相兼；一是湿热，热而兼湿。上述治则在于辛散，以辛温散外在之寒，以辛凉散肺卫之热，均针对温热而言，故包括风温、温热、温疫、冬温诸温热病证，而不包括温毒、暑温、温疟诸证。

本条之论，后世颇有争议。其一是温病初起用桂枝，后世多有批评，温病学家王孟英等就此非议，指责吴氏全书力辟以温治温之非，而此覆蹈以温治温之辙。当然，温病之治也有少投辛温者，但以桂枝汤为首方，实是吴氏为表明本书与《伤寒论》一脉相承，恐受离经之非议的良苦用心。从实际出发，此论确有欠妥之处。其二是“但热不恶寒而渴”也有欠确切之嫌。但热不恶寒而口渴，应属里热证，治宜清泄里热，银翘散不能胜其任。我们应这样理解：银翘散证虽有微恶风寒症状，但时间短暂，很快则只发热不恶寒，吴氏为了与伤寒鉴别，突出了发热症状，故此这样强调。

桂枝汤方

桂枝六钱　芍药（炒）三钱　炙甘草二钱　生姜三片　大枣（去核）二枚

煎法服法，必如伤寒论原文而后可，不然，不惟失桂枝汤之妙，反生他变，病必不除。

辛凉平剂银翘散方

连翘一两　银花一两　苦桔梗六钱　薄荷六钱　竹叶四钱　生甘草五钱　芥穗四钱　淡豆豉五钱　牛蒡子六钱

上杵为散，每服六钱，鲜苇根汤煎。

香气大出，即取服，勿过煮。肺药取轻清，过煮则味厚而入中焦矣。病重者，约二时一服，日三服，夜二服；轻者三时一服，日二服，夜一服；病不解者，作再服。盖肺位最高，药过重，则过病所，少用又有病重药轻之患，故从普济消毒饮时时清扬法。今人亦间有用辛凉法者，多不见效，盖病大药轻之故，一不见效，随改弦易辙，转去转远，即不更张，缓缓延至数日后，必成中下焦证矣。胸膈闷者，加藿香三钱，郁金三钱，护膻中；渴甚者，加花粉；项肿咽痛者，加马勃、元参；衄者，去芥穗、豆豉，加白茅根二钱，侧柏炭三钱，栀子炭三钱；咳者，加杏仁利肺气；二三日病犹在肺，热渐入里，加细生地、麦冬保津液；再不解，或小便短者，加知母、黄芩、栀子之苦寒，与麦、地之甘寒，合化阴气，而治热淫所胜。

[方解] 本方是辛凉解表的常用方剂。以银花、连翘清热解毒、辛凉透表为主药。辅以薄荷、芥穗、豆豉发散表邪，佐辛温于辛凉之中以增强发散之力。桔梗、牛蒡子、甘草合用能宣肺祛痰利咽。竹叶清热除烦，芦根清热生津，二药又有助银、翘清热透表之效。方以清热解毒药与解表药同用，既解表热又清热毒，合以成辛凉透表、清热解毒之剂。因此，本方是温病初起常用之剂，对于风热感冒、急性扁桃体炎、麻疹初起均为首选。并且一切发热性流行病，如乙型脑炎、流行性脑脊髓膜炎、腮腺炎等，凡初起有风热卫分症状的均可考虑使用。

吴氏在本“方论”中对温病的治则进行阐述：

（1）温病忌用汗法：温病最忌发汗之法，汗之不仅病不去，反而产生其他病变。因为：①汗发足太阳之邪，温病初起在手太阴肺，汗乃“伐无过”。②温自口鼻而入，发汗无益。③汗乃心液，发汗伤心阳，可致心神病变。④汗法伤阴，温病本身耗阴，再发汗伤阴，是“虚虚”之过，所以用发汗治伤寒的方法治疗温病是一大错误。

（2）温病治则：治疗温病必须遵《黄帝内经》“风淫于内，治以辛凉，佐以甘苦；热淫于内，治以咸寒，佐以甘苦”的原则。取喻氏芳香逐秽之说，东垣清心凉膈之法，尤须护精扶正，以轻清治上焦，无犯中、下焦。

[原文] **太阴温病，恶风寒，服桂枝汤已，恶寒解，余病不解者，银翘散主之；余证悉减者，减其制。**（5）

[提要] 太阴温病恶寒已解后的治则。

[阐释]“太阴温病”是指第3条的脉症而言；“余病”系指第3条中除“微恶风寒”外的所有脉症而言。此承第4条的治则之后再次强调，意在说明：

（1）桂枝汤的使用，完全是针对恶风寒一症，无此症或已解，绝不可轻用。

（2）指出温病初起的正治法是银翘散。

（3）银翘的剂量要灵活掌握，避免病轻药重之弊。

［**原文**］**太阴风温，但咳，身不甚热，微渴者，辛凉轻剂桑菊饮主之。**（6）

［**提要**］风温咳嗽证治。

［**阐释**］风温是发生于冬春两季，多在初春的温热疾病。因感受风热毒引起，初起多以微热、微渴、咳嗽为特征。此条即指风温初起在肺卫的治疗。风热伤肺络而致咳，身热、口渴轻微是病势热邪不重，故用辛凉轻清之剂桑菊饮治疗，言其“轻”是与前银翘散相对而言。

注意对本病的治疗要掌握两点

（1）咳嗽一症，世人多以辛温，其法只宜于风寒，不宜于温病。所以要切忌用辛温，如杏苏散之类。

（2）温病要早治浅治。风温病之咳嗽，虽系小病，而多有久嗽成痨者，所以要“不忽于细，必谨于微”，勿以证轻而忽之，勿以证浅而妄之。

辛凉轻剂桑菊饮方

杏仁二钱　连翘一钱五分　薄荷八分　桑叶二钱五分　菊花一钱　苦梗二钱　甘草八分　苇根二钱

水二杯，煮取一杯，日二服。二三日不解，气粗似喘，燥在气分者，加石膏、知母；舌绛暮热，甚燥，邪初入营，加元参二钱、犀角一钱；在血分者，去薄荷、苇根，加麦冬、细生地黄、玉竹、丹皮各二钱；肺热甚加黄芩，渴者加花粉。

［**方解**］本方为辛凉解表轻剂。风温初起，只见咳嗽、微热、微渴的是风热之邪外伤皮毛、上犯于肺所致。病情尚轻，故以疏风清热，轻宜肺气为治。方中以桑叶、菊花、薄荷疏风解表，宣透风热；辅以杏仁、桔梗、

甘草轻宣肺气，祛痰止咳；连翘清热解毒，芦根清热生津，合奏疏风清热、宣肺止咳之效。

方中以桑叶、菊花为主。桑叶禀受东方之精与春之风温肝令相通，故善平肝风；况其芳香有细毛，横纹极多而善走肺络宣肺气。菊花晚成于秋，芳香而甘，善补金水二脏，故二物用为主药。

银翘散与桑菊饮二方，虽同为辛凉之剂，但二者功用略有差别：银翘散中用芥穗、豆豉，配银花、连翘重在清解表热；桑菊饮以桑叶、菊花，配桔梗、杏仁意在轻清宣透，宣降肺中风热。银翘散证病变重点在卫，桑菊饮证病变重点在脉。银翘散证以热重，桑菊饮证以咳重。

[原文] ***太阴温病，脉浮洪，舌黄，渴甚，大汗，面赤恶热者，辛凉重剂白虎汤主之。***（7）

[提要] 热入气分的证治。

[阐释] 脉浮洪，较第3条不缓不紧而动数或两寸独大的脉象显然不同，由于邪热由卫入气，里热炽盛，蒸腾于外，气血涌干外，故脉象洪而且浮。舌黄，邪热炽盛，为热已深入之象。渴甚，津液已伤。大汗，内热蒸熏，迫津外出。面赤、恶热，高热火盛上炎。

此证热势已甚，非轻、平之剂所能胜任，故当以重剂白虎汤治之。其既能退热，又能保津。

辛凉重剂白虎汤方

生石膏（研）一两　知母五钱　生甘草三钱　白粳米一合

水八杯，煮取三杯，分温三服，病退，减后服，不知再作服。

[方解] 本方辛寒能清肺气、甘寒能滋水源，为治邪热入里、清热保津的重剂。石膏甘辛而寒，寒能清热降火，辛能发汗解肌，甘能缓脾止渴，故为太阴温病邪热进入气分的要药。知母辛苦而寒，滋水降火；粳米、甘草补土生金，共奏退热保律的功效。

［原文］**太阴温病，脉浮大而芤，汗大出，微喘，甚至鼻孔扇者，白虎加人参汤主之；脉若散大者，急用之，倍人参。**（8）

［提要］热入气分兼正虚的证治。

［阐释］本节承上条而言，上条是邪热入于气分，其热势炽烈，但正气未虚，故用白虎汤以退热即可。本条则是正气已虚，故必加人参以固正。

脉浮大而芤，浮大是热，芤乃正虚，阴虚不能固阳。汗多、鼻扇、脉散是肺气欲绝的虚脱之象。所以必须加参，并且时间抓紧、量当加倍，以救垂危。

白虎加人参汤，即于前方内加人参三钱。

［原文］**白虎本为达热出表，若其人脉浮弦而细者，不可与也；脉沉者，不可与也：不渴者，不可与也：汗不出者，不可与也；常须识此，勿令误也。**（9）

［提要］白虎汤之禁。

［阐释］白虎汤原是《伤寒论》中治阳明经证的方剂，能使内热从表外达，属辛凉重剂，其适应证是：由里热炽盛引起高热、烦渴、脉洪大、汗大出、口大渴等气分热盛见症。所以里虚、有表证及里热不甚者均不可轻用。本条指出四点禁忌：

（1）脉浮弦而细：浮为有表，弦细里虚，故不可用。

（2）脉沉：沉脉多为脏腑疾患，不是邪在气分（或经证）的表现，故不可用。

（3）不渴：没有里热或里热不甚，或热不在气分，故不可用。

（4）汗不出：邪入气分，蒸腾汗液自出；若无汗，属或无里热，或有表证，故不可用。

白虎诚良方也，确如吴氏言：“用之得当，原有立竿见影之妙，若用之不当，祸不旋踵。”临床要注意脉证合参，不可轻用，不可怯用。本条所列，仅举其要，运用之妙，在乎一心。

[原文] **太阴温病，气血两燔者，玉女煎去牛膝加元参主之。**(10)

[提要] 气血两燔的治疗。

[阐释] 太阴温病，气分的邪热没有解除，又侵入到血分，形成“气血两燔证”。其特点是气分和血分的热象都很显著，即一方面有身热、烦渴、自汗的气分症状，又有舌质红绛、心烦不寐，或失血的血分症状。其治疗原则是不专治一面，当气血同治，把玉女煎加减变化来治疗此证。

玉女煎去牛膝熟地加细生地元参方(辛凉合甘寒法)

生石膏一两　知母四钱　元参四钱　细生地六钱　麦冬六钱

水八杯，煮取三杯，分二次服，渣再煮一钟服。

[方解]“王女煎”属清热剂中的养阴清胃之方，出自《景岳全书》。原方：石膏、知母、熟地黄、麦冬、牛膝，治肾阴亏虚、胃火炽盛所见诸症，此以“玉女煎”加减而为气血两清之剂：

生石膏、知母：二药清气分之热，有白虎之能。

元参、生地黄、麦冬：三药清营凉血，有增液之效。

两方的不同在于：一是去牛膝，牛膝为引导下行之品，为下焦而设，此为上焦温病，用之有引邪深入之弊，必去之；二是以生地易熟地，因为避熟地黄入下焦之嫌，取生地黄能凉血之长；三是加元参，以壮水制火，凉血清热。

详解此方，意在阐扬前人化裁运用古方之妙，若能举一反三，临证自然左右逢源。

[原文] **太阴温病，血从上溢者，犀角地黄汤合银翘散主之。有中焦病者，以中焦法治之。若吐粉红血水者，死不治；血从上溢，脉七八至以上，面反黑者，死不治；可用清络育阴法。**(11)

[提要] 太阴温病血从上溢的证治、预后。

[阐释] 温热病中，热盛迫血，易致妄行，多从上溢，或口中吐血或鼻中衄血。

1. 当结合脉证辨之

（1）上焦温病出血：温邪迫血，上走清道，循清窍而出，其属上焦肺之病变，故仍用银翘散败毒，用犀角地黄汤清血热滋阴液。两方合用，达到退热止血的目的。

（2）中焦温病出血：既云中焦，当见高热、烦渴、自汗，或腹满、便闭诸证，这由中焦实热引起，可用白虎、承气一类清下之剂。

（3）肺竭出血：若所吐之物为非血非液的粉色水，是血与液交迫而出，属热灼肺金，肺之化源欲绝的危象。

（4）肾竭出血：若血从上溢而脉动一息七八至以上是热极之象，反见面黑，是肾水虚极，不能上济心火，火极似水的现象。

上述肺肾竭绝之出血，均可以宁血安络，甘寒育阴之法随证用之，或可挽救。

2. 临床判断预后参考

吴氏在此条自注中提出了温病的“五绝”。①肺之化源绝；②热陷心包内闭外脱；③阳明太实，消烁肾水；④脾郁发黄，诸窍为移浊闭塞；⑤热入下焦，消铄津液。

[原文] **太阴温病，口渴甚者，雪梨浆沃之；吐白沫黏滞不快者，五汁饮沃之。**（12）

[提要] 太阴温病伤津的证治。

[阐释] 伤津口渴，乃温病的主要见症之一，随证施治即可。这里是指在太阴温病中，口渴严重，成为突出症状的，在随主证治疗的同时辅助疗法。口渴所以甚，多是其人阴分素亏，以甘凉濡润的雪梨浆时时灌之，以助津液。至于口中吐白沫并有黏滞感，是津液被热邪煎炼上迫的现象，口虽吐沫，舌必干燥，较前为重，雪梨已不胜任，用五汁饮时时灌之，以助津液。

吴瑭十分强调治温中的“保津液”，以甘寒化阴，时时频饮，不亦今之输液之意乎？若病人能饮者，实胜于输液也。

雪梨浆方（甘冷法）

以甜水梨大者一枚薄切，新汲凉水内浸半日，时时频饮。

五汁饮方（甘寒法）

梨汁　荸荠汁　鲜苇根汁　麦冬汁　藕汁（或用蔗浆）

临时斟酌多少，和匀凉服，不甚喜凉者，重汤燉温服。

［**方解**］以梨汁、鲜苇根汁、麦冬汁甘寒生津，清热止渴；荸荠汁甘微寒，清热化痰；藕汁凉血止渴除烦，五汁相合甘寒柔润，养肺濡胃。

［**原文**］**太阴病得之二三日，舌微黄，寸脉盛，心烦懊侬，起卧不安，欲呕不得呕，无中焦证，栀子豉汤主之。**（13）

［**提要**］邪在上焦膈中的证治。

［**阐释**］太阴病已二三日，在温病中已不是初期。其症见“舌微黄，寸脉盛，心烦懊侬，起卧不安，欲呕不得呕”，温邪已不全在肺卫；又明确指出“无中焦证”，当指无中焦实热证。本条证是上焦将转中焦，卫分将入气分，胃已有不和征象，而病位又偏于上，故以栀子豉汤治之。

栀子豉汤方（酸苦法）

栀子（捣碎）五枚　香豆豉六钱

水四杯，先煮栀子数沸，后纳香豉，煮取二杯，先温服一杯，得吐止后服。

［**方解**］栀子豉汤一方出自《伤寒论》第78条，言：“发汗吐下后，虚烦不得眠，若剧者，必反复颠倒，心中懊侬，栀子豉汤主之。”此处借以治疗温病的虚烦欲吐。方中栀子苦寒，长于泻火除烦，豆豉辛苦微寒，解表而除烦，两药结合有解热除烦之效。

在《伤寒论》的原方后有“得吐者，止后服”六字，本草记载和临床实践并无栀子能吐之说，而豆豉更无涌吐之说，只因瓜蒂散中曾用香豉而误传。六字实为后人之注串入。况以《伤寒论》和温病本条证的论述来看，均非可吐之证。《伤寒论》明言“虚烦”，虚何以吐？吐法伤津，更不适于温病，所以说，吴氏在此方后曰“得吐止后服”，不过随手从《伤寒论》抄来而已。

［**原文**］**太阴病得之二三日，心烦不安，痰涎壅盛，胸中痞塞欲呕者，无中焦证，瓜蒂散主之，虚者加参芦。**（14）

［**提要**］温病可吐之证。

［**阐释**］太阴温病过了二三天的时间，感到心中烦闷不舒服，胸膈间痞满阻塞，又想泛呕，这是无形之热和有形之痰壅阻胸膈，如无中焦见证，可用瓜蒂散涌吐。吐法用于温病实乃权宜之计，不可轻用，恐伤津液。本条因有“痰涎壅盛”的兼症，也可酌用。

此条与上条的异同不可不知。其同：均为得病二三日，病已不全在卫气，邪居胸膈，俱有心烦欲呕，而无中焦见证。其异：一轻一重，一有痰一无痰。痰为有形之邪，与无形之热胶着，壅阻胸膈，使上焦气分不宣，故当以涌吐。仅有无形之热，只可清之而已。

瓜蒂散方（酸苦法）

甜瓜蒂一钱　赤小豆（研）二钱　山栀子二钱

水二杯，煮取一杯，先服半杯。

得吐止后服，不吐再服。虚者加人参芦一钱五分。

［**方解**］本方亦出《伤寒论》，吐“胸中痛硬”有痰之证。此方与仲景原方已不全同：原方配香豉以轻清宣泄，增涌吐之力；本方以栀子易香豉，增清热之效。方中瓜蒂极苦，性升而吐；赤小豆甘酸利水，两药结合，有酸苦涌泄之效，以祛痰热痞塞。栀子清热泻火除虚烦。本方力猛，过吐恐伤胃气，故体虚之人当加参芦以扶正助吐。

［**原文**］**太阴温病，寸脉大，舌绛而干，法当渴，今反不渴者，热在营中也，清营汤去黄连主之。**（15）

［**提要**］热入营分证治。

［阐释］寸脉大，上焦邪热重。舌绛而干，是热入营分，津液已伤。据此固当渴，况渴是温之本病，有此脉症，反不口渴，实能使人迷惑；这是由于热邪入营，蒸腾营气上升之故。所以当渴不渴是鉴别温病热入营分的主要征象。以清营汤清营分之热。方中黄连味苦入心，且又化燥，故不用，免邪入心。

［原文］**太阴温病，不可发汗，发汗而汗不出者，必发斑疹，汗出过多者，必神昏谵语。发斑者，化斑汤主之，发疹者，银翘散去豆豉，加细生地，丹皮、大青叶，倍元参主之。禁升麻、柴胡、当归、防风、羌活、白芷、葛根、三春柳。神昏谵语者，清宫汤主之，牛黄丸、紫雪丹、局方至宝丹亦主之。**（16）

［提要］温病误汗的证治。

［阐释］太阴温病，因其邪从口鼻而入，在手太阴肺经，不在足太阳之表，所以不可发汗以伤阴液。若误用汗法会造成各种变证：

温病误用汗法简表

温病误用汗法	汗不出	发斑——化斑汤
		发疹——银翘散加减
	汗多出	神错谵语——清宫汤，或牛黄丸、紫雪丹、至宝丹

可见误汗，或汗不出，或出汗多均成变证，简析如下：

（1）发汗而汗不出：其人素体阴虚，或热甚血燥，或二者兼之，虽发散不能蒸汗，汗不得出，反而助热，热郁肌表血分，必致斑疹。点大色红成片不高于皮肤为斑，多由热郁阳明，胃热炽盛，内迫营血，外溢肌肤而成，故以清阳明的化斑汤为治。色红点小，高出皮肤为疹，多系肺热闭郁，波及营分，外窜血络所致。故以辛凉宣肺的银翘散加减治之，凡辛温或升散之品不可轻用。

（2）汗出过多：其人腠理疏松，表本不固，一经发汗，而汗出淋漓不止，因汗为心液，心主神明，误汗亡阳，亦损阴液，必乱神明而致昏谵，此属误汗伤气血而造成温邪逆传心包；本来手太阴病不解可能逆传于手厥阴心包，误汗伤气血，促其逆传。治疗自然以清心包的清宫汤为主，亦可根据症状选用芳香宣窍和清心安神的牛黄丸、紫雪丹、至宝丹之类。

化斑汤方

石膏一两　知母四钱　生甘草三钱　元参三钱　犀角二钱　白粳米一合

水八杯，煮取三杯，日三服，渣再煮一钟，夜一服。

［**方解**］本方是根据《黄帝内经》“热淫于内，治以咸寒，佐以若甘”的原则而制定的，吴氏对本方做了精辟阐述：

（1）斑属阳明，故治斑当清阳明。所以古人都用白虎汤作化。

（2）斑色正赤，火势重，况温病出斑，病已不仅在气分而入血分，单用白虎清气分是不堪此任，故加元参、犀角以凉血，而成气血同治之剂。

银翘散去豆豉加细生地丹皮大青叶元参方

即于前银翘散内去豆豉，加：细生地黄四钱　大青叶三钱　丹皮三钱　元参加至一两

［**方解**］去豆豉是避其温，加诸品是取凉血清热。“银翘散”原方本无元参，以后的银翘散加减中，却有“倍元参”“去元参”之语数处，以致引起后人关于银翘散有无元参之争。考银翘散乃为辛凉平剂，“轻以去实”治上焦肺之温病在卫分者，而元参苦寒，养阴泻火，乃营血分之药，中下焦之品，用于肺胃，病浅药深，有引邪深入之虞。故曰：银翘散本方当无元参。在运用银翘散时按需要加入元参，属加减范围。

治疗斑疹当注意下列几点。

（1）斑和疹亦要严格区别，其治不同：斑和疹的发生，多因热邪内郁，侵入营血所致。但病机有别。斑是纯赤大片，为肌肉之病，因热郁阳明；疹系红点高起，系血络中病，乃热邪郁闭脉络。故斑宜清化，疹宜透络。

（2）斑疹皆忌温燥升散：温燥之品，灼伤津液；升散之药，耗伤正气，故升、柴之属不可轻用。

（3）温病本起于正虚，斑疹亦不例外：“冬藏精者，春不病组”，温病患者，起于精气不固。故温病治疗中切不可伤正。斑疹亦然，不可轻用升散

耗气之品。

（4）柽柳不可用于温疹：柽柳辛温，民间用以透疹。本草亦载其功专发疹，但其性辛温，可发虚寒白疹而不可用于温病之疹。

（5）斑疹是失治误治形成的：时医以斑疹为温病必见之症，以出之为顺是不妥的。温病治疗恰当，不应出现斑疹，出之，多为失治误治。

清宫汤方

元参心三钱　莲子心五分　竹叶卷心二钱　连翘心二钱　犀角尖（磨冲）二钱　连心麦冬三钱

热痰盛加竹沥、梨汁各五匙，咯痰不清，加瓜蒌皮一钱五分；热毒盛加金汁、人中黄；渐欲神昏，加银花三钱，荷叶二钱，石菖蒲一钱。

［**方解**］宫乃指心包，心之宫城也，清心包之热邪谓之清宫。选药皆用心，取其以心入心之意。

安宫牛黄丸方

牛黄一两　郁金一两　犀角一两　黄连一两　朱砂一两　梅片二钱五分　麝香二钱五分　珍珠五钱　山栀一两　雄黄一两　金箔衣　黄芩一两

上为极细末，炼老蜜为丸，每丸一钱，金箔为衣，蜡护。脉虚者人参汤下，脉实者银花、薄荷汤下，每服一丸。兼治飞尸卒厥，五痫中恶，大人小儿痉厥之因于热者。大人病重体实者，日再服，甚至日三服；小儿服半丸，不知再服半丸。

［**方解**］本方主治由于温病热邪内陷，痰热壅闭心包而见昏厥、谵语者，方中牛黄清心解毒，豁痰开窍为主药。其余犀角、黄芩、黄连、栀子等助牛黄清心解毒，雄黄助牛黄以豁痰解毒，麝香、郁金、冰片助牛黄以开窍通闭，朱砂、金箔、珍珠镇心安神，均为辅助药。诸药相配，共奏清热解毒、豁痰开窍之效。

临床本方可用于乙型脑炎、流行性脑脊髓膜炎、尿毒症、脑血管意外、中毒性肺炎等病属于浊热内闭、高热昏厥者。

紫雪丹方（从本事方去黄金）

滑石一斤　石膏一斤　寒水石一斤　磁石水煮二斤捣煎，去渣，入后药　羚羊角五两　木香五两　犀角五两　沉香五两　丁香一两　升麻一斤　元参一斤　炙甘草半斤

以上八味，并捣剉，入前药汁中煎，去渣入后药。

朴硝、硝石各二斤，提净，入前药汁中，微火煎，不住手将柳木搅，候汁欲凝，再加入后二味。

辰砂（研细）三两　麝香（研细）一两二钱　入煎药拌匀。合成退火气，冷水调服一二钱。

［**方解**］紫雪丹是《局方》中的一张方剂，原有黄金，《本事方》时去之，此从之。因药如霜雪而紫，故名紫雪，现多改为粉剂。本方用诸石清热泻火而兼利水。磁石、元参补肝肾之阴，上济心火。犀角、羚角泻心胆之火，甘草和诸药而解毒。升麻解毒，而在诸降下之伍中独升。辰砂安神，硝石泻火散结，诸香开窍逐秽，合成清热开窍、镇痉息风之剂。

局方至宝丹方

犀角（镑）一两　朱砂（飞）一两　琥珀（研）一两　玳瑁（镑）一两　牛黄五钱　麝香五钱

以安息重汤炖化，和诸药为丸，一百丸，蜡护。

［**方解**］本方集各种灵异之品，有芳香开窍、清热解毒、镇心安神之效。临床用以治疗中暑、中恶、中风、温病因痰浊内闭所致神昏不语，痰盛气粗，身热烦躁诸症。

安宫牛黄丸、紫雪丹、至宝丹三者功效相似，俱用芳香开窍、清热解毒、镇痉的药物组成，均有清热解毒，化痰通络，开窍安神的作用。运用于温病热陷心包，心窍闭阻而出现神昏谵语或昏愦不语，身体灼热，舌謇肢厥，舌质红绛之症。但因三者药物组成不同，而同中有异，正如吴氏所说："主治略同而各有所长，临用对证斟酌可也。"

一般来说，安宫牛黄丸清热解毒、清心豁痰开窍之力较强，而镇痉息

风之力较差，主要用于热陷心包，痰热壅盛者；紫雪丹，清热解毒，镇痉息风之力较强，开窍除痰之力较差，主要用于热陷心包而痉挛较甚者；至宝丹开窍安神，除痰之力较强，而清热镇痉之力较差，主要用于热陷心包，昏迷较甚而发热不甚，没有痉挛者。故俗云：乒乒乓乓紫雪丹（言其痉挛），不声不响至宝丹（言其昏迷），糊里糊涂牛黄丸（言其痰浊）。吴氏自云：“大抵安宫牛黄丸最凉，紫雪次之，至宝又次之。”

［**原文**］**邪入心包，舌謇肢厥，牛黄丸主之，紫雪丹亦主之**。（17）

［**提要**］热厥证治。

［**阐释**］温热病邪侵入心包，发生舌体转动不灵活，说话不方便，热邪深入，心阳被郁，不能外达四肢，从足到膝，从手到肘发冷的，这是热厥。用牛黄丸或紫雪丹主治。

厥，指四肢肘膝以下发冷，阴极阳极，均能致厥。伤寒之厥，在足厥阴肝经；温病之厥，在手厥阴心经。一寒一热，天渊之别，辨之当慎。吴氏指出热厥三种，三焦各一，治从芳香之法，都用牛黄、紫雪之类。

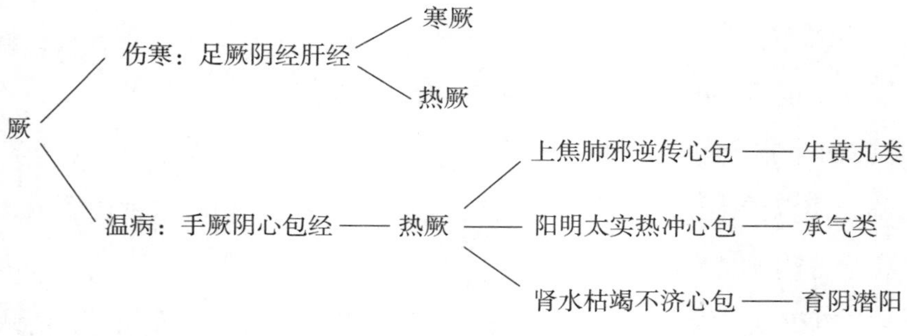

［**原文**］**温毒咽痛喉肿，耳前耳后肿，颊肿，面正赤，或喉不痛，但外肿，甚则耳聋，俗名大头温、虾蟆温者，普济消毒饮去柴胡、升麻主之，初起一二日，再去芩、连，三四日加之佳**。（18）

［**提要**］温毒证治。

［**阐释**］所谓温毒，是感受温邪秽浊之气而得，多发生于春夏阳气发泄

的时候，但秋季气候反常的情况下也有发生。其发病：

自然因素 〈 春夏地气发泄，多在春 / 秋冬地气不藏，多在冬 〉 温热秽浊之毒

↓

人体因素 〈 成人少阴肾气素亏 / 小儿阴气未充 〉 阴亏火旺之体

↓

温毒发生

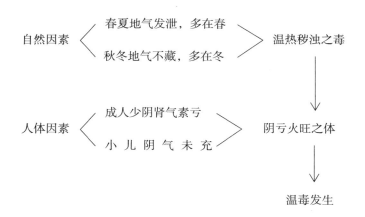

其临床表现特点是除全身发热外有咽喉部肿痛，耳前、耳后及两颊发肿，面色潮红，或咽喉不疼痛，只是外部肿胀的。严重的可见耳聋，在治疗上以清热解毒祛邪为主。病在头面，当轻以去实，以普济消毒饮治之，病在至高，不用升提；药皆轻清，不用引经，故去升麻、柴胡。芩、连为苦寒中焦之药，要相机而用。

本条证为现代医学之“流行性腮腺炎”，俗谓“痄腮”，是由于流行性腮腺炎病毒所引起的一种急性传染病，靠口鼻飞沫传播。多发于冬春，好见于5~9岁小儿；成人偶见，两岁以下幼儿极少。适当治疗，预后良好，大多终身免疫。临床用普济消毒饮有良效。

普济消毒饮去升麻柴胡黄芩黄连方

连翘一两　薄荷三钱　马勃四钱　牛蒡子六钱　芥穗三钱　僵蚕五钱　元参一两　银花一两　板蓝根五钱　苦梗一两　甘草五钱

上共为粗末，每服六钱，重者八钱。

鲜苇根汤煎，去渣服，约两时一服，重者一时许一服。

［**方解**］本方是《证治准绳》所载东垣方，主治头面温毒，原以《局方》凉膈散为主，加入清热解毒的马勃、僵蚕和金银花，有轻以去实之妙。再加元参、牛蒡子、板蓝根，败毒利肺气，

补肾水以上清邪火。吴氏于此再去升、柴，免其升腾；初起去芩、连，免犯中焦。

［原文］**温毒外肿，水仙膏主之，并主一切痈疮。**（19）

［提要］温毒外治法之一。

［阐释］外肿，指耳前耳后或两颊处肿大。可用水仙膏外敷，此法可用于一般阳性疮疡。

水仙膏方

水仙花根，不拘多少，剥去老赤皮与根须，入石臼捣如膏，敷肿处，中留一孔出热气，干则易之，以肌肤上生黍米大小黄疮为度。

［方解］水仙花根苦微辛，滑寒，无毒。治痈肿及鱼骨鲠。

［原文］**温毒敷水仙膏后，皮间有小黄疮如黍米者，不可再敷水仙膏，过敷则痛甚而烂，三黄二香散主之。**（20）

［提要］温毒外治法之二。

［阐释］温毒外肿敷水仙膏后，如果皮肤上有黍米大小的黄疮，不可再敷，防其刺激皮肤引起疼痛溃烂，改为三黄二香散外敷。

三黄二香散方（苦辛芳香法）

黄连一两　黄柏一两　生大黄一两　乳香五钱　没药五钱

上为极细末，初用细茶汁调敷，干则易之，继则用香油调敷。

［方解］三黄苦寒，清热泻火解热毒，而又不使皮肤溃烂，乳、没二香活血透热定痛。

［原文］**温毒神昏谵语者，先与安宫牛黄丸、紫雪丹之属，继以清宫汤。**（21）

［提要］温毒昏谵的治疗。

［阐释］温毒，由于邪陷心包发生神昏谵语者要先以安宫牛黄丸、紫雪

丹之类清心开窍救其急，然后再用清宫汤，清膻中邪热，与前温热过汗而致昏谵者治法几同。有是证用是药。

［原文］**形似伤寒，但右脉洪大而数，左脉反小于右，口渴甚，面赤，汗大出者，名曰暑温，在手太阴，白虎汤主之；脉芤甚者，白虎加人参汤主之。**（22）

［提要］暑温病大纲及在上焦的治法。

［阐释］暑温指夏令感受暑热之邪，发病急骤，传变迅速，以壮热、烦渴、汗多等阳明胃热证候为主证，本条即标暑温之大纲。

（1）形似伤寒：指其病状有与伤寒相似之处，即头痛、身痛、发热恶寒。吴氏认为这是寒热相反之性，各达其偏极，反现相同，即所谓“水极似火，火极似水”。其形似，其质异。伤寒之恶寒，先恶寒后发热，是由于寒郁卫阳之气而为热，伤暑发热，热极而后恶寒。

（2）暑温主要脉症：脉洪大而数，暑为阳邪，温热之极，故见洪大而数之脉。右手主气分，暑热伤气，热在上焦气分，所以右脉略大于左。口渴甚，火盛灼津，汗出伤阴而致。面赤，火性上炎，使面色潮红，热而烦。汗大出，热迫津液外越，使汗出淋漓。

暑温的形成，是夏季气候温盛转热，为木生火的象征；热极动湿，为火生土的象征。天暑下逼，地湿上腾，人居于这种气交之中，感受暑热之气而发病，称为暑温。故其特点一派热象，热中挟湿。

（3）太阴暑温治法：本病初起，即气分热盛现阳明经证。实是肺胃气分大热，故用白虎汤清解肺胃之热。脉芤为虚，加人参以益气生津。

［原文］**《金匮》谓太阴中暍，发热恶寒，身重而疼痛，其脉弦细芤迟，小便已，洒然毛耸，手足逆冷，小有劳，身即热，口开前板齿燥，若发其汗，则恶寒甚，加温针，则发热甚，数下，则淋甚，可与东垣清暑益气汤。**（23）

［提要］太阳中暍（yè）证治。

［阐释］本条是从《金匮要略·痉湿暍病脉证并治》中移来的，只是加了最后一句治法。因“暍”属为温病范围，故移于此。本条分三点：

（1）太阳中暍的主要脉症：暑为六淫之一，先伤太阳之表而见发热恶寒之症；此恶寒乃热极之后的恶寒。有身重疼痛的湿困见证。小便之后的一时阳气之虚，遇劳即热而喘，这是气虚，因暑热伤气致。门齿燥属阴亦伤，更有弦细芤迟之脉，一派气阴俱伤之象。

（2）误治的变症：既气阴两伤，当禁汗下温针诸法，误用必致气阴虚甚而病重。

（3）治疗：用东垣清暑益气汤治疗。

清暑益气汤方（辛甘化阳酸甘化阴复法）

黄芪一钱　黄柏一钱　麦冬二钱　青皮一钱　白术一钱五分　升麻三分　当归七分　炙草一钱　神曲一钱　人参一钱　泽泻一钱　五味子八分　陈皮一钱　苍术一钱五分　葛根三分　生姜二片　大枣二枚

水五杯，煮取二杯，渣再煮一杯，分温三服。虚者得宜，实者禁用；汗不出而但热者禁用。

［方解］方出东垣《脾胃论》。其功分两端：一是益气健脾升津气，一是燥湿祛湿助脾阳。为益气升津、清暑祛湿之方。适用于平素气虚、感受暑温、脾湿不化的患者，若伤阴重或不兼湿者则非本方所宜。

［原文］**手太阴暑温，如上条证，但汗不出，新加香薷饮主之。**（24）

［提要］新加香薷饮证。

［阐释］上条证，是指二十二条的脉症。只是汗不出，这是因为热蒸腠理疏泄而多汗，本条因新凉外束，腠理闭而无汗。无汗为表实，故用新加香薷饮以解表清暑。

这里提出一个重要治则：暑不忌温，温病最忌辛温，而暑病则不忌，因为暑病必然挟湿，湿是阴浊之邪，非温化不可，所以此证治用香薷、厚朴之辛温。

此条与上条相较，虽仅是有汗无汗之异，然治疗竟有白虎与香薷之差，何也？盖前条为里热证，此条为表束里郁，解其外束之凉，里之郁热得散，故以香薷解表，银翘散里，成辛温辛凉之法。

新加香薷饮方（辛温复辛凉法）

香薷二钱　银花三钱　鲜扁豆花三钱　厚朴二钱　连翘二钱

水五杯，煮取二杯。先服一杯。

得汗止后服；不汗再服；服尽不汗，再作服。

［**方解**］香薷饮，又名香薷散、三物香薷饮。出自《局方》，由扁豆、厚朴、香薷组成。为祛暑解表、化湿和中之剂，吴氏在此方基础上加金银花、连翘成辛温复辛凉之法。

［**原文**］手太阴暑温，服香薷饮，微得汗，不可再服香薷饮重伤其表，暑必伤气，最令表虚，虽有余证，知在何经，以法治之。（25）

［**提要**］暑温病汗后的治则。

［**阐释**］手太阴暑温表实证者，可服香薷饮；然该方为解表而设，已得微汗，是表证已解，余有之症不属表证，复用香薷，徒虚表卫。何况暑邪最易伤气，过用发汗，极易造成表虚。

所以暑温病汗后其他症状未解除的，应当根据病邪在何经，依法辨证论治。

解表法比较

（1）伤寒：非汗不解，最喜发汗——辛温发汗——麻黄汤

（2）伤风：非汗不解，最忌发汗——辛温解肌——桂枝汤

（3）温病：亦喜汗解，最忌发汗——辛凉解肌——银翘散

［**原文**］手太阴暑温，或已经发汗，或未发汗，而汗不止，烦渴而喘，脉洪大有力者，白虎汤主之；脉洪大而芤者，白虎加人参汤主之；身重者，湿也，白虎加苍术汤主之；汗多脉散大，喘喝欲脱者，生脉散主之。（26）

［**提要**］手太阴暑温的证治。

[阐释] 手太阴暑温，在治疗过程中，或曾用过发汗药发汗，或没有用过发汗药发汗，总之当依证施治：

(1) 汗出不止，烦渴而喘，脉洪大有力，此属肺胃热盛，用白虎汤治疗。

(2) 脉洪大，但出现芤的，是正虚，用白虎汤加人参汤治疗。

(3) 身重是温滞的表现，白虎加苍术汤治疗。

(4) 汗出过多，而见脉散大气息急迫者，是肺中元气大虚，有将脱之虞，用生脉散治疗。

本条实承首条论述，"发汗"和"未发汗"是指香薷饮之用否；只要"汗出不止"，均宜白虎清热，随症加药。

生脉散方（酸甘化阴法）

人参三钱　麦冬（不去心）二钱　五味子一钱

水三杯，煮取二杯，分二次服，渣再煎服。

脉不敛，再作服，以脉敛为度。

[方解] 本法治暑热耗伤气津，累及心肺之证。盖心主血脉，肺朝百脉，气耗津伤，一则正气耗散，卫气不固，再则脉道不充，推动无力，故气短汗多，脉虚无力，治宜补气养阴。方中人参甘温，大补肺气，为主药；麦冬润肺生津，清心泻热，为辅药；五味子酸温敛肺生津，收耗散之气，为佐药。合用相辅相成，可使心肺受荫，气充脉复，故名"生脉"。

本方既补且敛，只可用于纯虚无实之证；若兼外邪，或气津虽伤而暑热炽盛者，不宜使用，即如吴氏言，用于"欲脱"也。

[原文] *手太阴暑温，发汗后，暑证悉减，但头微胀，目不了了，余邪不解者，清络饮主之。邪不解而入中下焦者，以中下法治之。*（27）

[提要] 暑温余邪的证治。

[阐释] 手太阴暑温，如法施治以后，一般症状都已减退。只感到轻微的头胀，视物不清楚。此属余邪未尽，余热未清，其治依三焦部位不同

而异：

（1）上焦手太阴暑温余邪不解，仍在上焦者，用清络饮治疗。

（2）邪入中下焦，指出现中下焦见症者，当按中下焦的治法处理。

清络饮方（辛凉芳香法）

鲜荷叶边二钱　鲜银花二钱　西瓜翠衣二钱　鲜扁豆花一枝　丝瓜皮二钱　鲜竹叶心二钱

水二杯，煮取一杯，日二服。凡暑伤肺经气分之轻证皆可用之。

［**方解**］病在肺络，实指气分之轻证。清络饮，清肺络之热邪。暑温之邪，只余头微胀，视物不清，仅余热未解，只宜辛凉轻清之品，不可用重药。所以本方选药皆轻清、芳香之鲜品，取其辛凉芳香透散。

［**原文**］手太阴暑温，但咳无痰，咳声清高者，清络饮加甘草、桔梗、甜杏仁、麦冬、知母主之。（28）

［**提要**］暑温但咳无痰的治疗。

［**阐释**］咳而无痰，病邪偏重于火，火灼肺金而咳，不挟湿而无痰。咳声响亮，亦是偏于火而不兼湿之象，湿则浊。这是暑热伤肺，用清络饮清暑热，加甘草、桔梗升提肺气，甜杏仁利肺不伤气，麦冬、知母保肺阴而降火。

清络饮加甘桔甜杏仁麦冬汤方

鲜荷叶边二钱　鲜银花二钱　西瓜翠二钱　丝瓜皮二钱　鲜扁豆花一枝　鲜竹叶心二钱

即于清络饮内，加甘草一钱　桔梗二钱　甜杏仁二钱　麦冬三钱。

［**方解**］按条文之意，当加知母为是。

［**原文**］两太阴暑温，咳而且嗽，咳声重浊，痰多不甚渴，渴不多饮者，小半夏加茯苓汤再加厚朴、杏仁主之。（29）

［**提要**］两太阴暑温的证治。

［**阐释**］两太阴，指手太阴肺和足太阴脾。热伤肺，湿困脾，湿热之邪

犯两太阴，故称“两太阴暑温”。本条证实属湿温之类。热伤肺，肺气不肃降；湿困脾，脾气不健运，酝酿成痰，止泛于肺，引起咳嗽多痰，咳声重浊的症状，这是湿痰。痰饮居于中焦，使口不渴，渴亦不多饮，所以用小半夏加味燥湿祛痰。

小半夏加茯苓汤再加厚朴杏仁方（辛温淡法）

半夏八钱　茯苓块六钱　厚朴三钱　生姜五钱　杏仁三钱

甘澜水八杯，煮取三杯，温服，日三。

[方解]《金匮要略》小半夏汤治“心下有支饮”，用生姜、半夏二味组成，又以小半夏加茯苓汤治“膈间有水”，因有眩悸，即于前方加茯苓一味，以宁心利水。此再加厚朴、杏仁以治暑温兼水饮者。小半夏加茯苓汤是蠲饮和中之剂，再加朴、杏利肺泻湿，预夺其喘满之路。

[原文] **脉虚夜寐不安，烦渴舌赤，时有谵语，目常开不闭，或喜闭不开，暑入手厥阴也。手厥阴暑温，清营汤主之，舌白滑者，不可与也。**（30）

[提要] 手厥阴暑温证治。

[阐释] 本条证实属暑温到了营分阶段，脉虚夜寐不安，热邪灼烁阴液，心神虚弱，可引起脉虚无力，心神不足，阳不得入阴，则夜寐不安。烦渴舌赤，肾阴亏，心火旺，水火失济，则心火亢盛，烦闷，口渴，舌赤。时有谵语，热入心经，扰于神明所致。目常开不闭或喜闭不开，目为火户，火性急，常开以泄其火；喜闭是阴亏畏光。上述脉症，暑热入营，故以清营汤清宫中之热。

舌苔白滑者，是热邪被湿郁滞，病在气分，当用苦温化湿的药物；清营汤是咸寒之剂，柔润之品，湿重忌柔润，故当依湿温法治之。

清营汤方（咸寒苦甘法）

犀角三钱　生地五钱　元参三钱　竹叶心一钱　麦冬三钱　丹参二钱　黄连一钱五分　银花三钱　连翘（连心用）二钱

水八杯，煮取三杯，日三服。

［**方解**］本方证是由于温热之邪传入营分，灼伤营阴，扰乱心神，且气分尚有余热所致。故以清营解毒，透热养阴。方中犀角清解营分热毒为主药；玄参、生地黄、麦冬清热养阴为辅药，金银花、连翘、黄连、竹叶心清热解毒、透热转气，丹参凉血散瘀，以防血与热结，均为佐药。诸药共奏清营解毒、透热养阴之效。

本方为清营解毒的重要方剂，用时当记：

（1）气分热盛而营分热轻：可重用银花、连翘、黄连、竹叶心，同时减少犀角、生地、玄（元）参的用量。

（2）兼见痉厥：可酌加羚羊角、钩藤、地龙等清热息风止痉。

（3）配服紫雪、安宫、至宝：症见邪陷心包的神昏谵语，舌謇肢厥等。

（4）使用本方需注意：舌诊，以舌绛而干为辨证要点。

临床本方对于乙脑、流脑、败血症或其他热性病，具有高热烦躁，舌绛而干诸营分见证的均可选用。

［**原文**］**手厥阴暑温，身热不恶寒，清神不了了，时时谵语者，安宫牛黄丸主之，紫雪丹亦主之。**（31）

［**提要**］暑温内陷心包的证治。

［**阐释**］手厥阴暑温，但身发热而不恶寒，已没有卫表症状了。神志欲昏，时时谵语，为热陷包络，防其内闭，所以用芳香开窍，苦寒清热。此属温邪逆传心包之证。

［**原文**］**暑温寒热，舌白不渴，吐血者，名曰暑瘵，为难治，清络饮加杏仁、薏仁、滑石汤主之。**（32）

［**提要**］暑瘵的证治。

［**阐释**］暑瘵亦称暑劳，属素有肺阴虚者，复感暑湿之邪而致，临床表现以表里气血俱病，虚实互见为特点：

气
- 寒热：既非表实之热，又非里实之热，属表之虚热 —— 表
- 舌白不渴：邪在气分而舌白，湿邪留滞而不渴 —— 里

血 —— 吐血：素有肺阴之虚，感暑而发

气血表里俱病，必须兼顾；虚实互见，纯清有碍虚，纯补有碍邪。故用清络饮清肺之热以解表之虚热，加杏仁利肺气而血自宁，薏苡仁、滑石利里之湿邪，收邪退气宁血止之功。

清络饮加杏仁薏仁滑石汤方

清络饮见（29）条。

即于清络饮内加杏仁二钱　滑石末三钱　薏仁三钱，服法如前。

［**原文**］**小儿暑温，身热，卒然痉厥，名曰暑痫，清营汤主之，亦可少与紫雪丹。**（33）

［**提要**］小儿暑痫的证治。

［**阐释**］暑痫，也称“暑风”或“暑痉”。指感受暑邪，热极致神昏抽搐症状者，因其似痫而名，但不可作癫痫论治。本条言小儿暑痫证，小儿本为阴气不全之体，况于炎暑之月，尤显阴虚，加之脏腑发育不完善，抵抗力弱，一感暑温，传变较成人更速，短时间内过卫入营深入于里，极易热盛生风而痉厥，若妄用发散消导，耗其已虚之阴，是促其死亡。只宜用清营汤清营分之热，使液充足以和阳，自然汗出病解，少与紫雪佐助清包络之热而开内窍，切记不可发汗。

［**原文**］**大人暑痫，亦同上法。热初入营，肝风内动，手足瘛疭可于清营汤中，加钩藤、丹皮、羚羊角。**（34）

［**提要**］成人暑痫的证治。

［**阐释**］成人暑痫，治疗与上条小儿暑痫同法。其病机是邪热初入营阴，热极引起肝风内动，手足抽搐。可在清营汤中加入钩藤、丹皮、羚羊

角等凉肝息风一类的药物。

［原文］**暑兼湿热，偏于暑之热者为暑温，多手太阴证而宜清；偏于暑之湿者为湿温，多足太阴证而宜温；湿热平等者两解之。各宜分晓，不可混也。**（35）

［提要］暑病分类大纲。

［阐释］所谓暑病，其中包括湿和热，二气合和成暑。有偏于热、偏于湿的不同，有在手太阴、足太阴之异，治有宜清宜温之别，更有湿热两等之证：

热 ⇅ 湿 ——→ 暑——
- 暑温：偏于热，伤在肺，治宜清
- 湿热并等：肺脾俱见，清温并举
- 湿温：偏于湿，伤在脾，治宜温

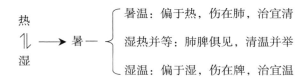

［原文］**长夏受暑，过夏而发者，名曰伏暑。霜未降而发者少轻，霜既降而发者则重，冬日发者尤重，子、午、丑、未之年为多也。**（36）

［提要］论伏暑发病。

［阐释］长夏是热动湿盛的时期，当时感受暑邪而未发病，过了夏季而发的称为伏暑，这是前人所说的“伏气发病”之一。所谓“伏暑”，是发于秋冬，临床具有暑湿见证的一种急性热病。本节指出其发病的两个特点：

（1）邪伏之时愈长发病愈重。

（2）子、午、丑、未之年多发。因依运气学说推演，这些年份暑湿盛。

［原文］**头痛微恶寒，面赤烦渴，舌白，脉濡而数者，虽在冬月，犹为太阴伏暑也。**（37）

［提要］论太阴伏暑见症。

［阐释］太阴伏暑，即发于秋冬的湿邪偏重之暑，尤其在冬月发病，其状有似伤寒，亟当别之：

头痛微恶风寒：与伤寒无异，两者共同见证。

面赤烦渴脉数：为热，暑之性
舌白脉濡：为湿，暑之兼湿
——暑病的特点。

［原文］**太阴伏暑，舌白口渴，无汗者，银翘散去牛蒡、元参加杏仁、滑石主之。**（38）

［提要］太阴伏暑邪在气分而表实的证治。

［阐释］舌白口渴，邪热在太阴气分的见症。无汗，是表实。故用银翘散辛凉疏散，去牛蒡之滑泄，避元参之滋腻，加杏仁利肺气，滑石以渗湿。

［原文］**太阴伏暑，舌赤口渴，无汗者，银翘散加生地、丹皮、赤芍、麦冬主之。**（39）

［提要］太阴伏暑邪在血分而表实的证治。

［阐释］本证与前证的区别在舌赤一症。舌色赤，邪热已入血分。故于疏散表实的银翘散中加入生地、丹皮、赤芍、麦冬诸药，以凉血清热，滋阴以培汗源。

［原文］**太阴伏暑，舌白口渴，有汗，或大汗不止者，银翘散去牛蒡子、芥穗，加杏仁、石膏、黄芩主之；脉洪大，渴甚汗多者，仍用白虎法；脉虚大而芤者，仍用人参白虎法。**（40）

［提要］太阴伏暑在气分面表虚的证治。

［阐释］本条是气分证，但汗出而成表虚，况伏暑本湿邪较重，所以去牛蒡子、荆芥穗等发汗之药，加杏仁、石膏、黄芩等清热化湿之品。若脉洪大，渴甚汗多，为气分热盛，非平剂之银翘能胜，委以重剂白虎制之。脉虚大而芤，热耗气阴，仍效前加人参益气阴。

［原文］**太阴伏暑，舌赤口渴汗多，加减生脉散主之。**（41）

［提要］太阴伏暑邪在血分而表虚的证治。

［阐释］舌赤口渴，邪热已入血分；汗多为表虚，故以加减生脉散滋其阴液，佐以清热敛汗。

加减生脉散方（酸甘化阴）

沙参一钱　冬麦二钱　五味子一钱　丹皮二钱　细生地黄三钱

水五杯，煮二杯，分温再服。

［方解］太阴伏暑，邪在血分而表虚。一派阴虚发热之象，汗虽多而不似"生脉散证"之欲脱，此乃阴虚有热。故以甘寒滋阴之沙参易甘温益气之人参，加丹皮、生地黄以清热凉血而滋阴，已成凉血滋阴为主，仅以五味子一钱收涩固汗又防脱，总成酸甘化阴之剂。

［原文］伏暑、暑温、湿温，证本一源，前后互参，不可偏执。（42）

［提要］暑虽分三，证本一源。

［阐释］伏暑、暑温、湿温，这三种病的成因都因于暑，或偏于湿，或为晚发，其在症状上同中有异，异中有同，治疗上要互相参照，不可偏执。意在告诫后人，临床不可强分，要随证论治。

［原文］头痛恶寒，身重疼痛、舌白不渴，脉弦细而濡，面色淡黄，胸闷不饥，午后身热，状若阴虚，病难速已，名曰湿温。汗之则神昏耳聋，甚则目瞑不欲言，下之则洞泄，润之则病深不解，长夏深秋冬日同法，三仁汤主之。（43）

［提要］湿温病提纲。

［阐释］本条是湿温病的主证主脉。

1. 湿温病鉴别要点

（1）与太阳伤寒表证的鉴别：本病的头痛、恶寒、身重疼痛、舌白不渴诸症与太阳伤寒表证相似。但伤寒表证是寒邪所致；湿温诸症则是湿邪阻清阳，气不宣展而致。其鉴别要点在于脉象：伤寒脉浮紧，伤风脉浮缓，湿温则脉弦细而濡。

（2）与暑温证的鉴别：暑之偏热者为暑温，偏湿者为湿温，证虽同源，但湿、热二气不同，治则有异，故当辨识。湿为阴邪，其性黏浊，痹阻清阳，症见舌白不渴，面色淡黄，胸闷不饥，脉弦细而濡。温为阳邪，其性炎上，症见口渴甚，面色赤，脉洪大。一偏在阴，一偏在火，细心审证，自不难识。

（3）与阴虚的鉴别：湿温病未必不兼阴虚，然湿邪不去，滋阴则助邪，故当辨之。发热在午后较重，此与阴虚之潮热无异。但机理不同。湿为阴邪，必旺于阴分，在午后阳气渐衰之时，其热甚；阴虚之热乃阴虚阳亢。阴虚潮热必伴见颜面潮红，脉象细数，手足心热诸症，湿温证则必有湿之见起。

2. 湿温病辨证要点

（1）病程较长，病势缠绵：湿邪重着黏滞，“病难速已”，非一汗而解之伤寒，一清则退之温热，乃黏腻之湿。

（2）肠胃症状典型：湿邪最易侵犯中焦，而有湿邪中焦为病最多之说。常有面色淡黄、口不渴、胸闷不饥的见症。

3. 治疗

关于湿邪的治疗，宜轻开上焦肺气，再加化湿之品。因肺主一身之气，气化则湿也随之化，这是关键。三仁汤就是这样的方剂。要注意的是汗、下、润三法的误用，往往致病变复杂、恶化。

（1）误汗：以“头痛恶寒，身重疼痛，舌白不渴”为伤寒表证，而用发汗，汗出过多，耗伤心阳；同时湿邪随辛温发表之药上逆，内蒙心窍，会致神昏；上蔽清空则两耳失聪，重则目闭不愿说话。

（2）误下：以“胸闷不饥”为肠中积滞，而用攻下或消导之法，既伤阴又抑脾阳之升发，脾气因而下陷，湿邪内侵而成大便泄泻不止。

（3）误润：以“午后热甚，状若阴虚”而误用柔润之药滋阴，阴湿之邪，阴润之药，二阴相合，同气相应，胶滞益甚，造成病结不解。

总之，湿温一病，概括甚广，包括了肠伤寒在内的许多传染性疾病，尤多见于夏秋之季的缠绵发热，以此辨治甚效。至于其治疗的汗、下、润"三忌"，这是指常法而言；若确是挟寒的，可酌用汗法；肠胃确有积滞，也可酌用下法；湿邪化燥伤阴，津液干燥，也可酌用滋阴法。此为常法中之变法，尤其滋阴一法，要相机使用，湿温后期，阴液亏耗，或湿已去，或已化燥，都可考虑使用滋阴，但湿盛之时，不可用之。

三仁汤方

杏仁五钱　飞滑石六钱　白通草二钱　白蔻仁二钱　竹叶二钱　厚朴二钱　生薏仁六钱　半夏五钱

甘澜水八碗，煮取三碗，每服一碗，日三服。

［方解］暑湿之邪，逗留气分，弥漫三焦，郁蒸不解，阻滞气机，治疗宜慎。若用辛散燥湿，湿虽去而热愈炽，若以苦寒直折，热虽去而湿仍留；唯宜芳香苦辛，轻宣淡渗之药，宣化畅通，清热利湿，使湿热分消，三焦流畅，其病自愈。所以用苦温杏仁，宣通上焦肺气；芳香苦辛白蔻仁，宣化中焦湿滞；甘淡薏苡仁利下焦湿热，三者共为主药，名以"三仁"。半夏、厚朴除湿消痞行气散满；通草、滑石、竹叶清利湿热，均为辅佐。

［原文］湿温邪入心包，神昏肢逆，清宫汤去莲心、麦冬，加银花、赤小豆皮，煎送至宝丹或紫雪丹亦可。（44）。

［提要］湿温邪入心包证治。

［阐释］湿温病出现邪入心包，多因误汗而致。湿温蕴于经络，每多发现身体疼痛、发热的症状，若误认为伤寒太阳表证而用发汗药，每致湿温之邪侵入心包，扰乱神明，引起神志不清之症，又因汗伤心阳，湿遏热伏，阳气不能布达四肢而成肢逆。当用清宫汤清其心包邪热，但须除去苦寒莲心，柔腻麦冬，加金银花、赤小豆皮以清湿热。但神明闭塞，非用芳香开窍不能挽救，所以兼服至宝、紫雪之类，去秽浊，复神明。

清宫汤去莲心麦冬加银花赤小豆皮方

犀角一钱　连翘心三钱　元参心二钱　竹叶心二钱　银花二钱　赤小豆皮三钱

[方解] 以犀角清心解毒；连翘心、元参心、竹叶心清包络之热以导火下行；银花、赤小豆皮清热利湿。热清湿去，则神明自复。

[原文] *湿温喉阻咽痛，银翘马勃散主之。*（45）

[提要] 湿温咽痛的治疗。

[阐释] 湿温之邪郁遏肺金，肺气不化，郁盛心胆之火俱结；若郁闭只在气分则仅有阻塞感，阻闭在血分则咽部疼痛，均宜以轻药开泄其郁闭。

银翘马勃散方（辛凉微苦法）

连翘一两　牛蒡子六钱　银花五钱　射干三钱　马勃二钱

上杵为散，服如银翘散法。

不痛但阻甚者，加滑石六钱，桔梗五钱，苇根五钱。

[方解] 方以连翘、金银花、牛蒡子清热解毒，其中牛蒡子通泄热毒，为清肺利咽之要药；射干、马勃清热利咽。若不痛只是阻塞较重者，是偏重气分闭阻，所以加滑石、桔梗、苇根利湿清热泄肺。

[原文] *太阴湿温，气分痹郁而哕者（俗名为呃），宣痹汤主之。*（46）

[提要] 太阴湿温出现哕的治疗。

[阐释] 太阴湿温，由于湿邪困于上焦气分，清阳阻郁，肺气不宣而造成呃逆，用宣痹汤轻宣肺痹。

宣痹汤（苦辛通法）

枇杷叶二钱　郁金一钱五分　射干一钱　白通草一钱　香豆豉一钱五分

水五杯，煮取二杯，分二次服。

[方解] 痹，指郁塞不通。肺气为湿邪所困形成痹阻之证，其不得肃降而上逆为哕，故治宜宣散气分之邪。枇杷叶苦泄肺热，化痰湿，和胃降气，为肺热呕哕之要药，此用为主药以宣肺。佐以射干清热解毒，消痰涎；通

草渗降下行，利小便；更加香豉以辛散宣表，郁金辛凉解郁，共以苦辛宣通而奏宣肺通痹、解郁降逆之效。

[原文] **太阴湿温喘促者。千金苇茎汤加杏仁、滑石主之。**(47)

[提要] 太阴湿温喘促的治疗。

[阐释] 太阴湿温，由于脾湿不化，湿热酿痰，上壅于肺，肺气不得宣降，发生呼吸急促的征象，用千金苇茎汤加杏仁、滑石治疗。

千金苇茎汤加滑石杏仁汤（辛淡法）

苇茎五钱　薏苡仁五钱　桃仁二钱　冬瓜仁二钱　滑石三钱　杏仁三钱

水八杯，煮取三杯，分三次服。

[方解]《千金要方》之苇茎汤清肺化痰，逐瘀排脓，为治肺痈要剂，此用以治肺之湿温痹阻。方中苇茎清肺泻热，冬瓜子清肺祛痰排脓，薏苡仁清利湿热，佐桃仁活血祛痰。加杏仁定喘，滑石利湿，全方平淡，专主清热化痰。此方是治湿温之证，若寒饮引起的喘促，不在此例。

[原文]**《金匮》谓太阳中暍，身热疼痛而脉微弱，此以夏月伤冷水，水行皮中所致也，一物瓜蒂汤主之。**(48)

[提要] 太阳中暍的瓜蒂汤证。

[阐释]《金匮》暍病经文只有3条，首条是中暍的总纲，已引于本书上焦的第23条；第2条是暍病偏于热者；这里引的是第3条，暍病偏于湿者。其症见身体发热，疼痛重着，脉搏微弱，得于夏天接触冷水过多，水湿之气停留阻塞在肌肉之间而致。其证候特点是偏于湿，偏于表，水湿留滞于肌表，暑湿相抟，清阳被遏。而吐能解郁，使气升发疏散，故以吐去水湿，以解阳郁。文中“身热疼痛”，据《金匮要略》原文及临床实际，当为“身热疼重”。

一物瓜蒂汤方

瓜蒂二十个

上捣碎，以逆流水八杯，煮取三杯。

先服一杯，不吐再服，吐停后服，虚者加参芦三钱。

[方解] 瓜蒂苦寒入胃，专用以催吐。主要用于痰涎，宿食停聚胃中而宜于涌吐者。至于本证用于去肌表之湿而治湿多热少的中暍之证，于理似有不通；本为《金匮要略》原文条证，吴氏照搬于此，其疗效尚待临床验证。学者可识其证而勿泥其方。

[原文] **寒湿伤阳，形寒脉缓，舌淡，或白滑不渴，经络拘束，桂枝姜附汤主之。**（49）

[提要] 寒湿证治。

[阐释] 寒与湿都是阴邪，易伤人阳气，阳气伤则形体畏寒怕冷，脉象迟缓，舌色淡或白滑不渴；湿滞经络，寒主收引，故有肢体拘挛不能伸展的现象。用桂枝姜附汤治疗。

湿淫致病，极少单行，非寒即热；湿热属温病范畴，而寒湿则不属温类。此处录寒湿一条，乃为区别湿之寒与温而设。

桂枝姜附汤（苦辛热法）

桂枝六钱　干姜三钱　白术（生）三钱　熟附子三钱

水五杯，煮取二杯，渣再煮一杯服。

[方解] 本方既为寒湿而设，苦能燥湿，辛能疏散，热可壮阳，故一派辛苦热。桂枝辛温，温经通阳而偏于表；姜、附辛热，温中回阳而偏在里；附子长于散寒燥湿；白术专以燥湿运脾，湿去寒振，诸症自痊。

[原文] **骨节疼烦，时呕，其脉如平，但热不寒，消烁脱肉，名曰温疟，白虎加桂枝汤主之。**（50）

[提要] 温疟证治。

[阐释] 温疟，指临床表现以“先热后寒，热多寒少”为特点的一类疟疾，是由于冬令感受风寒，伏藏骨髓之中，到来年夏季，复被暑热熏蒸，引动伏邪外发。由于热伏骨髓，耗精灼液，骨髓被热所扰，故有周身骨节

疼烦；热从内出，上扰于胃，胃气上逆，故有“时呕”；因邪气久郁，阴气先伤，更因于暑，阳热炽盛，阴虚阳盛，故“但热不寒”。邪非外感，故脉如平人，仅指初期，久则自乱。

此条是从《金匮要略·疟病脉证并治》第4条移来的：“温疟者，其脉如平，身无寒但热。骨节疼烦，时呕，白虎加桂枝汤主之。”吴氏仅做了少许文字先后的变动而已。

白虎加桂枝汤方（辛凉苦甘复辛温法）

知母六钱　生石膏一两六钱　粳米一合　桂枝木三钱　炙甘草二钱

水八碗，煮取三碗。先服一碗。得汗为知，不知再服，知后仍服一剂，中病即已。

[**方解**]温疟以发热为主，乃肺胃热盛，故以白虎“保肺清金，峻泻阳明独胜之热”。温疟表，加桂枝者，一者解肌，二者领邪外出，为向导之药，表开邪热得出，属热因热用。

处方运用原则

（1）奇之不去则偶：一方治一病，此证既有白虎之里热，又偏桂枝之表，故以偶方。加桂枝一味，即其一法也。方也，法也，药也。

（2）热因热用的反佐法：《黄帝内经·素问·至真要大论》说：“奇之不去则偶……偶之不去，则反佐以取之。所谓寒热温凉反从其病也。”本证为热，反用桂枝之热，使热邪达表而出也。

[**原文**]**但热不寒，或微寒多热，舌干口渴，此乃阴气先伤，阳气独发，名曰瘅疟，五汁饮主之。**（51）

[**提要**]瘅疟证治。

[**阐释**]瘅疟即热疟，以发热为主要症状的疟疾，只热不寒，或稍微怕冷即发高热，舌苔干燥，口渴，一派热象。这种热性疟的形成是阴虚阳旺，病人素体阴虚，阳明燥热独亢，法当益阴以配阳，以甘寒柔润之剂，救阴补虚，制阳抑亢。《金匮要略·疟病脉证并治》第三条：“阴气孤绝，阳气

独发，则热而少气烦冤，手足热而欲呕，名曰瘅疟。”可与本条互参，义几同。至于治则，在首条总纲中仲景提出热性疟“饮食消息止之”，即以甘寒类饮食助阴液，五汁饮即取此义而设。

温疟与瘅疟都属以发热占主要的疟疾，其病机都是风寒藏于骨髓之间，阴气先伤，阳气独发所至；症状都是但热不寒或热多寒少；其后果都可以消烁肌肉，凌虐机体。这两者其实是一种疾病的两个阶段或轻重不同的病型，温疟属于早期病，偏于表，瘅疟属于后期，津液耗伤，偏于里，故温以白虎加桂，瘅以五汁饮。

[原文] 舌白渴饮。咳嗽频仍，寒从背起，伏暑所致，名曰肺疟，杏仁汤主之。(52)

[提要] 肺疟证治。

[阐释] 所以命“肺疟”者，因疟之临床现肺之病状：舌白渴饮，肺卫或气分有热；咳嗽，风热犯肺；背，为阳为表，肺为其主。此因暑邪夹湿，伏于肺，复感风邪，暑湿相搏而发。虽名为“肺”，实则指表，此疟表证为主，病位最浅，以杏仁汤轻宣肺气即可。

中医的证候分类是从临床症状出发，以藏象学说为基础的。如肺疟，即因在疟疾过程中有咳嗽的肺之症状而名为“肺疟”。下条之“心疟”即因有神明失常之状而名之。

杏仁汤方（苦辛寒法）

杏仁三钱　黄芩一钱五分　连翘一钱五分　滑石三钱　桑叶一钱五分　茯苓块三钱　白蔻皮二钱　梨皮二钱

水三杯，煮取二杯，日再服。

[方解] 方中杏仁苦泄宣肺止咳，桑叶苦寒，轻清疏散肺热为主药。黄芩清肺热，连翘清心热，轻清上浮，善治上焦诸热，二药苦且寒；佐桑杏而清肺热；茯苓分利湿热；滑石通利为清解暑热的要药。病本伏暑夹湿相

传而致，二药为佐以治暑湿，白皮化湿行气，梨皮甘寒清热，共成宣肺气、清肺热、祛暑湿之功。

［原文］热多昏狂，谵语烦渴、舌赤中黄，脉弱而数，名曰心疟，加减银翘散主之，兼秽，舌浊口气重者，安宫牛黄丸主之。（53）

［提要］心疟证治。

［阐释］心主神明，凡呈神志病变皆谓在心，疟疾亦然。昏迷、狂乱、谵语、舌赤为热邪入心，烦渴、苔黄、脉数为热象，这是疟邪在肺不解，逆传心包而致。轻者用加减银翘散清热散膈即可，若兼秽浊，出现舌苔浊腻，口气很重，则有邪闭心包之虞，防内闭外脱，以安宫牛黄丸芳香化浊，清心开窍。

本证属于恶性疟引起疟疾凶险发作中的“脑型疟疾”，最为严重。多见于免疫力不足的儿童及初进入高疟区的外来人口，多属发病后未能及时诊治发展而成，重者可因脑水肿、呼吸衰竭而死亡。

加减银翘汤方（辛凉兼芳香法）

连翘十分　银花八分　元参五分　麦冬五分（不去心）　犀角五分　竹叶三分

共为粗末，每服五钱，煎成去渣，点荷叶汁二三茶匙。日三服。

［方解］此方为治心疟而偏于表者设，其为气血两清之方。以连翘、金银花相须为君，清肺之气分热，犀角清心凉血为臣，佐元参、麦冬清热凉血，竹叶利湿、清气分而为使，加荷叶汁以芳香清透。

此方之用量，非实际量，只是各药的比例。

［原文］秋感燥气，右脉数大，伤手太阴气分者，桑杏汤主之。（54）

［提要］秋燥伤手太阴气分的证治。

［阐释］秋天感受当令的燥气，便成为秋燥。本条虽仅提及脉象，其症状可推知有头痛发热，咳嗽少痰，口鼻干燥，口渴，舌质红、苔白等温燥

之象。这是燥犯手太阴肺经、气分受伤的征象，可用桑杏汤清气分之燥气。

桑杏汤方（辛凉法）

桑叶一钱　杏仁一钱五分　沙参二钱　象贝一钱　香豉一钱　栀皮一钱　梨皮一钱

水二杯，煮取一杯，顿服之，重者再做服。

[方解] 本方是治外感温燥之剂。温燥外袭，肺阴受灼，治宜轻宣燥热，养阴润肺。方中以桑叶、香豉宣肺透邪；栀子皮清泄上焦肺热，沙参、梨皮润肺生津；象贝、杏仁止咳化痰，总成辛凉清润之剂。

[原文] ***感燥而咳者，桑菊饮主之。***（55）

[提要] 燥咳的治疗。

[阐释] 感燥而咳，极为多见，燥易伤肺，肺伤则咳；这是燥袭肺卫、邪尚轻浅的见症，若迁延误治，亦可造成重症，临床不可忽视。所以用桑菊饮辛凉轻散。

[原文] ***燥伤肺胃阴分，或热或咳者，沙参麦冬汤主之。***（56）

[提要] 燥伤肺胃阴分的证治。

[阐释] 感受燥气较重，虽初犯卫分，亦能劫伤肺胃阴分，出现阴虚之证。这又比前两条证深了一层，故以甘寒救津液。

这三条俱为温燥初犯，但其致病轻重、浅深不一，治疗用药有异：

燥 ╱ 右脉数大 —— 燥伤气分 —— 辛凉清润 —— 桑杏汤 —— 轻
燥 —— 咳 —— 燥在卫分 —— 辛凉轻宣 —— 桑菊饮 —— 最轻
燥 ╲ 或热或咳 —— 燥伤阴分 —— 甘寒救液 —— 沙参麦冬汤 —— 重

吴氏多次强调，轻病不得用重，重用必过病所，要在药病相当。

沙参麦冬汤（甘寒法）

沙参三钱　玉竹二钱　生甘草一钱　冬桑叶一钱五分　麦冬三钱　生扁豆一钱五分　花粉一钱五分

水五杯，煮取二杯，日再服。久热久咳者，加地骨皮三钱。

［**方解**］本方由甘寒生津之品组成，主治燥伤肺胃，津液亏损。

［**原文**］**燥气化火，清窍不利者，翘荷汤主之。**（57）

［**提要**］燥气化火的证治。

［**阐释**］"燥胜则干"，燥邪的特点是干涩，易伤津液，从而化火，若阴虚之身，尤易化火，火为阳邪，最喜炎上，致清窍不利，如耳鸣、目赤、龈肿、咽痛等症。故当清上焦气分的燥热，清窍自利。

翘荷汤（辛凉法）

薄荷一钱五分　连翘一钱五分　生甘草一钱　黑栀皮一钱五分　桔梗二钱　绿豆皮二钱

水二杯，煮取一杯，顿服之。日服二剂，甚者日三。

耳鸣者，加羚羊角、苦丁茶；目赤者，加鲜菊叶、苦丁茶、夏枯草；咽痛者，加牛蒡子、黄芩。

［**方解**］方中薄荷辛凉轻清，最清头目之热。连翘性寒，轻清上浮，善治上焦诸热，二药为主，清头利窍。栀子、绿豆清热泻火，其皮皆轻而治上；桔梗开肺气更载药上升；生甘草清热解毒又调和诸药，共成清上焦气分燥热，兼利清窍之剂。

［**原文**］**诸气膹郁，诸痿喘呕之因于燥者，喻氏清燥救肺汤主之。**（58）

［**提要**］肺燥证治。

［**阐释**］《黄帝内经》"病机 19 条"指出："诸气膹郁，皆属于肺""诸痿喘呕，皆属于上。"所谓上者，即上焦之肺。二者多因肺燥引起，由于《黄帝内经》未言燥病，致使未有的当治法。既明燥邪，自当润之，喻氏创清

燥救肺汤，独辟门径，吴氏推崇，移于此。

清燥救肺汤方（辛凉甘润法）

石膏二钱五分　甘草一钱　霜桑叶三钱　人参七分　杏仁（泥）七分　胡麻仁（炒研）一钱　阿胶八分　麦冬（不去心）二钱　枇杷叶（去净毛，炙）六分

水一碗，煮六分，频频二三次温服。痰多加贝母、瓜蒌；血枯加生地黄；热甚加犀角、羚羊角，或加牛黄。

[**方解**] 方中桑叶轻宣燥邪，石膏清肺胃燥热，共为主药；阿胶、麦冬、麻仁润肺滋液，同为辅药；人参益气生津，杏仁、杷叶肃降肺气，均为之佐；甘草协调诸药，为使药。全方甘寒滋润，既清燥热，又养阴液，用治温燥伤肺之证甚为合适。

二、补秋燥胜气论

[**原文**] **秋燥之气，轻则为燥，重则为寒，化气为湿，复气为火。**（1）

[**提要**] 秋燥为病的提纲。

[**阐释**] 本条揭示了秋燥为病的大纲：

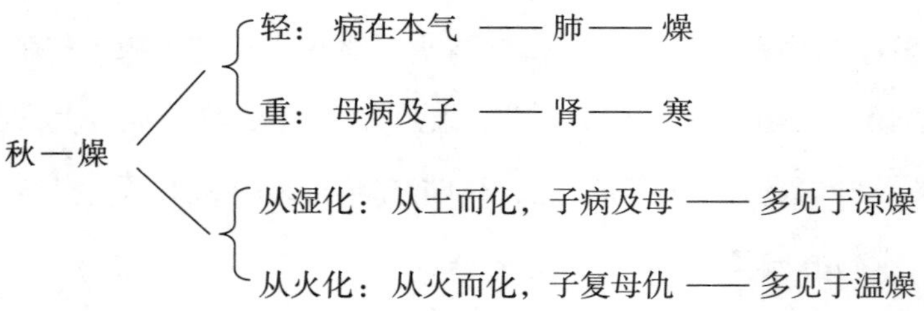

[**原文**] **燥伤本脏，头微痛，恶寒，咳嗽稀痰，鼻塞，嗌塞，脉弦，无汗，杏苏散主之。**（2）

[**提要**] 燥伤本脏的证治。

[**阐释**] 本脏指肺胃，因阳明与燥金同气而言之。其表现症状多属肺卫表证，与伤寒相似而轻于寒，兼有燥干之象。燥证初见，首先伤肺，但燥

久则伤胃阴，尤温燥为著。然凉燥初起多无胃证，即此条证，亦尽属肺。

杏苏散方

苏叶一钱　半夏一钱五分　茯苓二钱　前胡二钱　苦桔梗一钱　枳壳一钱五分　甘草五分　生姜一钱五分　大枣二枚（去核）　橘皮一钱　杏仁二钱

无汗，脉弦甚或紧者，加羌活，微透汗。汗后咳不止，去苏叶、羌活，加苏梗。兼泄泻腹满者，加苍术、厚朴。头痛兼眉棱骨痛者，加白芷。热甚加黄芩，泄泻腹满者不用。

［**方解**］本方宣肺化痰，为轻宣外燥属凉者之剂。方证是邪袭肺卫，痰湿内郁。所以用苏叶、前胡辛散透表，杏仁宣肺止咳，桔梗、枳壳宣肺理气，半夏、橘皮、茯苓健脾化痰，生姜、大枣调理脾胃，甘草调和诸药。

［**原文**］**伤燥，如伤寒太阳证，有汗，不咳，不呕，不痛者，桂枝汤小和之。**（3）

［**提要**］伤燥（表证）证治。

［**阐释**］燥伤肺卫，犹如太阳中风证，前人有“燥为小寒”之说，故用少量桂枝汤调和营卫。

有是证，用是药；药为证设，非为病设。温病有发汗之禁，然有可汗之证则汗之。弃法泥法，厥罪均获。

［**原文**］**燥金司令，头痛，身寒热，胸胁痛，甚则疝瘕痛者，桂枝柴胡各半汤加吴萸楝子茴香木香汤主之。**（4）

［**提要**］燥伤表里的证治。

［**阐释**］本条是燥金司令之季，致表里俱病之证：头痛、身寒热是凉燥之气袭肺而现的肺卫表证；胸胁痛，甚则疝瘕痛是燥金克木而现的肝木里证。

桂枝柴胡各半汤加吴萸楝子茴香木香汤方（治以苦温，佐以甘辛法）

桂枝一两五钱　吴茱萸一两五钱　黄芩一两五钱　柴胡一两五钱　人参一两五钱　广木香一两　生姜一两　白芍一两　大枣（去核）一两　川楝子一两　小

茴香一两　半夏一两　炙甘草一两

[方解] 本方由三部分组成：桂枝用以解燥寒袭肺卫之表的头痛、身寒热；柴胡以解胸胁疼痛之少阳见证，亦即达肝木之气，合桂枝外出太阳而解，加味吴茱萸、川楝子、小茴香、木香为疏肝温通而治疝瘕。

[原文] **燥淫传入中焦，脉短而涩，无表证，无下证，胸痛，腹胁胀痛，或呕，或泄，苦温甘辛以和之。**（5）

[提要] 燥邪知传中焦的证治。

[阐释] 这是燥淫之邪传入中焦，初期轻证：脉短而涩，是肺金燥之脉象；胸胁胀痛，是肝木病变，肝气不畅；腹胀、或呕、或泄，是中焦脾土之证。所谓无表证者，指没有恶寒发热的肺卫见证，故不可发汗；所谓天下证者，指没有腹满便秘的里实见证，故不可攻下。其治只有依《黄帝内经》“燥淫所胜，治以苦温，佐以甘辛”的原则，随证化裁，调和肝脾。

[原文] **阳明燥证，里实而坚，未从热化，下之以苦温；已从热化，下之以苦寒。**（6）

[提要] 燥入阳明的下法。

[阐释] 秋燥传入中焦，形成大便闭结，腹部坚满而痛的阳明燥证，于法当下，但必须辨别其燥气有未热化而决定下之寒温，具体地说：

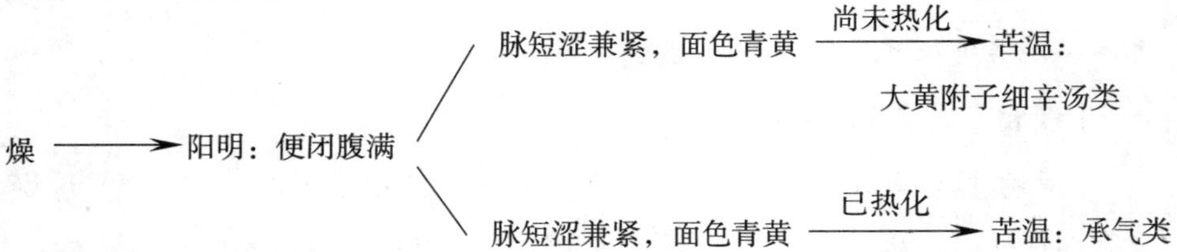

[原文] **燥气延入下焦，抟于血分，而成癥者，无论男妇，化癥回生丹主之。**（7）

[提要] 燥入下焦血分的证治。

[阐释]感受燥气，延久不解，传入下焦，与血相抟，坚结不散，形成癥块，不论是男女都可用化癥回生丹治疗。

此证属于血结在络，络病宜缓攻徐图，切忌妄攻峻烈，恐“欲速则不达”。如肝病胁痛，初起在络，宜微通，若急攻则误。化癥回生丹即为缓通络脉之剂。

化癥回生丹方

人参六两　安南桂二两　两头尖二两　麝香二两　片子姜黄二两　公丁香三两　川椒炭二两　虻虫二两　京三棱二两　蒲黄炭一两　藏红花二两　苏木三两　桃仁三两　苏子霜二两　五灵脂二两　降真香二两　干漆二两　当归尾四两　没药二两　白芍四两　杏仁三两　香附米二两　吴茱萸二两　延胡索二两　水蛭二两　阿魏二两　小茴香炭三两　川芎二两　乳香二两　良姜二两　艾炭二两　益母膏八两　熟地黄四两　鳖甲胶一斤　大黄八两（共为细末，以高粱米醋一斤半，熬浓，晒干为末，再加醋熬，如是三次，晒干，末之）

共为细末，以鳖甲、益母、大黄三胶和匀，再加炼蜜为丸，重一钱五分，蜡皮封护。用时温开水和，空心服；瘀甚之证，黄酒下。

一、治癥结不散不痛。

一、治癥发痛甚。

一、治血痹。

一、治妇女干血痨证之属实者。

一、治疟母左胁痛而寒热者。

一、治妇女经前作痛，古谓之痛经者。

一、治妇女将欲行经而寒热者。

一、治妇女将欲行经，误食生冷腹痛者。

一、治妇女经闭。

一、治妇女经来紫黑，甚至成块者。

一、治腰痛之因于跌仆死血者。

一、治产后瘀血，少腹痛，拒按者。

一、治跌仆昏晕欲死者。

一、治金疮棒疮之有瘀滞者

［方解］本方是从《金匮》鳖甲煎丸与回生丹化裁而来。以参、桂、椒、姜，通补阳气；芍、地，守补阴液；益母膏通补阴气而消水气；鳖甲胶通补肝气而消癥瘕；用芳香药通络化浊；又配合虫类药物，加强活血化瘀之力；更以大黄醋制三次，使入病所而不致损伤其他脏腑。

［原文］燥气久伏下焦，不与血搏，老年八脉空虚，不可与化癥回生丹，复亨丹主之。（8）

［提要］燥伏下焦形成虚证的治疗。

［阐释］燥气长久伏在下焦，一般多与血相抟而形成癥块，若老年或虚人由于八脉空虚，燥邪也可能不与血相结，而形成痛发时有形，痛止无形的疝瘕一类的疾病；无癥不可妄攻，当用温养和温燥兼顾的复亨丹治疗。

上两条俱为热入下焦血分，一与血相抟为癥，一不与血抟。实质上均为瘀血；邪入血分，一实一虚。即一为有形之实证，一为无形之虚证。有形之实宜化瘀消积，无形之虚，宜补气温通以运血。

复亨丹方（苦温甘辛法）

倭硫黄十分（按倭硫黄者，石硫黄也，水土硫黄断不可用） 鹿茸（酒炙）八分 枸杞子六分 人参四分 云茯苓八分 淡苁蓉八分 安南桂四分 全当归（酒浸）六分 小茴香六分（酒授，与当归同炒黑） 川椒炭三分 萆薢六分 炙龟板四分

益母膏和为丸，小梧桐子大。每服二钱，日再服；冬日渐加至三钱，开水下。

［方解］以倭硫黄补下焦真阳；鹿茸、枸杞补益督脉；人参、茯苓、肉苁蓉温补脾肾；当归、川椒、小茴香、丁香、萆薢通补冲任及肝肾；炙龟甲滋补任脉。共成培补肝肾任督之方。

霹雳散方

主治中燥吐泻腹痛，甚则四肢厥逆，转筋，腿痛，肢麻，起卧不安，烦躁不宁，甚则六脉全无，阴毒发斑，疝瘕等证，并一切凝寒固冷积聚。寒轻者，不可多服；寒重者，不可少服，以愈为度。非实在纯受湿燥寒三气阴邪者，不可服。

桂枝六两　公丁香四两　草果二两　川椒（炒）五两　小茴香（炒）四两　韭白四两　良姜三两　吴茱萸四两　五灵脂二两　降香五两　乌药三两　干姜三两　石菖蒲二两　防己三两　槟榔二两　荜澄茄五两　附子三两　细辛二两　青木香四两　薏仁五两　雄黄五钱

上药共为细末，开水和服。大人每服三钱，病重者五钱；小人减半。再病重者，连服数次，以痛止厥向或泻止筋不转为度。

［**方解**］本方为论治寒湿疫的专方。以附子、干姜、桂枝温阳助火；吴茱萸、良姜、炒川椒、荜澄茄、细辛温中散寒；草果温燥寒湿；乌药、木香、炒小茴香、公丁香、槟榔、薤白、五灵脂、降香辛香行气止痛；菖蒲开窍，雄黄逐秽解毒；防己、薏苡仁逐经络之湿以治转筋。全方温阳散寒、燥湿行气止痛、逐秽开窍，专治湿燥寒与秽浊异气相参所致的寒湿疫。

三、中焦温病证治

［**原文**］**面目俱赤，语声重浊，呼吸俱粗，大便闭，小便涩，舌苔老黄，甚则黑有芒刺，但恶热，不恶寒，日晡益甚者，传至中焦，阳明温病也。脉浮洪燥甚者，白虎汤主之；脉沉数有力，甚则脉体反小而实者，大承气汤主之。暑温、湿温，温疟，不在此例。**（1）

［**提要**］阳明温热病提纲。

［**阐释**］面目俱赤：阳明的经脉多围绕在面部，热入阳明，所以面部通红；热邪上蒸，所以眼白也发红。

语声重浊：肺受热浊，失于清肃，故语声重浊。

呼吸俱粗：由于内受热灼，鼻息来去俱粗；如果来粗去不粗或去粗来不粗，则不是阳明实证。

大便闭，小便涩：胃肠热邪燥实，使大便闭结，热迫于小肠，而小便涩少。

舌苔老黄，其则黑有芒刺：胃中浊热上蒸，舌苔便现老黄色，如果燥实或燥热过甚，老黄色的舌苔进一步便转为黑燥苔或起细刺。

但恶热，不恶寒，日晡益甚：病入阳明，已至中焦，无肺之表里，所以不恶寒；温热与阳明之势相抟，只是恶热。而且恶热每到傍晚加甚。

上述为阳明温病的见证，是邪热已入中焦。其治疗当分轻、重区别对待，有清、下两法，轻则白虎清之，重则承气下之，即《伤寒论》中的经证、腑证。吴瑭的清下之别在脉：

阴明温病的脉象区别简表

阳明温病	浮洪躁甚	白虎汤
	沉数有力，甚则脉体反小实	承气汤

脉象浮洪躁甚，则邪热尚在阳明之经，因为邪气尚还近表，有“脉浮者不可下之禁”，故以白虎清之。若脉沉数有力，甚或在沉数有力中，脉象不洪大而反见小而实，这是病邪完全在里，也就是邪在阳明之腑，非用大承气攻下不可了。

至于白虎汤与承气汤的使用原则，吴氏虽强调的是脉象，但其证候也是有区别的。一般说，白虎汤的主要脉证是：身大热，口大渴，汗大出，脉洪大；承气汤的主要脉证是：腹满硬痛，不大便，舌苔老黄，甚则黑苔起刺、脉沉实。

大承气汤方

大黄六钱　芒硝三钱　厚朴三钱　枳实三钱

水八杯，先煮枳、朴，后纳大黄、芒硝，煮取三杯。先服一杯，约二时许，得利止后服，不知，再服一杯，再不知，再服。

[**方解**] 大承气汤本《伤寒论》之剂，略易其量用于此。原方厚朴为大黄的两倍，此反以大黄为厚朴的两倍；非加大黄，而是去厚朴，因厚朴为

芳香化湿之品，苦温辛燥，于温病则畏其燥，故减之。

伤寒与温病的相同处在阳明阶段。“阳明如市，胃为十二经之海，土者万物之所归”。寒邪至此化为炽热，热邪至此已达极盛，证同治同。本方峻下热结，治实热内结较甚的阳明腑实重证。以大黄泻下热结，荡涤肠胃为主药；芒硝软坚润燥，通导大便为辅药；枳实、厚朴行气消胀，破结除满为佐药。四药合用，峻下热结，为寒下法中的峻剂。

[原文] **阳明温病，脉浮而促者，减味竹叶石膏汤主之。**（2）

[提要] 减味竹叶石膏汤证。

[阐释] 阳明温病，是指具备了第一条见症的中焦温病，但没有腑实的情况，只是热盛在经，脉见浮促，属白虎汤的变证。

上条白虎汤证脉为“浮洪躁甚”，此为“浮而促”脉之促，即数而时有一止，濒湖曰：“促脉数而时一止，此为阳极欲亡阴。”促脉主热邪内盛，有亡阴之兆，所以在清热中要护津液，因而用清热护阴的减味竹叶石膏汤。

减味竹叶石膏汤法（辛凉合甘寒法）

竹叶五钱　石膏八钱　麦冬六钱　甘草三钱

水八杯，煮取三杯，一时服一杯，约三时令尽。

[方解] 竹叶石膏汤系《伤寒论》的方剂。原方是竹叶、石膏、半夏、麦冬、人参、甘草、粳米等七味组成，治疗“伤寒解后，虚羸少气，气逆欲吐”。现在是阳明温病的邪热稽留中焦，阴气被伤，从而出现脉象浮数而时一停止，因此把竹叶石膏汤减去辛燥的半夏、益气的人参，仅用竹叶止烦清热，石膏清阳明经热，麦冬养阴生津，甘草和胃气，对温病热留阳明、阴津受伤之证，非常适合。

[原文] **阳明温病诸证悉有而微，脉不浮者，小承气汤微和之。**（3）

[提要] 小承气汤证。

[阐释] 本节承首条的承气汤证而言。其所列见证都具备，只是表现较

轻微，并且脉无浮象。浮脉为白虎汤之象，既“不浮”则属承气证，证微药亦相应当轻，所以用小承气汤微和胃气，以轻泄阳明，略通腑气。

小承气汤方（苦辛通法重剂）

大黄五钱　厚朴二钱　枳实一钱

水八杯，煮取三杯，先服一杯，得宿粪，止后服，不知再服。

［**方解**］以大黄泻热开结；厚朴、枳实破滞气以助其下行之势。为泻下之轻剂。

［**原文**］**阳明温病，汗多谵语，舌苔老黄而干者，宜小承气汤**。（4）

［**提要**］汗多谵语的证治。

［**阐释**］本证是由于热邪蒸发而多汗，汗多使津液耗散，以致大便闭结，邪热不得下泄而上扰，导致神识不清，有时谵语，舌苔老黄而干。病机是阳明腑实，与热入心包之谵语不同，故用小承气汤轻泄阳明腑实，里热一清，谵语自然消失，其他阳明温病症状也可渐解。

注意事项

（1）要注意与热入心包的谵语鉴别：阳明腑实的谵语，神识不甚昏迷，呼之能应，舌苔老黄干燥，治宜泻阳明之腑。热入心包的谵语，神识昏迷，呼之不能应，舌无苔而色红赤，治宜清心开窍。

（2）大、小承气汤的运用：主要视坚实程度如何。坚实者用大承气汤之芒硝软坚，重枳、朴以开泄；不坚或坚之不甚，以小承气汤不用芒硝，减枳、朴轻泻腑实即可。

［**原文**］**阳明温病，无汗，小便不利，谵语者，先与牛黄丸；不大便，再与调胃承气汤**。（5）

［**提要**］无汗谵语的证治。

［**阐释**］阳明温病，如果无汗而小便不利，是热虽高而津伤不重，大便不一定硬实，谵语的出现，很可能是热邪传入心包所致，所以先用牛黄丸

清心开窍。若服后，谵语仍然不除，大便也不下的，就应用调胃承气汤泄阳明邪热。

本条意在戒人勿妄用承气。上条言“汗多谵语”可用承气者，因汗多伤津，以致便结。而此条则言“无汗，小便不利”。阳明温病一般是高热多汗的，因之津伤液耗，而小便亦多不利，今既“无汗”，虽则谵语，不可轻用承气，当首先考虑“热入心包”，应先以牛黄丸开内窍以下大便。便不下，谵语不解者，则知非“热入心包”，而是“热结阳明”，就当泄热调和胃腑之气了。

谵语的辨证问题

（1）伤寒谵语与温病谵语的区别

伤寒、温病谵语区别简表

	证候		病机	治疗
伤寒	阳明腑实		①不兼秽浊 ②由太阳而致	承气
温病	阳明腑实	邪入心包	①多兼秽浊 ②自上焦心肺来	承气 / 牛黄

（2）温病谵话的鉴别（本条证与上条证比较）

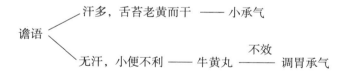

谵语
- 汗多，舌苔老黄而干 —— 小承气
- 无汗，小便不利 —— 牛黄丸 ——（不效）—— 调胃承气

［**原文**］**阳明温病，面目俱赤，肢厥，甚则通体皆厥，不瘛疭，但神昏，不大便，七八日以外，小便赤，脉沉伏，或并脉亦厥，胸腹满坚，甚则拒按，喜凉饮不者，大承气汤主之。**（6）

［**提要**］热厥证治。

［**阐释**］厥，此指肢体或手足逆冷。有寒厥和热厥之分，热厥者热极而

厥，寒厥者寒甚而厥，厥虽一而寒热迥异。本条所举为“热厥”，由于阳明热极而出现的火极似水之证。其病属阳明里实，气机壅闭，邪热不得下达而上逆，迫犯神明而形成。

火热之邪炽盛，往往可出现三种病变：

火热之邪炽盛
- 生风抽搐（热入厥阴之分）
- 火极似水（热厥）
- 神志昏迷（邪入心包）

本条属于火极似水的“热厥”，其辨识要点在于：①目赤；②腹满坚；③小便赤；④喜凉饮。故治以大承气急泄阳明之腑。

［**原文**］**阳明温病，纯利稀水无粪者，谓之热结旁流，调胃承气汤主之。**（7）

［**提要**］热结旁流的证治。

［**阐释**］肠有燥粪，邪热结聚，形成“纯利清水无粪”的“热结旁流”证，其病机并非阳明腑气之不通，主要在于热结。所以不用承气中行气之枳实、厚朴，主要用芒硝、大黄软坚散结而泄热，佐甘草以缓芒硝、大黄之急趋下行，使之增强“留中解结”的作用，亦即调胃承气之义。

［**原文**］**阳明温病，实热壅塞为哕下者之。连声哕者，属中焦；声所续，时微时甚者，属下焦。**（8）

［**提要**］哕的辨治。

［**阐释**］阳明温病，由于胃中实热，气机壅滞，迫使肺气失降，两相攻击而为呃逆的，治疗当用下法。若由于下焦肾不纳气而致“哕”，属虚证多，绝不可下。中焦多实的辨证要点为连声紧促，下焦多虚的辨证要点为其声断续。当然，临床以结合主症辨析为妥。

［**原文**］**阳明温病，下利谵语，阳明脉实，或滑疾者，小承气汤主之。脉不实者，牛黄丸主之，紫雪丹亦主之。**（9）

［**提要**］下利谵语的辨治。

［**阐释**］阳明温病，出现下利谵语，要根据脉象而施治。如果右手的阳明之脉充实有力或滑疾的，是阳明内有实邪的表现，治疗应用小承气汤。如果脉象不实，这说明胃肠没有实结，腑气尚通，所现的谵语不是由腑实引起，而是邪入心包所形成，因此应该用牛黄丸或紫雪丹以清心开窍。

本条意在强调脉诊的重要，但并不意味着只凭脉象来决定泻下或开窍。

调胃承气汤（热淫于内，治以咸寒，佐以甘苦法）

大黄三钱　芒硝五钱　生甘草二钱

［**方解**］以大黄泻火通结，芒硝软坚润燥，甘草甘缓和中，以缓硝、黄之苦泻。燥热得解，胃气自和，故名调胃承气汤。

［**原文**］**温病三焦俱急，大热大渴，舌燥，脉不浮而躁甚，舌色金黄，痰涎壅甚，不可单行承气者，承气合小陷胸汤主之。**（10）

［**提要**］三焦俱急的证治。

［**阐释**］温病邪热炽盛，上焦未清，已传入中焦阳明，阳土燥热，煎熬肾水，形成“三焦俱急”的证候：

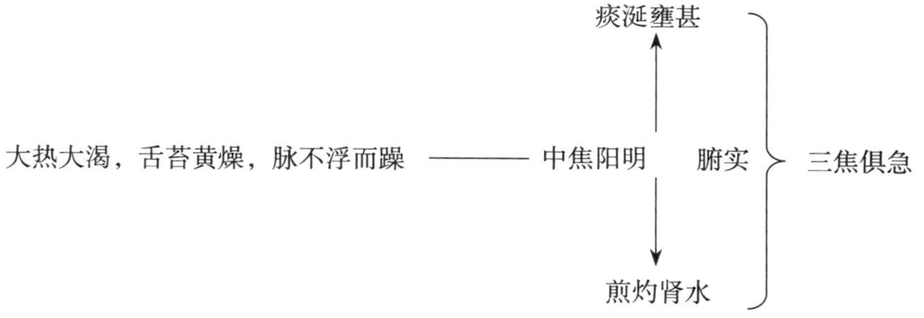

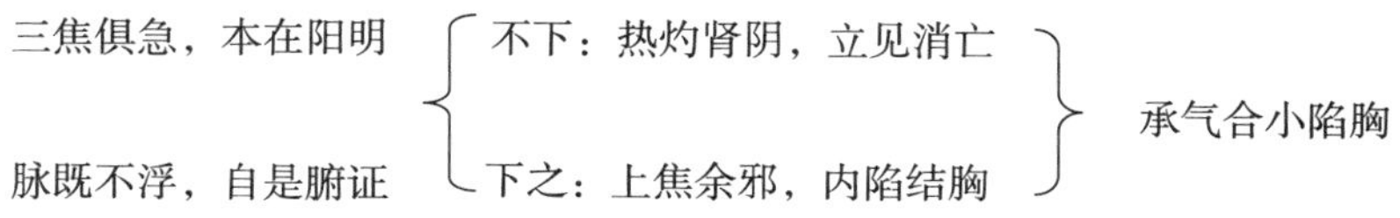

证虽三焦俱急，根在胃腑，在上焦危，在下焦急，治从中上，下焦不治而治也。

承气合小陷胸汤方（苦辛寒法）

生大黄五钱　厚朴二钱　枳实二钱　半夏八钱　瓜蒌三钱　黄连二钱

水八杯，煮取三杯，先服一杯，不下，再服一杯，得快利，止后服，不便再服。

［**方解**］方中大黄、厚朴、枳实，为小承气汤，能导结泻热；瓜蒌、半夏、黄连，即是小陷胸汤，有清肺降痰之功。合而用之，使上中下三焦的邪实和痰热得到清泄。

［**原文**］**阳明温病，无上焦证，数日不大便，当下之，若其人阴素虚，不可行承气者，增液汤主之。服增液汤已，周十二时观之，若大便不下者，合调胃承气汤微和之。**（11）

［**提要**］增液汤证治。

［**阐释**］阳明温病，当下之证，但其人素体阴虚，以增液汤滋阴润下；服后一昼夜不下，可配以调胃承气汤。这是因人制宜的原则，对素体阴虚之人的变通之法。其在证当下，然在人不当下，下之则使本来不足之阴更加亏损，不得不下，又不可泻下，此即以增液代承气之法，润而下之。如润而不下，是热结较甚，非单用增液可通，用增液合调胃承气，邪正兼顾，护阴祛邪。

临床此证甚多，老人、产后、久病、温病后期，或素体阴虚之人，多有便结之证，用增液汤是护阴祛邪、下不伤正的两全之策。

注意事项

（1）温病便结的辨治

温病不大便：
- 热结：阳邪炽盛而结 —— 实证：承气法
- 液干：阴亏液涸而干 —— 半虚半实：承气法

（2）阳明下证三法

峙立三法：
- 热结→液干：证见痞满燥实 —— 大承气汤
- 热结→液不干：证见热结旁流 —— 调胃承气汤
- 液干→热结：证因素体阴亏 —— 增液汤

（3）承气误用三端：①病见昏谵，然邪涉心包、阳明两处的，当先开窍以救内陷心包之邪外出，再攻其阳明之结。若先以承气攻阳明，使心包之邪陷之更甚，以致难救，此为一。②体亏液涸之人有便结之证，若用承气攻之，结即使下而液亦随之脱，此为二。③阴亏之人误用下法，若当时不致大脱，然其阴大伤，易转成上嗽下泻、夜热早凉的阴阳俱亏之证，上下阴阳错杂，难以施治，延至数月或年余而亡，死虽非当时，然实因当时误攻之过，此为三。

承气使用的这三种弊端亟当注意。即要严格掌握两个原则：①心包与阳明同致昏谵者，先开其心包；②阴亏之体当以增液代承气，务存津液为要。

增液汤方（咸寒苦甘法）

玄参一两　麦冬（连心）八钱　细生地八钱

水八杯，煮取三杯，口干则与饮，令尽，不便，再做服。

［**方解**］温病中大便不行，因阳热炽盛耗伤津液，是无水而为不行，非热结可比，用滋阴之剂，以增其液，故方名“增液”。其中玄参为君，重至一两，其性苦寒，入肺、胃、肾三经，功能养阴生津，泻火解毒，用于本证使肾水上济于心火，壮水制火，通便解结。麦冬、生地黄均为清热滋阴之品。而皆补之、润之外，尤能通之。三药合用，共奏清热、解毒、滋阴、通便之功。本方特点在于“能补能润能通”，三者俱补已耗之阴，皆润已燥之肠，均通已成之结。

滋阴之品多有凝腻之嫌，此三者则滋而通之。玄参，《神农本草经》载其“主腹中寒热积聚，补肾气”。麦冬，《神农本草经》载其“主心腹结气”。生地黄，《神农本草经》，载其“主伤中，逐血痹”。可见三者俱通，然非重剂不效。

在本方论中吴氏提出了一个重要的治则，即治外邪宜通不宜守。外邪即外感之邪，伤寒、温病均为外感之邪，在治疗上以“通”为大则，以“守”为大忌。所谓“通”，非仅泻下，凡宣通、疏利之发散、下行皆是。若滋阴，也宜选用滋而不腻的善通之品，此所以麦冬、生地之常用也。再如表证阳虚加附子而不用肉桂者，盖一走而不守，一守而不走之异也。即使治湿温可用辛热，但必佐以苦泄淡渗才可。

［**原文**］阳明温病，下后汗出，当复其阴，益胃汤主之。（12）

［**提要**］下后汗出的治疗。

［**阐释**］阳明温病，施用下法之后又见汗出，这是重伤其阴津，当用益胃汤急复其阴。因为温本阳邪，易伤阴液也，这是其一；下本泻法，下必伤阴，这是其二；阴虽伤而邪已解，自可痊愈，若又汗出，汗为液之一，这是其三。有此三伤，不可不虑，所以吴氏提出“当复其阴”。本条的要义在于：

1. 要义

（1）温病当时刻注意阴之存亡，体现了养阴为治温第一要义。

（2）预防思想在治温中体现，预为固护阴液，以防止液亏燥证的出现，久之形成干咳身热的虚劳之病。

2. 区别

本节所指之阴为“胃阴”，在温病中注意胃阴和肾阴的异同辨析。二者同为人体的阴液，都是人体生命活动的物质基础的组成部分，但在生理、病理方面二者有很大的区别。

（1）胃阴：指胃中津液，又名“胃津”或“胃汁”，是由水谷化生而来的。临床实际是指体内的整个津液，吴氏指出：“十二经皆禀气于胃，胃阴复而气降得食，则十二经之阴皆可复也。”临床上胃阴不足的表现是：发热，口干，咽燥，便秘，舌红、少苔，脉细数等。即是一派津亏之证。

（2）肾阴：又有“元阴”“真阴”“肾水”“真水”等名称。其指本脏的阴液（肾脏所藏的精），是肾阳功能活动的物质基础。其不足的临床表现主要是肾阳的相对亢奋，如腰酸疲乏，头晕耳鸣，遗精早泄，口干咽痛，两颧潮红，五心烦热或午后潮热，舌红、无苔，脉细数等。

可见二者一为后天之津液，一为先天之阴精。先天之阴依赖后天之阴的充养，而后天之阴依赖先天之阴为物质基础，两者荣损与共，难以截然区分。在温病学中肾阴虚和胃阴虚都是温邪伤阴的证候。

胃阴虚指体液不足，多属暂时的、易恢复的、较轻浅的伤阴。肾阴虚指体质的虚弱，多属慢性的、较久的、不易恢复的、较深重的伤阴。

前者日久或过重多可导致后者。简言之，胃阴虚和肾阴虚是温病伤阴的两个阶段。

益胃汤方（甘凉法）

沙参三钱　麦冬五钱　冰糖一钱　细生地五钱　玉竹（炒香）一钱五分

水五杯，煮取二杯，分二次服，渣再煮一杯服。

［**方解**］方中重用麦冬、生地，甘寒以养阴清热，生津润燥；沙参、玉竹，养阴生津，加强麦冬、生地益胃养阴之力；冰糖濡养肺胃，调和诸药；共成养阴生津之功。

［**原文**］**下后无汗脉浮者，银翘汤主之；脉浮洪者，白虎汤主之；脉洪而芤者，白虎加人参汤主之。**（13）

［**提要**］下后邪气还表的证治。

［**阐释**］本条证的病机是下后里通，邪气还表。温病用泻下法，里热实证随下而解，里气得通，当脉静身凉，本当作汗，但由于邪气还表。

1. 出现了下列三证

（1）银翘汤证—无汗脉浮：脉浮为邪复郁表，无汗是无液为之，所以用辛凉轻宣表气合甘寒增液作汗的银翘汤法治疗。

（2）白虎汤证—脉浮洪：浮而且洪，热气炽盛，须用白虎重剂清热保津。

（3）白虎加人参汤证—脉浮洪且芤：浮洪为热盛，见芤为正虚，故以重剂白虎清热，加补气生津的人参以扶正。

2. 本条证有两点需要明确

（1）三方证的异同：三方证都见浮脉，均属里证下后所见，故曰“邪气还表”。其中银翘汤证无汗脉浮，属余邪郁表，无液为汗，其表即卫分之表证也。白虎汤证洪而脉浮，是热气炽甚，邪在阳明之经，由阳明腑实当下之里证转为应清之经证，亦曰“还表”，此表乃经与腑相对之表。至于白虎加参证，则是脉浮洪而芤，热盛而气伤。当扶正清热。

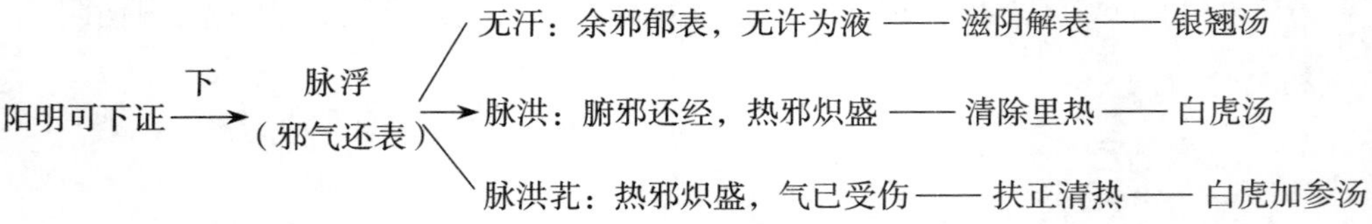

（2）银翘汤与银翘散二证异同：银翘散为辛凉平剂，治肺卫风热表证，重在宣肺清热。银翘汤是滋阴解表之剂，治表有邪而阴不足，是取银翘散辛凉疏散之义，加滋阴之品，共奏滋阴解表之效。

银翘汤方（辛凉合甘寒法）

银花五钱　连翘三钱　竹叶二钱　生甘草一钱　麦冬四钱　细生地四钱

［**方解**］本方是银翘汤与增液汤的复方。其中金银花、连翘清热解毒，辛凉透表，宣散郁表之余邪，为主药；麦冬、生地黄甘寒滋阴增液为辅药，佐竹叶清热除烦，使甘草调合二方。其中增液汤去玄参者，因在下后，里已解，重在滋液，不在润下。

本方是滋阴解表剂，属扶正解表法。临床上对素体阴虚者患风热外感、温病初起即阴虚、秋燥初起、病后感邪、里邪达表均可用。

［原文］**下后无汗，脉不浮而数，清燥汤主之。**（14）

［提要］下后无汗、脉不浮而数的治法。

［阐释］此为下后变证的又一种：无汗，阴虚无液不能作汗，脉不浮，邪未达表，无外出之势，脉数，数为热。下后若邪解，脉当静，今反数，乃里热未清可知。可见本证的病机是热未清，阴分已伤。

治疗不宜再下，一者下法无连用之理，二者阴分已伤，故以增液润燥，祛邪退热。

清燥汤方（甘凉法）

麦冬五钱　知母二钱　人中黄一钱五分　细生地五钱　元参三钱

水八杯，取三杯。分三次服。

咳嗽胶痰，加沙参三钱，桑叶一钱五分，梨汁半酒杯，牡蛎三钱，牛蒡子三钱。

［方解］方中麦冬、知母、细生地、元参滋阴清热；人中黄清热解毒。诸药合用，共成养阴润燥，化痰止咳之功。咳嗽胶痰，为热邪犯肺，肺津耗伤，故加沙参、桑叶、梨汁、牡蛎、牛蒡子。

［原文］**下后数日，热不退，或退不尽，口燥咽干，舌苔干黑，或金黄色，脉沉而有力者，护胃承气汤微和之；脉沉而弱者，增液汤主之。**（15）

［提要］下后邪气复聚的证治。

［阐释］温病成可下之证，适时用下，邪气消则脉静身凉，今热不退、脉不静，故知邪未尽。其见口燥咽干、舌苔干黑、脉沉有力，为邪气复聚。

1. 辨治

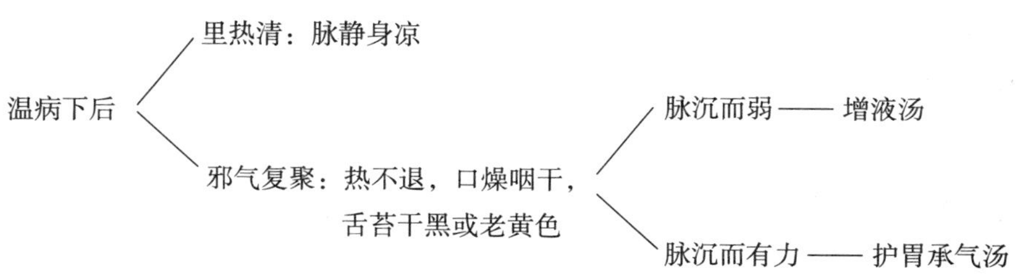

2. 注意事项

（1）温病可下之证与下后邪气复聚之证的病机区别：二者均为里热，但前者是邪热内结为主，后者则是下后阴液被伤，余邪不尽，复聚而成。一为实热，一为中虚。所以治疗上前者以承气攻下，后者则宜轻下而滋阴。

（2）下后邪气复聚证当注意辨别实热为主还是阴虚为主：以脉之有力无力而辨识。沉而有力是实热为主，治以轻下兼滋阴；沉而无力是阴虚为主，治以增液养阴退热。

护胃承气汤方（苦甘法）

生大黄三钱　元参三钱　细生地黄三钱　丹皮二钱　知母二钱　麦冬（连心）三钱

水五杯，煮取二杯，先服一杯，得结粪，止后服，不便，再服。

［方解］本方是补泻兼施之剂，泻下滋阴并举，主治阴液已伤而内有热结之证。方以生大黄苦寒泻下清内之热邪为君；麦冬、生地滋阴以为臣；元参、丹皮养阴清热凉血以为佐；知母清热以为使，共奏泻下养阴清热之功。这是治虚实夹杂证的一张良方。

［原文］阳明温病，下后二三日，下证复现，脉不甚沉，或沉而无力，止可与增液，不可与承气。（16）

［提要］下证复现的治则。

［阐释］此承上节对下后数日邪气复聚证治的论述之后，对下后再下戒之于慎。“下证复现”，当指上节“热不退，或退不尽，口燥咽干，舌枯干黑，或金黄色”诸症状而言。脉不甚沉或沉而无力，是阳明已无热结，只是阴液不足，余邪复聚而热。病机是余热不尽，下后伤其阴，不可再以苦寒泻下，只可用增液润下。

综合以上下法的内容，不难看出温病使用下法的特点。其目的是驱除阳明邪热燥结，以达“急下存阴”之旨，因为热结在里，最易灼伤阴液，但下法本身伤阴，使用之际必权衡热结伤阴与下法伤阴之轻重，若热结重，灼阴颇甚，则以下存阴，若热结不甚，只是余邪不清，则不可轻用伤阴之下法，当代之以滋阴润下。

1. 用法特点

- 阳明温病
  - 热邪近表
    - 脉浮洪，躁甚——白虎汤
    - 脉浮而促——减味竹叶石膏汤
  - 热结于里
    - 脉沉数有力——大承气
    - 症状较微——小承气汤
    - 热结旁流——调胃承气汤
    - 三焦俱急——承气汤合小陷胸汤
    - 谵语者——加牛黄丸
  - 虚人热结：素体阴虚——增液汤
- 下后
  - 汗出——益胃汤
  - 无汗
    - 脉浮——银翘汤
    - 脉数——清燥汤
  - 脉浮
    - 兼洪——白虎汤
    - 兼洪而芤——白虎加人参汤
  - 下症复现
    - 脉沉有力——护胃承气汤
    - 脉沉不甚或无力——增液汤

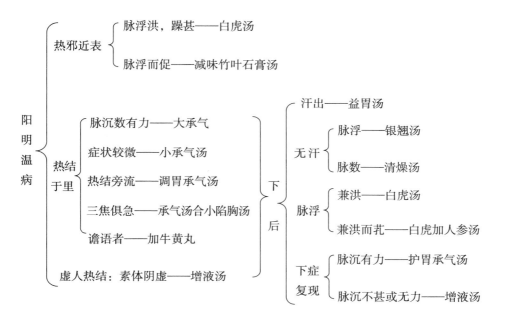

2. 注意事项

（1）区别近于表还是趋于里结：近于表以白虎透热出表，且不可泻，趋于里结，则承气之用。

（2）邪近表当辨热炽是否兼阴虚：热炽以白虎退其热，兼阴虚则以减味竹叶石膏汤退热佐滋阴。

（3）趋于里结当别其结之轻重、体之虚实：承气汤为泻里有结热而设，但有大、小调胃之异。素体阴虚则宜滋润而下。对于邪盛正不虚者，当下急下，至于实中夹虚，则不可重下，过下。

（4）下后复下尤其当慎：吴又可虽有下而复下、温不厌下之语，但下毕竟伤阴，下后邪气复聚，总以辨证为准，当下则下。但须慎重，护津固阴常记胸中，“滋阴不厌频烦，攻下切须慎重”。

［原文］阳明温病，下之不通，其证有五：应下失下，正虚不运药，不运药者死，新加黄龙汤主之。喘促不宁，痰涎壅滞，右寸实大，肺气不降

者，宣白承气汤主之。左尺牢坚，小便赤痛，时烦渴甚，导赤承气汤主之。邪闭心包，神昏舌短，内窍不通，饮不解渴者，牛黄承气汤主之。津液不足，无水舟停者，间服增液，再不下者，增液承气汤主之。（17）

［**提要**］阳明温病下之不通的五种证治。

［**阐释**］阳明温病，已形成可下之证，但用了攻下法而大便依然不通，它的原因有五种，其证治如下：

（1）气虚失运证：药之补泻宣通，升降浮沉，都是通过人的机体而反应的。若正气虚甚，无力运药，则当泻不泻，当升不升。病至危殆，诸药不效，多属此类，非药证舛误，皆正气不应。本条即是应用下法治疗而没有及时使用下法，以致正气被邪热所耗而虚惫，不能与药相应，所以下之不通，这种正虚邪盛的局面很危险。治用新加黄龙汤，其中人参扶正，当归、海参育阴血，麦冬、生地、玄参滋津液，姜汁以调胃，共奏扶正之功，以硝、黄下之则通，这是“邪正合治法”。

（2）肺气失降证：肺与大肠相表里，肺以肃降为顺，大肠应之而传导；肺气失于肃降，大肠则失传导之职，上焦肺郁，下则不通，临床多有以降肺而便通者，即属此类。今证见喘促不宁，痰涎壅滞，是肺气壅塞于上，右寸之脉所以实大。由于肺气不降而大肠之腑不得通。经言从阴引阳，从阳引阴；阳病治阴，阴病治阳。今一脏一腑，一表一里皆实，治应表里同治，开肺通肠，以宣白承气汤，用杏仁、石膏宣通肺气，佐蒌皮宽中利气，清热化痰，再以大黄逐肠胃之结滞，则没有不通的，这是“脏腑合治法”。

（3）热移小肠证：心火太盛，下移其腑，结于小肠，注于膀胱，小便赤而涩痛，热蒸则烦渴尤甚，小肠热甚，左尺脉自然牢坚。由于小肠热结不解，只泻大肠则难通，故以导赤承气汤，即导赤散合承气。于导赤中去淡渗的木通、竹叶，加苦燥的连、柏，泄小肠清火热，以硝、黄通阳明之腑，这是“二肠同治法”。

（4）邪闭心包证：阳明邪热炽盛，上灼心经而见神昏，言语不清；下耗肾阴，饮不解渴。形成中焦阳明大实不通，邪热灼心，内窍闭塞，下脱阴竭之危势，所以用牛黄承气汤。以牛黄丸开少阴之闭，大黄急泻阳明，救足少阴的消亡，这是“两少阴同治法”。

（5）津液亏虚证：阳明邪热灼津，津液枯耗以致大便不通，泻而不应，就像没有足够的水而舟船不行一样，增水才可行舟，增液则可通便，故治以增液汤。若增液不应，恐有热结在内，治以增液承气汤。这是“气血合治法”。

新加黄龙汤（苦甘咸法）

细生地五钱　生甘草二钱　人参一钱五分（另煎）　生大黄三钱　芒硝一钱　玄参五钱　麦冬（连心）五钱　当归一钱五分　海参（洗）二条　姜汁六匙

水八杯，煮取三杯。先用一杯，冲参汁五分，姜汁二匙，顿服之。如腹中有响声，或转矢气者，为欲便也；候一二时不便，再如前法服一杯；候二十四刻，不便，再服第三杯；如服一杯，即得便，止后服，酌服益胃汤一剂（益胃汤方见前），余参或可加入。

［**方解**］本方为攻补兼施之剂，主治正伤而邪不去的里热之证。方中以大黄为君，主以攻逐肠胃热结之邪；人参、当归、生地黄、麦冬补气益阴为臣；芒硝、玄参为佐，以助大黄通下；海参、姜汁为使，一者入络，一者和胃，合而共成祛邪扶正之功。

本方主要适用于阴津耗伤过甚而阳明热结的患者，方中海参药一般多减去不用。

分析一下本方的演化，以见前人对古方的灵活化裁运用：

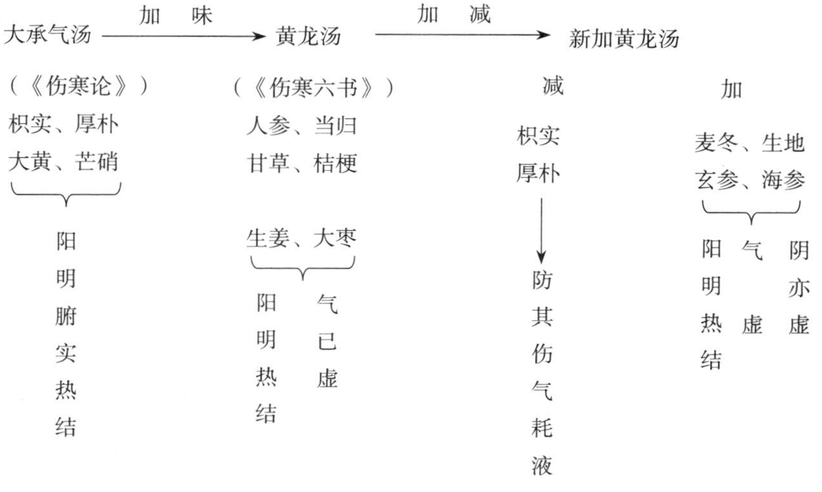

宣白承气汤（苦辛淡法）

生石膏五钱　生大黄三钱　杏仁粉二钱　栝楼皮一钱五分

水五杯，煮取二杯，先服一杯，不知再服。

［**方解**］方中生石膏清泻肺热；大黄泻下热结；杏仁宣肺降气，润肺止咳；栝楼皮清肺润肠。共清热润肺，润肠通便。

导赤承气汤

赤芍三钱　细生地五钱　生大黄三钱　黄连二钱　黄柏二钱　芒硝一钱

水五杯，煮取二杯，先服一杯，不下再服。

［**方解**］方中赤芍、生地清热凉血；大黄、黄连、黄柏泻火通便；芒硝咸寒软坚。既泻下热结，又能清小肠火，故名导赤承气汤。

牛黄承气汤

即用前安宫牛黄丸，二丸，化开，调生大黄末三钱，先服一半，不知再服。

［**方解**］方中安宫牛黄丸清热解毒，安神开窍，加大黄泻下通便，使热毒随大便而去。

增液承气汤

即于增液汤内，加大黄三钱，芒硝一钱五分。

水八杯，煮取三杯，先服一杯，不知再服。

［**方解**］增液汤滋阴津而润肺胃，加大黄、芒硝泻火通便。诸药共用，滋阴而不留邪，通下而不伤正。

［**原文**］**下后虚烦不眠，心中懊憹，甚至反复颠倒，栀子豉汤主之；若少气者，加甘草；若呕者，加姜汁。**（18）

［**提要**］下后虚烦的证治。

［**阐释**］施用泻下之后，出现心中烦乱，不能睡眠，胸中懊憹，甚至有翻来覆去、坐卧不安的现象，这是下后正气已虚，里邪已除，尚有余邪滞留膈间。此时清之不在阳明经，下之不在阳明腑，实属半表半里的范围，

所以用栀子豉汤清其余热，除其虚烦。

栀子豉加甘草汤

即于栀子豉汤内，加甘草二钱，煎法如前。

[**方解**] 方以栀子豉汤清宣胸膈余邪，加甘草益气和中。

栀子豉加姜汁方

即于栀子豉汤内，加姜汁五匙。

[**方解**] 以栀子豉汤清宣胸膈余热，加姜汁和胃降逆。

[**原文**] **阳明温热，干呕口苦而渴，尚未可下者，黄连黄芩汤主之，不渴而舌滑者属湿温。**（19）

[**提要**] 阳明温热未见下证的证治及鉴别。

[**阐释**] 温热之邪犯阳明，出现干呕，是邪热扰胃上逆而致；口苦，是因热扰心火而作苦；渴，因热灼。病机是热邪郁胃、气机失畅而上逆，所以用连、芩清其热。

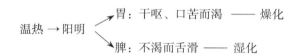

温热 → 阳明 ↗ 胃：干呕、口苦而渴 —— 燥化
温热 → 阳明 ↘ 脾：不渴而舌滑 —— 湿化

黄连黄芩汤方（苦寒微辛法）

黄连二钱　黄芩二钱　郁金一钱五分　香豆豉二钱

水五杯，煮取二杯，分二次服。

[**方解**] 本证是热邪犯胃，气郁而逆。所以用黄连为君清胸中之热；黄芩为臣药，辅助君药，以清胸热而偏于肺；郁金辛凉为佐；降逆解郁，使以香豆豉者，宣郁除烦，合郁金以芳香除浊，共成苦微寒辛之法。

[**原文**] **阳明温病，舌黄燥，肉色绛，不渴者，邪在血分，清营汤主之。若滑者，不可与也，当于湿温中求之。**（20）

[提要] 阳明血分的证治及鉴别。

[阐释] 本条是中焦阳明的血分证。舌质绛，营分证的特点，邪入营血的标志；苔黄燥，由于热从气分而来形成黄燥之苔，邪虽入营血而气分未净，实是气营两燔证；不渴，病在气分大渴，入里反不觉渴，是相对而言；因入血之后，热蒸营阴，上潮于口，所以没有气分的大渴之象。

清营汤见 106 页。

（1）本条证实属气营两燔，重在营分之证清营汤即治热入营而气未清，犀角、生地黄、玄参、麦冬、丹参为清营之品，其中的黄连、银花、连翘则清气分之热。

（2）凡阴明之病，均有燥化、湿化的可能所以本条亦提出与湿化的鉴别，其要点即在于苔之滑燥。

（3）清营汤不得用于湿温因清营汤以阴柔滋腻之品为众，用于湿温，有以柔济柔，湿邪更甚之弊。

（4）临床掌握对绛舌的辨析，如下。

- 绛
  - 有苔
    - 兼有白苔、黄白相兼——邪仍在气：治依气分
    - 兼有滑苔——湿热熏蒸：切忌滋腻
    - 中心黄苔——气营两燔：气营两清
  - 无苔
    - 纯绛鲜红——包络热甚：急涤包络
    - 中心绛干——心胃俱热：两清心胃
    - 尖独绛干——热壅火腑：清泄火腑
    - 绛而光——胃阴大虚：当濡胃阴
    - 绛而枯痿——肾阴欲竭：急用胶黄
    - 干绛无色——正气大虚：急投复脉

（5）本条“邪在血分”之说当以“营分”为确。因从证、从治观之皆属营分。

［原文］**阳明斑者，化斑汤主之。**（21）

［提要］阳明发斑的治法。

［阐释］温邪发斑，这是由于阳明热毒炽盛，迫灼营血，郁而外泄于肌肉的结果。治疗应用化斑汤，目的在于清阳明气分热邪，解血分热毒。上焦部分第16条对此论之甚详，可参考。

［原文］**阳明温病，下后疹续出者，银翘散去豆豉，加细生地、大青叶、元参，丹皮汤主之。**（22）

［提要］下后疹续出的治法。

［阐释］下后疹续出。

1. 下前的情况

（1）已成　可下之症，即有便闭、苔黄燥诸热毒壅结肠胃的症状。

（2）未下　之前即有出疹，热邪郁肺，波及营分，邪从血络外透成疹。

可见下前病机是热结于胃，郁于肺，成可下之证。

2. 下后的情况

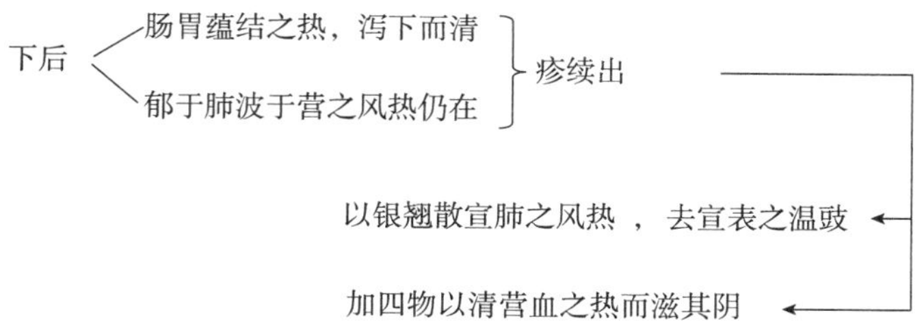

［原文］**斑疹，用升提，则衄，或厥，或呛咳，或昏痉，用壅补则瞀乱。**（23）

［提要］斑疹治疗之禁。

［阐释］温病发生斑疹，多因热邪内郁、侵入营血所致。斑疹的外透，标志着邪气有外达之机，故宜用轻宣凉解助其透发，而内郁之热得解。吴氏在此指出斑疹两忌：

- 斑疹
  - 升提
    - 热血上循清——衄
    - 下竭而阴阳脱离——厥
    - 热上迫
      - 肺——呛咳
      - 心——昏痉
  - 壅补：邪无出路——瞀乱

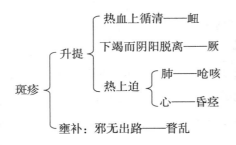

温病出现斑疹，是热壅于肺胃，迫于血络，有透发之机，固宜透发，但忌辛燥；亦宜滋阴，但当忌壅。吴氏言之有理，但其自注中以升、柴为忌，则未免失当。柴胡苦平，入肝胆，最善和解退热，《神农本草经》列为上品。升麻甘辛微寒，入肺脾胃，善解阳明热毒，长于透发。二药为斑疹要药，列为辛凉解表之属，有宣散清解之功，自东垣用于补中益气方中，人皆视为升提之专品，而不知其中升者乃黄芪。《金匮要略》治阳毒“面赤斑斑如锦文”，即以升麻为主药。简言之，斑疹之治，升提、塞补俱不可，但升柴非升提之品，用之甚当。

[原文] ***斑疹阳明证悉具，外出不快，内壅特甚者，调胃承气汤微和之，得通则已，不可令大泄，大泄则内陷。***（24）

[提要] 斑疹下法。

[阐释] 温病发现斑疹，阳明腑实的症状亦已具备。但斑疹透发不快，其原因是因为里热壅滞太甚，导致表气不开，可用调胃承气汤缓下里实，腑气一通，斑疹自畅。只要一通即可，不要过下；大泻伤正，邪气内陷，反而加重。

“疹不忌泻”，但不宜过。斑疹宜下的病机是：内壅太甚而致表气不开，斑疹外出不畅。此时里实已成主要矛盾，势在必下，所以用调胃承气汤微下。

以上四条论述了阳明斑疹的治疗：

（1）治疗方法　斑以化斑汤，疹宜银翘散去豉加生地黄、大青叶、玄参、丹皮。

（2）治疗禁忌　禁升提、壅补。

（3）泻法之用　宜泻但不可过。

［原文］**阳明温毒发痘者，如斑疹法，随其所在而攻之。**（25）

［提要］温毒发痘的治则。

［阐释］痘，此指水痘，又名水花、水疱、水疮、肤疹，是一种病毒所致的急性儿童传染病，临床以发热，皮肤及黏膜分批出现斑疹和丘疹为特征。多属内蕴湿热、扰于卫分而致。治法同斑疹，因属卫分，以银翘散为主方。

根据不同情况而加减：

痘：银翘散为主
- 脉浮：加生地黄、玄参
- 毒重：加金汁、人中黄
- 渴：加天花粉
- 小便短：加黄芩、黄连类
- 脉沉内壅：酌情下之

［原文］**阳明温毒，杨梅疮者，以上法随其所偏而调之，重加败毒，兼与利湿。**（26）

［提要］阳明温毒出现杨梅疮的治则。

［阐释］杨梅疮，指形似杨梅样之疮，轻则红紫，重则紫黑，多现于背、面等部位，亦属斑疹的范围，与痘一样，都是感受秽浊之邪而致。与痘不同的是，此疮毒重湿甚，故重加败毒，兼以利湿。

水痘和杨梅疮疹，都属现代医学的发疹范围，分别属于斑疹、玫瑰疹或疱疹之类，都属中医湿温见症，尤其杨梅疮疹更应列入湿温，临床多见于湿温性的温病过程中。

［原文］**阳明温病，不甚渴，腹不满，无汗，小便不利，心中懊憹者，必发黄，黄者栀子柏皮汤主之。**（27）

［提要］温病发黄证治之一。

［阐释］不甚渴，热兼湿邪，湿气蒸郁；无汗，热蒸于内不得发越；小便不利，湿热壅结注于下焦；心中懊侬，湿热不得发越而微烦。证属湿热之邪郁于中焦，波及上下而发黄。腹不满，无腹实之证，故治以栀子柏皮汤清热利湿即可。

栀子柏皮汤方

栀子五钱　生甘草三钱　黄柏五钱

水五杯，煮取二杯，分二次服。

［方解］本方为清热利湿之剂。栀子清湿热而利小便，更能治黄除烦；黄柏清下焦湿热；甘草以调和表里。对于湿热内阻、热邪偏胜的发黄，颇有疗效。

［原文］**阳明温病，无汗，或但头汗出，身无汗，渴欲饮水，腹满舌燥黄，小便不利者，必发黄，茵陈蒿汤主之。**（28）

［提要］阳明温病发黄证治之二。

［阐释］本证发黄的特征是胃家实。渴欲饮水，里热甚；腹满舌黄燥，已成有形结聚；但头汗出，热盛于内，表不通，热蒸于上。这是胃家实的见症。小便不利，湿热壅结，注于下焦；身无汗，热蒸于内不得发越，因此发黄。治疗应通利二便，用茵陈蒿汤。

两发黄证的区别是：

前者湿热之邪郁于中焦，无腑实证，以清热利湿即可。

后者湿热之邪郁于中焦，胃家已实，以清利湿热加通腑。

茵陈蒿汤

茵陈蒿六钱　栀子三钱　生大黄八钱

水八杯，先煮茵陈减水之半，再入二味，煮成三杯，分三次服，以小便利为度。

［方解］本方茵陈苦寒，清利湿热；栀子通水源而利三焦；大黄除里实，组合成方，为湿热内郁而里实发黄的主要方剂。

［原文］**阳明温病，无汗，实证未剧，不可下；小便不利者，甘苦合化，冬地三黄汤主之。**（29）

［**提要**］小便不利的治疗。

［**阐释**］此条前半句承上条言，指出阳明温病，表闭用下当慎，对于里实证不显著的，勿轻用。后半句为本条主旨，指出阳明温病小便不利的治法。

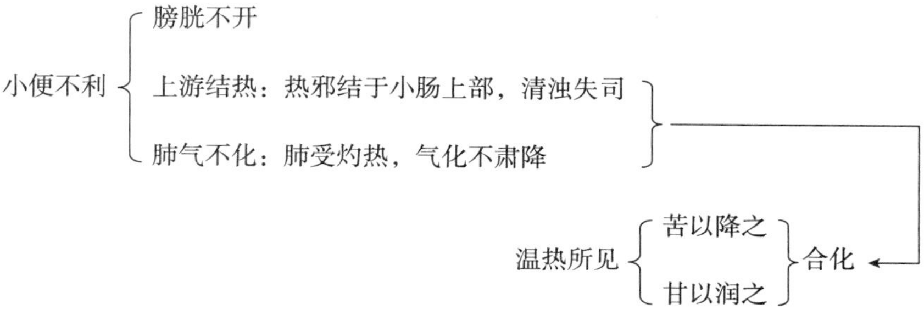

冬地三黄汤方（甘苦合化阴气法）

麦冬九钱　黄连一钱　苇根汁半酒杯（冲）　玄参四钱　黄柏一钱　银花露半酒杯（冲）　细生地黄四钱　黄芩一钱　生甘草三钱

水八杯，煮取三杯，分三次服，以小便得利为度。

［**方解**］本方是以滋阴清热而达到利小便之功。参、冬、地三物增液为君，甘寒益阴；连、芩、柏三黄为臣，苦寒清热；银花、苇根二汁为佐，清凉散热；生甘草为使，调和清热。全方甘苦合化，宣泄小肠热结，清肺滋化源，小便自利。

［**原文**］**温病小便不利者，淡渗不可与也，忌五苓、八正辈。**（30）

［**提要**］温病忌用淡渗利小便。

［**阐释**］温病患者出现小便不畅利的情况，不可轻用淡渗的治法，禁用五苓散、八正散一类的利水之剂。因为温病是火有余、阴水不足，其小便不利是火热灼阴所致。淡渗之药通利小便，适用于水湿内停，对于温热伤阴之证则不宜。五苓、八正是淡渗利水的代表方剂，是不可轻用于温病的。

这里讲淡渗禁用于温病小便不利，于温热之病固无不当，概言所有温病则欠妥，对于湿热病湿甚而阴未亏者，理当选用。淡渗之品用于水湿内停、湿与热并、湿与寒兼，适当配伍均可选用，其所忌的只是阴乏津亏的小便不利。吴氏于此意在保阴津。

［原文］**温病燥热，欲解燥者，先滋其干，不可纯用苦寒也，服之反燥甚。**（31）

［提要］燥热慎用苦寒。

［阐释］温病中多有燥热的症状，要解除燥热的症状，首先要用甘寒滋其阴液，不可纯用苦寒药清火，因苦性燥，服后燥更甚。

温为热邪，寒药必用，主要是掌握味的选择。在临床治疗温病时，偏于表者以辛寒，阴虚者以甘寒，兼湿者以苦寒，燥结者以咸寒，欲脱者加酸寒。尤其不可滥用苦寒，因虽能清热，但有性燥伤阴之弊。

本条意在强调寒药的运用。今人用药多只重其性而忽视其味；古人用药甚重其味，补、泻、宣、通全在于味；这里对寒性药的各味做一分析比较：

寒能清热
- 辛寒：疏散热邪，清解
  - 偏辛微寒者疏表热，如薄荷
  - 偏寒微辛者清里热，如石膏
- 甘寒：清热生津滋润，如生地黄、麦冬
- 苦寒：清热泻火燥湿，如黄芩、黄连
- 咸寒：泻下清热软坚，如芒硝、牡蛎
- 酸寒：敛涩固阴，如白芍

［原文］**阳明温病，下后热退，不可即食，食者必复；周十二时后，缓缓与食，先取清者，勿令饱，饱则必复，复必重也。**（32）

［提要］下后的饮食调理。

［阐释］本条讲“食复”，意在强调温病的调理。温病使用下法以后，热邪已退，这时要注意不可立即进食，余邪与食相结造成病势复发，再度发热。只可在施治下一日之后，缓缓进食一些清淡易运之品，注意不可过饱，过饱则难运化，聚而发热。总之，温病下后脾运尚衰，食早、食饱皆可使脾失运化，食滞于内与余邪相结而发热。

虽曰下后，实可概于整个温病的愈后调理，凡热退病缓，均当注意，非仅下后。

［原文］阳明温病，下后脉静，身不热，舌上津回，十数日不大便，可与益胃、增液辈，断不可再与承气也。下后舌苔未尽退，口微渴，面微赤，脉微数，身微热，日浅者亦与增液辈，日深舌微干者，属下焦复脉法也（方见下焦）。勿轻与承气，轻与者肺燥而咳，脾滑而泄，热反不除，渴反甚也，百日死。（33）

［提要］下后余邪未尽的证治。

［阐释］此条诫人：下不可屡用。当下之证，适时用下，下而邪未尽，或因其热结甚，或因用药轻，或因阴伤以致邪未全退。但阴已因下而伤，慎再用下，余邪只可以滋阴去之。

1. 慎用的三种情况

（1）下后邪退津复只是数日不大便者：既已脉静、身不发热、舌上津回，这是邪热已解，津液已经回复。多日不大便是肠胃津液不足，只可以润肠滋液之剂，绝对不可用下法通便。

（2）余邪不尽视其转归而治：下后舌苔虽退未尽、面微赤、口微渴、脉微数、身微热，这是余邪未尽，视其转归而施治：这些症状逐渐减轻的，是阴津渐复，用增液类助其阴即可。若这些症状渐见加重的，属于真阴受损，依下焦复脉法治疗。

（3）妄用承气的变证：上述诸证若轻与承气，使津液重伤，或伤肺而燥咳，或伤脾而滑泄，发热和口渴反而因此加重，迁延日久，津涸液竭、多至不救。

2. 学习本条注意两点

（1）注意本条证和下后邪气复聚的区别。下后邪气又复聚于里而热结又成，自当再下。吴又可的“温病数下”之说于此无非。若本条则只是余邪未清或津液亏虚，绝不可再下。二证不同，注意区别。

（2）本条的第一种情况完全是津亏，属正虚；第二种情况属于邪未尽，虽有邪而不可攻，只可以养阴扶正除之。二者虽有正虚和余邪的不同，但治用增液则同，这也属异病同治之理。

［**原文**］阳明温病，渴甚者，雪梨浆沃之。（34）

［**提要**］渴甚的治法。

［**阐释**］阳明温病，口渴很厉害，这是胃阴不足的表现。雪梨甘凉，有滋养胃阴的作用，所以频饮雪梨浆汁能治阳明温病的严重口渴症。

本条与上焦篇第12条同义，均为在按主证施治的前提下针对典型症状的辅助疗法。

［**原文**］阳明温病，下后微热，舌苔不退者，薄荷末拭之。（35）

［**提要**］擦拭舌苔法。

［**阐释**］阳明温病用下法治疗后，只有轻微发热，没有其他症状，只有舌苔不退的，可用新汲凉水研薄荷细末，在舌上轻轻频擦即可。因薄荷末清香辛凉，频擦于舌，刺激腺体，有生津止渴之效，芳香祛浊，舌苔自退。

［**原文**］阳明温病，斑疹，温痘，温疮，温毒，发黄，神昏谵语者，安宫牛黄丸主之。（36）

［**提要**］昏谵的治疗。

［**阐释**］在阳明温病中，不论斑、疹、痘、疮、温毒、发黄，只要出现昏谵症状，都可用安宫牛黄丸治疗，因为中焦的昏谵，亦是由于秽毒内盛，浊气蒸腾，上干包络，蒙闭心神而致，治疗上仍和上焦一样用芳香逐秽开窍的牛黄丸。

［原文］风温、温热、温疫、温毒、冬温之在中焦，阳明病居多；湿温之在中焦，太阴病居多；暑温则各半也。（37）

［提要］中焦温病辨证纲领。

［阐释］风温、温热、温疫、温毒、冬温，这些温热性的疾病在中焦属阳明胃经的为多数；湿温性疾病在中焦属太阴脾经的为多数；若湿热各半的病如暑温，则脾胃各半。这是邪在中焦的两种机转。中焦有足阳明经和足太阴经，阴阳二土，阳恶燥，阴恶湿。不兼湿的温热之邪，“同气相求”入于胃之阳土而呈现胃热诸症；兼湿之邪亦依同理入脾，呈现脾湿不运诸症。

1. 实际上是将中焦病分为两大类

温邪 →中焦
- 温热 →阳土胃 ： 热盛津伤为特点
- 湿温 →阴土脾 ： 湿盛脾困为主证

胃恶燥，温热之邪伤在胃；脾恶湿，湿浊之邪伤在脾。当然，邪的转化亦与人的体质有密切关系，阳盛之体，多从燥化，湿盛之体，多从湿化。

2. 若感邪与体质不一致时，其化多从体质

温邪 →中焦
- 温热之邪 ⟶ 阳盛阴虚之体：燥化 ⟶ 阳明胃土
- 湿温之邪 ⟶ 阴盛阳衰之体：湿化 ⟶ 太阴脾土
- 温热之邪 ⟶ 阴盛阳衰之体：湿化 ⟶ 太阴脾土
- 湿温之邪 ⟶ 阳盛阴虚之体：燥化 ⟶ 阳明胃土

［原文］脉洪滑，面赤身热头晕，不恶寒，但恶热，舌上黄滑苔，渴欲凉饮，饮不解渴，得水则呕，按之胸下痛，小便短，大便闭者，阳明暑温，水结在胸也，小陷胸汤加枳实主之。（38）

［提要］阳明暑温兼水结在胸的证治。

［阐释］脉洪、面赤、身热、头晕、不恶寒但恶热，这是阳明暑温热在气分的见症。得水则呕、按之胸下痛、脉滑、苔滑，这是水湿结聚胸胁的见证。本证的特点是兼“湿”，鉴别的要点，是舌滑、胸痛、呕水三症。所以用小陷胸汤中的黄连、瓜蒌清除在里的痰热，半夏除痰湿而和胃降逆，加枳实之苦辛通降，引水下行。

小陷胸加枳实汤方（苦辛寒法）

黄连二钱　瓜蒌三钱　枳实二钱　半夏五钱

急流水五杯，煮取二杯，分二次服。

［原文］**阳明暑温，脉滑数，不食不饥不便，浊痰凝聚，心下痞者，半夏泻心汤去人参、干姜、大枣、甘草加枳实、杏仁主之。**（39）

［提要］阳明暑温兼痞的证治。

［阐释］痞，是胸腹间气机阻塞不舒的一种自觉症状。多因邪热壅聚或痰浊凝聚，本条是痰浊与湿热之邪相聚互结于心下而见滑数之脉，不食、不饥、不便之症，皆因痰湿壅闭中焦，运化失司所致。

本条证治要注意三点

（1）条中主要言“痞”的见证，而“阳明暑温”一语，则系指前条提纲中的症状：面赤、身热、头晕、不恶寒但恶热、舌上黄滑苔、渴欲凉饮。

（2）痞证与结胸之别：二证俱在胸部，均有满闷之感，辨别的要点在于病证按之濡软，结胸按之疼痛。

（3）痞有虚实之分：若气虚脾阳失运形成的病证为虚痞，如伤寒误下而成的“病”即是，故所用的半夏泻心汤中有人参、干姜、大枣之类。若因邪热、痰湿形成的病证则为“实证”，如本条之痞是由于“浊痰凝聚”而成，故去参、姜、枣之补，加杏仁、枳实以宣之导之。

半夏泻心汤去干姜甘草加枳实杏仁方（苦辛寒法）

半夏一两　黄连二钱　黄芩八钱　枳实二钱　杏仁八钱

水八杯，煮取三杯，分三次服。虚者复纳人参二钱，大枣三枚

［**方解**］半夏泻心汤系《伤寒论》方剂，原方由半夏、黄芩、黄连、人参、干姜、大枣、甘草组成。其方辛开苦降，寒热并用，甘温益脾，补泻同施，用于误下所致的心下痞。此方用于阳明暑温热挟痰湿之痞，且无误下伤脾之变，故去甘温补脾阳的人参、干姜、大枣、甘草。方中重用辛温半夏以开痰结，化湿浊；配苦寒之黄连、黄芩清热降浊，三者配合辛开苦降，清暑热、化痰浊；加枳实行气开痞，杏仁宣肺降气。全方共奏苦辛通降、清热化湿、开结除痞之功。

［**原文**］**阳明暑温，湿气已化，热结独存，口燥咽干，渴欲饮水，面目俱赤，舌燥黄，脉沉实者，小承气汤各等分下之。**（40）

［**提要**］暑温化燥，热结中焦的证治。

［**阐释**］阳明暑温，湿气已经从燥热而化，只有邪热结聚单独存在，形成中焦的见证。

1. 机理

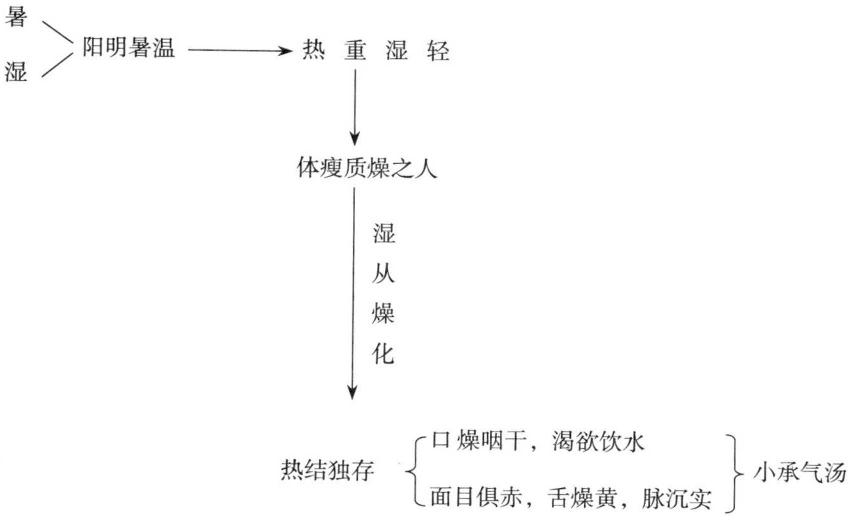

本证虽无便结、腹满、谵语等实结症状，但有“舌燥黄，脉沉实”的里热欲结之征，发展趋势即腑实内结，温病下不厌早，不必等其已结实，故当

以小承气汤。至于小承气汤之所以各等份者，因虽化热，究从湿来，枳、朴均燥，能祛湿邪，故不以大黄为君，加枳、朴之量，取其燥湿，防其复。

2. 注意事项

（1）下当辨舌

痞满之症：
- 黄而燥——下
- 黄苔——苦泄
- 黄而不燥——宣泄
- 黄白相兼、灰白色——升提

（2）伤寒温病下法不同：伤寒，热邪劫阴，下之宜猛，以大便溏为邪尽；温病，温邪内抟，下之宜轻，大便溏为邪未尽，硬则无湿为尽（此指兼湿之温而言）。

［**原文**］**暑温蔓延三焦，舌滑微黄，邪在气分者，三石汤主之；邪气久留，舌绛苔少，热搏血分者，加味清宫汤主之；神识不清、热闭内窍者，先与紫雪丹，再与清宫汤。**（41）

［**提要**］暑温漫延三焦的证治。

［**阐释**］暑温之邪，弥漫而延及上、中、下三焦时，要注意辨别深浅的不同而治疗。

（1）舌苔滑而微黄，是邪在三焦的气分，用三石汤治疗。因三石汤是清宣肺气，肺主一身之气，一身之气畅达，则暑热挟湿之邪也随着宣化了。

（2）如果邪热久留三焦不解，出现舌绛少苔，这是热聚血分的征象，用加味清宫汤治疗。清宫汤是咸寒甘苦，清腹中的方剂，现再加知母以泻阳明独胜之热而清肃肺金，金银花解毒清络，竹沥除胸中大热，并有止烦解渴作用。

（3）如果患者神识昏迷，这是暑邪闭塞清窍之故；所以，先用紫雪丹开窍清热，然后再用清宫汤清血分的余热。

三石汤方

飞滑石三钱 生石膏五钱 寒水石三钱 杏仁三钱 竹茹（炒）二钱 银花八钱（花露更妙） 金汁一酒杯（冲） 白通草二钱

水五杯，煮成二杯，分次二温服。

［方解］三石为紫雪丹中之君药，能清热退暑利窍，兼清肺胃之热；杏仁、通草有宣通气分的作用；以竹沥通脉络；金汁、金银花解暑中之热毒。

加味清宫汤方

即于前清宫汤内加知母三钱、银花二钱、竹沥五茶匙，冲入。

［原文］**暑温伏暑，三焦均受，舌灰白，胸痞闷，潮热呕恶，烦渴自利，汗出溺短者，杏仁滑石汤主之。**（42）

［提要］暑温三焦均受，湿热各半的证治。

［阐释］暑温或伏暑侵犯人体，三焦都受病，形成湿热各半相互交蒸的见证：舌苔灰白，胸病痞闷，自利、呕恶是湿邪的见证；潮热，烦渴，汗出溺短是热邪的见证。湿热并重，治以利湿清热的杏仁滑石汤。

杏仁滑石汤方（苦辛寒法）

杏仁八钱 滑石三钱 黄芩二钱 橘红一钱五分 黄连一钱 郁金二钱 通草一钱 厚朴二钱 半夏三钱

水八杯，煮取三杯，分三次服。

［方解］方中用杏仁、滑石、通草清宣肺气，使气达膀胱以起利湿作用；以厚朴苦温而泻湿满；黄芩、黄连清里热，且治湿热所致的大便溏薄；用郁金芳香走窍而开胸痞；橘红、半夏健胃止呕，兼化痰湿。合而成方，能使三焦湿热解除。

［原文］**湿之入中焦，有寒湿，有热湿，有自表传来，有水谷内蕴，有内外相合。其中伤也，有伤脾阳，有伤脾阴，有伤胃阳，有伤胃阴，有两**

伤脾胃，伤脾胃之阳者十常八九，伤脾胃之阴者十居一二。彼此混淆，治不中窾，遗患无穷，临证细推，不可泛论。（43）

［**提要**］中焦湿证大纲。

［**阐释**］本条精辟地分析了中焦湿邪的性质、形成、病理变化及转归，并强调了要仔细推究，不能草率或笼统地论治。

1. 湿入中焦，性质上有寒热的不同

（1）寒湿：湿邪与寒水之气相抟，湿、寒同类，易于相合，易损阳气。

（2）热湿：多在长夏之季，气候热蒸湿动，人体湿郁生热，热湿相合，易损阴液，易致发热。

2. 中焦湿邪，形成上有内外的不同

（1）外湿：邪自表而传入，或由天之湿气，或由久临湿境，人体感之，由表入里，此为外湿。

（2）内湿：因肺气虚而不能化气，气虚不运；或脾气虚不能运化津液水湿，致使水湿内停，此为内湿。

（3）内外相合：外湿久羁可致内湿之生，内湿易招致外湿。临床上湿邪以内外相合为多见。

3. 湿伤中焦，有脾胃的不同

（1）伤脾：有伤脾阴、脾阳的不同。伤脾阳者，在中不运而痞满，在下洞泄而腹痛；伤脾阴者，舌先灰滑而后反黄燥，大便坚结。

（2）伤胃：也有伤胃阴、胃阳的不同。伤胃阳者，呕逆不食，膈胀疼痛；伤胃阴者，口渴不饥。

（3）两伤脾胃：即既有脾之见证又有胃之见证。

一般说，以损伤脾胃之阳为多，因湿为阴邪，易伤阳气。至于伤阴较为少见，多由湿久生热，热必伤阴。

4. 湿病论治

审明邪在何经何脏，兼寒兼热，气分血分。分别用辛凉、辛温、甘温、苦温、淡渗、苦渗的不同治法。论治过程中注意下列三点：

（1）误治易致肿胀、黄疸、洞泄、衄血、便血诸证；湿邪多久留气分，失治、误治、化燥则很快进入血分。

（2）土为杂气，兼证甚多，注意辨别，把握标本。

（3）热证宜清，湿证宜宣；寒湿宜温燥，热湿宜清利。

湿邪
- 外湿：湿自表来 —— 环境气候
- 内湿：湿自内生 —— 脾肺之虚

（多二者相合）

性质
- 寒湿：湿邪而见寒象
- 热湿：湿邪而见热状

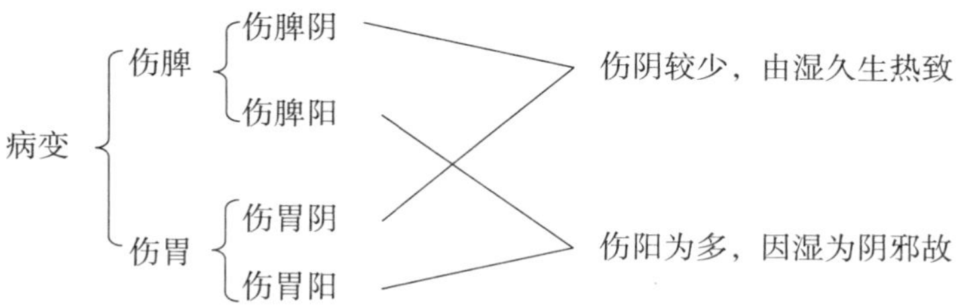

［原文］ ***足太阴寒湿，痞结胸满，不饥不食，半苓汤主之。***（44）

［提要］ 足太阴寒湿证之一——半苓汤证。

［阐释］ 寒湿之邪留滞足太阴经，湿郁脾阳使中气失其健运而滞留。造成胸满痞结；脾不运累及胃不纳，病结于中焦造成不饥不食。用半苓汤治疗。方中以半夏、茯苓燥脾胜湿；厚朴苦温，燥湿泻满；以黄连之苦燥湿，并用通草以通利水道，使邪有出路。

寒湿本不属温病的范围，但为区别湿的属寒属热而并论之。此言寒湿，犹伤寒之言温病，皆为鉴别而设；但此处言寒湿甚详，理法方药具备。再者，寒湿虽不属温病范畴，但却是现代传染病中一些病变所呈现的证候，如痢疾中的寒湿证，发黄中的寒湿阴黄，还有许多病的后期出现虚寒兼湿之象。所以寒湿列入本书，不仅没有添足之嫌，更有完善之美。

半苓汤方（此苦辛淡渗法也）

半夏五钱　茯苓块五钱　川连一钱　厚朴八钱　通草八钱（煎汤煮前药）

水十二杯，煮通草成八杯，再入余药煮成八杯，分三次服。

[原文] **足太阴寒湿，腹胀，小便不利，大便溏而不爽，若欲滞下者，四苓加厚朴秦皮汤主之，五苓散亦主之。**（45）

[提要] 足太阴寒湿证之二——四苓加厚朴秦皮汤证。

[阐释] 本条是寒湿痢疾的证治：

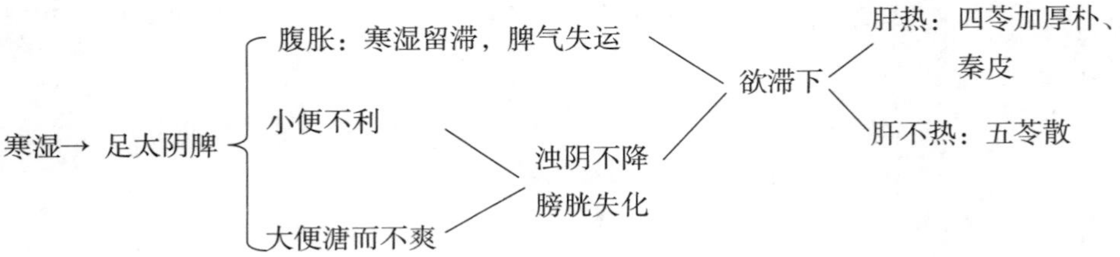

本条证的“若欲”乃尚未之意。即病变的发展趋势要如此，但尚未至，故治疗仍以四苓、五苓利水湿，若已“滞下”则当别论。

四苓加厚朴秦皮汤方（苦温淡法）

茅（苍）术三钱　厚朴八钱　茯苓块五钱　猪苓四钱　秦皮二钱　泽泻四钱

水八杯，煮成三杯，分三次服。

[方解] 本方在五苓散基础上，去桂枝之辛温，以四苓之辛淡渗湿，开膀胱之闭郁，使湿从小便而去；加厚朴苦温除满；秦皮清肝止痢。共成利湿除满止痢之功。

五苓散（甘温淡法）

猪苓一两　赤术一两　茯苓一两　泽泻一两六线　桂枝五钱

共为细末，百沸汤和服三钱，日八服。

[方解] 五苓散系《伤寒论》方剂，以猪苓、茯苓、泽泻甘淡渗湿，以利小便；赤术甘辛温健脾燥湿；桂枝化膀胱之气，以增强其利尿之力。共

成健脾利小便之功。

［原文］**足太阴寒湿，四肢乍冷，自利，目黄，舌白滑，甚则灰，神倦不语，邪阻脾窍，舌謇语重，四苓加木瓜草果厚朴汤主之。**（46）

［**提要**］足太阴寒湿证之三——四苓加木瓜草果厚朴汤证。

［**阐释**］四肢乍冷，寒湿郁遏脾阳，不能达于四肢；自利，脾受湿困，中气下陷，湿气下流；目黄，脾湿上蒸，肺气不化，属阴黄之类；舌白滑甚则灰，寒湿之象：神倦不语，湿困中焦，心气不足。一派寒湿困脾的见证，湿浊阻滞，致舌謇语重。证候的特点是寒湿证而偏于寒，所以除仍用四苓祛湿外，加木瓜以平木防乘，加草果、厚朴之温燥以祛寒行滞。

对于“言謇语重”一症当注意鉴别。一般出现语言不利多属心包热盛，邪犯神明，而此则是湿浊过盛，阻于络脉，致使舌体不灵，语謇而重浊。其辨别要点有三：

（1）要结合全身症状，四诊合参才不致有误：如心包证之语謇，热象重；脾证语謇，湿象重。

（2）舌质不同：心包证舌质当红绛，而脾湿证则舌体胖而苔腻。

（3）注意语重的特点：语声重浊不清是湿之征，不同心窍热痰的失语。

四苓加木瓜厚朴草果汤方（苦热兼酸谈法）

生于白术八钱　猪苓一钱五分　泽泻一钱五分　赤苓块五钱　木瓜一钱　厚朴一钱　草果八分　半夏三钱

水八杯，煮取三杯，分三次服。阳素虚者，加附子二钱。

［原文］**足太寒湿，舌灰滑，中焦滞痞，草果茵陈汤主之；面目俱黄，四肢常厥者，茵陈四逆汤主之。**（47）

［**提要**］足太阴寒湿证之四——草果茵陈汤证和茵陈四逆汤证。

［**阐释**］本条证的形成及证治分析：

寒湿成痞 {舌苔灰滑；中焦滞痞} 寒湿在中 ——→ 温通利湿泻痞：草果茵陈汤

↓

{面目俱黄；四肢常厥} 寒湿内滞，阳气不振 ——→ 温阳回厥退湿：茵陈四逆汤

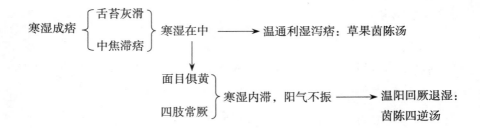

草果茵陈汤方（苦辛温法）

草果一钱　茵陈三钱　茯苓皮八钱　厚朴二钱　广皮一钱五分　猪苓二钱　大腹皮二钱　泽泻一钱五分

水五杯，煮取二杯，分二次服。

［**方解**］方中草果辛温、温脾、散寒；茵陈苦平疏化湿浊；厚朴、广皮、大腹皮行滞消痞；茯苓皮、猪苓、泽泻淡渗利湿，使湿从小便而去。

茵陈四逆汤方（苦辛甘热复微寒法）

附子八钱（炮）　干姜五钱　炙甘草二钱　茵陈六钱

水五杯，煮取二杯，温服一杯。厥回，止后服，仍厥再服，尽剂；厥不回，再作服。

［**方解**］方以四逆汤温阳回厥；茵陈与四逆配伍，以抵消其苦寒之性，而存其退黄之力。为治阴黄峻剂。

［**原文**］**足太阴寒湿，舌白滑，甚则灰，脉迟，不食，不寐，大便窒塞，浊阴凝聚，阳伤腹痛，痛甚则肢逆，椒附白通汤主之。**（48）

［**提要**］足太阴寒湿证之五——椒附白通汤证。

［**阐释**］此法为寒湿证中寒邪偏甚而设。舌苔白而滑甚则灰，这是寒湿苔；脉迟，寒盛困阳；不食，寒湿壅阻使胃阳不行；不寐，湿遏阳气不得与阴交；大便窒塞，脾与大肠之阳不能下达。整个病变特点是湿浊寒甚，浊阴困阳，阳气相争，凝聚而腹痛，痛甚则肢逆。因此用椒附白通汤温通三焦之阳而驱除浊阴。

椒附白通汤方

生附子（炒黑）三钱　川椒（炒黑）三钱　淡干姜二钱　葱白三钱　猪胆汁半烧酒杯（去渣后调入）

水五杯，煮成二杯，分二次凉服。

［**方解**］本方是苦、辛、热的复方。由于寒湿蕴结在足太阴，导致阳气或困或伤，所以必须用温热药胜寒回阳，苦与辛结合，能降能通，附子能补火回阳，阳气旺则三焦通利，寒湿无从停留，便不致凝聚作痛，所以为本方的君药。火旺则脾土健，干姜温中焦而逐湿痹，川椒燥湿除胀，兼治心腹冷痛，所以用为臣药。葱白温通阳气最有效，作为佐使药。但本证既属浊阴凝聚不放，往往会发生阴盛格阳。所以用猪胆汁反佐。

［**原文**］**阳明寒湿，舌白腐，肛坠痛，便不爽，不喜食，附子理中汤去甘草加广皮厚朴汤主之。**（49）

［**提要**］阳明寒湿证治。

［**阐释**］前5条是足太阴寒湿，本条是阳明寒湿。阳明是指足阳明胃经、手阳明大肠经。观本条证均属胃与大肠的症状：

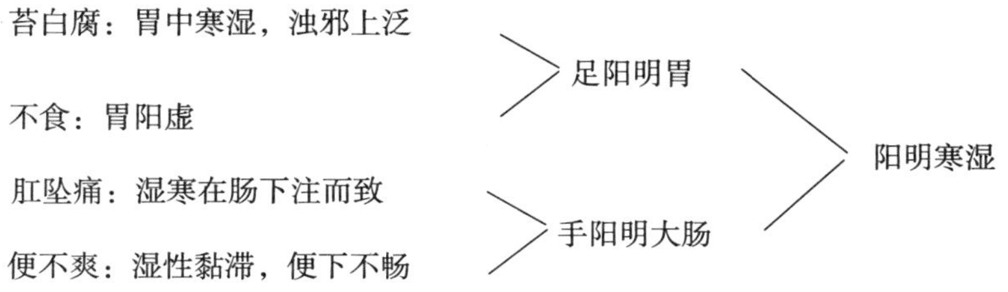

本证方治主要用理中汤扶阳明正气，燥湿驱寒。去甘草，防其甘腻增加胸闷，另加厚朴，广陈皮以行气。

附子理中汤去甘草加厚朴广皮汤方（辛甘兼苦法）

生茅（苍）术三钱　人参一钱五分　炮干姜一钱五分　厚朴二钱　广皮一钱五分　生附子一钱五分（炮黑）

水五杯，煮取八分二杯，分二次服。

[原文] **寒湿伤脾胃两阳，寒热，不饥，吞酸，形寒，或脘中痞闷，或酒客湿聚，苓姜术桂汤主之。**(50)

[提要] 寒湿伤脾胃两阳的证治。

[阐释] 寒湿伤中，脾胃之阳皆损，临床表现一派中焦虚寒之象。寒热，卫阳虚则恶寒，脾阳失运，营运不足，营虚发热；形寒，是阳虚的恶寒，不是在表。所以本证阳气表里皆虚。不饥，阳虚不运，湿困不转；吞酸，这是阳气虚、寒湿盛的表现。若此证见于素体阳气不足之人，则有明显的胸脘痞闷；若此证见于素来嗜酒之人，则湿邪更甚。本证可用苓姜术桂汤温运脾胃而宣通阳气，以达到愈病的目的。

苓姜术桂汤方（苦辛温法）

茯苓块五钱　生姜三钱　炒白术三钱　桂枝三钱

水五杯，煮取二杯，分温再服。

[方解] 方中茯苓健脾利水；白术运脾燥湿；桂枝温阳化气；生姜和胃宣阳行饮。

[原文] **湿伤脾胃两阳，既吐且利，寒热身痛，或不寒热，但腹中痛，名曰霍乱。热多，不欲饮水者，理中汤主之。寒多，欲饮水者，五苓散主之。吐利汗出，发热恶寒，四肢拘急，手足厥冷，四逆汤主之。吐利止而身痛不休者，宜桂枝汤小和之。**(51)

[提要] 霍乱证治。

[阐释] 霍乱，病名，出于《黄帝内经·灵枢·五乱》论及此病，以起病突然、大吐大泻同时并作、烦闷不舒为特征，因其“挥霍之间，便致缭乱”而名。得之于饮食生冷不洁，或感受寒邪、暑湿、疫疠之气所致。有寒热、干湿之辨。

1. 湿性霍乱的证治

湿 ——→ 脾胃阳
- 吐利、寒热、身痛
- 或不寒热，但腹痛

→ 霍乱
- 寒多：不欲饮水 —— 理中汤
- 热多：欲饮水 —— 五苓散
- 寒盛阳衰：吐利 汗出、发热 恶寒、四肢 拘急、手足 厥逆 —— 四逆汤
- 余邪：吐利止而身痛不休 —— 桂枝汤

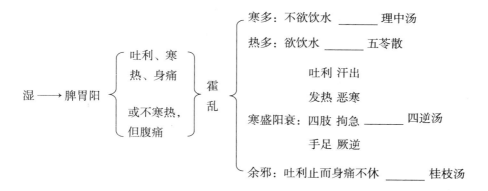

2. 几点作为参考

（1）本条是综合《黄帝内经》及《伤寒论》中有关霍乱的论述而成的。

“清气在阴，浊气在阳，营气顺脉，卫气逆行，清浊相干……乱于肠胃，则为霍乱”。(《黄帝内经·灵枢·五乱》)

“病发热头痛，身疼寒热，吐利者……此名霍乱。霍乱自吐下，又利止，复更发热也。”(《伤寒论·辨霍乱病脉证并治》)

“霍乱，头痛发热，身疼痛，热多欲饮水者，五苓散主之。寒多不用水者，理中丸主之。”（同上）

“吐利汗出，发热恶寒，四肢拘急，手足厥冷者，四逆汤主之。”（同上）。

“吐利止，而身痛不休者，当消息和解其外，宜桂枝汤小和之。”（同上）

（2）掌握霍乱病的特点：

1）发病特点：多发于夏秋之季，患者大多有贪凉饮冷、伙食不洁等情况。

2）临床特点：起床急骤，猝然发作。吐、泻、痛、寒热是霍乱的四大主症。胃阳不伤不吐，脾阳不伤不泻，邪正不争不痛，营卫不乖不寒热。

3）辨证特点：

- 霍乱
  - 湿霍乱：吐泻不止
    - 寒霍乱：不欲饮水，脾胃阳伤，阴寒独盛。
    - 热霍乱：欲饮水，湿热在里，阻滞膀胱气化。
  - 干霍乱：欲吐不出，欲泻不下，又称“绞肠痧”。

4）与现代医学的关系：现代医学中的霍乱病，是指由霍乱弧菌引起的烈性肠道传染病，其病原同样由饮食传播，全年均可发生以夏秋为多。临床分轻、中、重、暴发四型，其中暴发型为“干性霍乱”。“干性霍乱”与中医的霍乱病基本相似。但中医的“霍乱”是以症状命名的，即以急性吐泻为主症，而西医以发现“霍乱”弧菌病原体而确定的。所以说，中医的霍乱既包括霍弧菌引起的霍乱病，也包括夏秋间常见的急性胃肠炎。

理中汤方（甘热微苦法，此方分量以及后加减法，悉照《金匮》原文，用者临时斟酌）

人参　甘草　白术　干姜各八两

水八杯，煮取三杯，温服一杯，日三服。

［**方解**］方中人参益气健脾；白术健脾燥湿；干姜温中祛寒；甘草和中。全方共成温中祛寒，补气健脾之功。脐上坚硬为阳虚寒盛，故去术加桂以温阳散寒。呕吐是胃寒气逆，故去术加生姜以温胃降逆。下利为脾虚湿盛，故还用白术以健脾燥湿。心下悸是水气上泛，故加茯苓以利水宁心。渴欲饮水是脾湿不化、津不上腾，故加术以健脾燥湿。腹痛是气虚寒凝，故加人参疗胃中冷。寒者加干姜以温阳散寒。腹满为肾阳虚气化不行，故去术加附子以温肾扶阳。

［**阐释**］若脐上筑者，肾气动也，去术加桂四两。吐多者，去术加生姜三两。下多者，还用术。悸者，加茯苓二两。渴欲饮水者，加术足前成四两半。腹中痛者，加人参足前成四两半。寒者，加干姜足前成四两半。腹满者，去术加附子一枚，服汤后，如食顷，饮热粥一升许，微自汗，勿发揭衣服。

五苓散方（见前）

腹满者，加厚朴、广皮各一两，渴甚面赤，脉大紧而急，扇扇不知凉，饮冰不知冷，腹痛甚，时时躁烦者，格阳也，加干姜一两钱。

百沸汤和，每服五钱，日三服。

四逆汤方（辛甘热法，分量临时斟酌）

炙甘草二两　干姜一两　半生附子一枚（去皮）　加人参一两

水五茶碗，煮取二碗，分二次服。

[方解] 方中以附子回阳救逆；配干姜温中散寒；佐炙甘草甘温和中；加人参以益气生津。共成回阳救逆，补正安中之功。

[原文] **霍乱兼转筋者，五苓散加防己桂枝薏仁主之；寒甚脉紧者，再加附子。**（52）

[提要] 霍乱兼转筋的治疗。

[阐释] 转筋又名“抽筋”，属痉挛。多由津液脱失或寒邪侵袭。在霍乱病中，急剧吐泻，水液大量丧失，会出现“转筋”，多在两小腿，重者亦可有上肢症状。病本于霍乱，故治仍以五苓为主，加桂枝温经脉，达阳于四肢，防己、薏苡仁除寒湿，霍乱吐泻止则转筋愈。寒重，应加附子温中。

五苓散加防己桂枝薏仁方

即于前五苓散内，加防己一两，桂枝一两半，足前成二两，薏苡仁二两。寒甚者，加附子大者一枚。杵为细末，每服五钱，百沸汤和，日三，剧者日三夜一，得卧则勿再令服。

[原文] **卒中寒湿，内挟秽浊，眩冒欲绝，腹中绞痛，脉沉紧而迟，甚则伏，欲吐不得吐，欲利不得利，甚则转筋，四肢欲厥，俗名发痧，又名干霍乱。转筋者，俗名转筋火，古方书不载。蜀椒救中汤主之，九痛丸亦可服；语乱者先服至宝丹，再与汤药。**（53）

[提要] 干霍乱的证治。

［阐释］“干霍乱”同西医的“干性霍乱”一致，起病很急，死亡率极高。其病因是寒湿之邪，内夹秽浊。病机总体是清阳不升，浊阴不降，团聚中焦。眩晕欲绝，由湿浊熏蒸，团聚中焦，清阳不升致腹中绞痛，湿浊秽气入侵，寒湿盛，阳受迫，相争而疼痛；脉沉紧而迟甚则伏，寒湿内盛，郁遏阳气，不能布达脉道；欲吐不吐，欲泻不泻，吐从上发，泻从下开，团聚中焦，上下闭塞，其势最急；转筋肢厥，阳郁于中不能布达四肢，寒湿盛而转筋，四肢渐厥。中焦阳气素虚之大，最易致此型。治疗以温中阳，驱阴浊，通达为务。蜀椒汤、九痛丸正是这类方剂。语乱者，邪犯心包，急以至宝丹清心包之邪，再以他治。

救中汤方（苦辛通法）

蜀椒（炒出汗）三钱　淡干姜四钱　厚朴三钱　槟榔二钱　广皮二钱

水五杯，煮取二杯，分二次服。兼转筋者，加桂枝三钱，防己五钱，薏仁三钱。厥者加附子二钱。

［方解］方中蜀椒、干姜温中散寒逐湿；厚朴、槟榔、广皮理气除满逐秽。共成散寒逐湿，理气祛秽之功。

九痛丸方（治九种心痛，苦辛甘热法）

附子三钱　生狼牙一两　人参一两　干姜一两　吴茱萸一两　巴豆（去皮心熬碾如膏）一两

蜜丸梧子大，酒下，强人初服三丸，日三服，弱者二丸。

［方解］方中附子、干姜温中祛寒；巴豆、吴茱萸散寒破坚；狼牙杀虫；人参补脾胃、益元气。全方多大辛大热之品，能扶正散寒，祛邪止痛。

［阐释］兼治卒中恶，腹胀痛，口不能言；又治连年积冷，流注心胸痛，并冷、冲上气，落马、坠车、血病等证皆主之。忌口如常法。

［原文］**湿热，上焦未清，里虚内陷，神识如蒙，舌滑脉缓，人参泻心汤加白芍主之。**（54）

［提要］湿热内陷中焦的证治。

［阐释］由于上焦湿热之邪未得及时清化，乘虚传入中焦而内陷。

1. 湿热内陷的证治分析

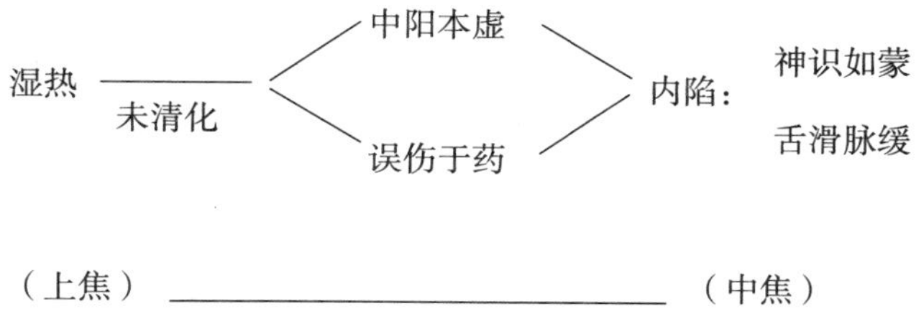

2. 传入中焦内陷于里的因素有两端

（1）由于患者脾阳不足，湿热之邪乘虚而入。

（2）误用药（如误下）伤脾阳，使邪得入。所谓“神识如蒙”，指湿邪侵入，其性重浊，使人“首如裹，目如蒙”，热为火性，令人昏糊不清，所以见“神识如蒙”，不同于“神昏”。

人参泻心汤方（苦辛寒兼甘法）

人参二钱　干姜二钱　黄连一钱五分　黄芩一钱五分　枳实一钱　生白芍二钱

水五杯，煮取二杯，分二次服，渣再煮一杯服。

［方解］证本里虚，故以人参固护里之阳为君；指为湿热壅结，以干姜、枳实辛通燥湿；芩、连苦降清热为辅，佐以白芍护阴。邪既内陷，难从外解，只有辛通苦降。

［原文］**湿热受自口鼻，由募原直走中道，不饥不食，机窍不灵，三香汤主之。**（55）

［提要］湿热之邪走中道的证治。

［阐释］中道，即中焦肠胃。湿热之邪从口鼻侵入，经由募原直接侵入中焦。由于湿在中焦，满闷而使不饥不食，湿困肢体，又蒙清窍，致使机窍不灵。本证是上焦之邪刚入中焦，病机尚浅，症状亦较轻，不同于内

陷之证，所以治用开宣轻化，使邪仍从上出。三香汤中，以瓜蒌皮、桔梗、枳壳微苦、微辛的药物开上焦，以山栀轻浮微苦清热，再以香豉、郁金、降香化上中二焦之秽浊而开郁，使邪从上焦而出。

三香汤方（微苦微辛微寒兼芳香法）

瓜蒌皮三钱　桔梗三钱　黑山栀二钱　枳壳二钱　郁金二钱　香豉二钱　降香末三钱

水五杯，煮取二杯，分二次温服。

[原文] **吸受秽湿，三焦分布，热蒸头胀，身痛呕逆，小便不通，神识昏迷，舌白，渴不多饮，先宜芳香通神利窍，安宫牛黄丸；继用淡渗分消浊湿，茯苓皮汤。**（56）

[提要] 湿热弥漫三焦证治。

[阐释] 湿秽之邪从口鼻吸受之后，病邪弥漫人体内外，湿然遍布人体上下、表里、经络、三焦脏腑全为湿困：

热蒸头胀：湿热相蒸上冲——头面
身痛：湿困肌表——表分
呕逆：湿热秽邪在胃——胃腑
小便不通：湿热下注——膀胱
神识昏迷：湿秽扰及神明——心包络
舌白：气分之湿——气分
渴不多饮：热熏为渴，湿蒸不饮——阴阳气分

}弥漫三焦 →芳香（安宫牛黄丸）→淡渗（茯苓皮汤）

茯苓皮汤（淡渗兼微辛微凉法）

茯苓皮五钱　生薏苡仁五钱　猪苓三钱　大腹皮三钱　白通草三钱　淡竹叶二钱

水八杯，煮取三杯，分三次服。

［方解］方以茯苓皮、薏苡仁、猪苓、通草、淡竹叶淡渗利湿；大腹皮利气化湿，增强利湿化浊之效。

［原文］**阳明湿温，气壅为哕者，新制橘皮竹茹汤主之。**（57）

［提要］阳明湿温出现哕的治法。

［阐提］哕，即呃逆。证有虚实之分，本条是湿热壅遏，胃气不得下降而反上逆所致。因此治用《金匮要略》橘皮竹茹汤改为“新制”，即不用原方为胃虚而设的人参、甘草、大枣之补，而另加柿蒂以降胃气。

新制橘皮竹茹汤（苦辛通降法）

橘皮八钱　竹茹三钱　柿蒂七枚　姜汁三茶匙（冲）

水五杯，煮取八杯，分二次温服；不知，再作服，有痰火者，加竹沥、瓜蒌霜。有瘀血者，加桃仁。

［方解］本方系《金匮要略》橘皮竹茹汤加减变化而成。方中橘皮、柿蒂苦辛通降，和胃降逆；竹茹清胃热，止呕逆；姜汁和胃止呕。共成清化湿热，和胃降逆之效。

［原文］**三焦湿郁，升降失司，脘连腹胀，大便不爽，一加减正气散主之。**（58）

［提要］一加减正气散证。

［阐释］本条证的病机是湿郁三焦，升降失司。主要矛盾是湿温郁于中焦，致使脾气不升，胃气不降；胸脘与腹部胀满，大便不爽，这是由于中失其枢，波及上下，弥漫三焦。但病本在中，故治当升降中焦，即升脾气、降胃气。用一加减正气散治疗。

要注意本条与56条的鉴别。虽同为三焦受邪，本条是中焦升降失司，波及上下，而前条则偏于内闭，有小便不通、神识昏迷见症，故治以开窍防闭为急，继以渗利分消湿浊。本条则以升脾降胃为治。

一加减正气散方

藿香梗二钱　厚朴二钱　杏仁二钱　茯苓皮二钱　广皮一钱　神曲一钱五分　麦芽一钱五分　绵茵陈二钱　大腹皮一钱

水五杯，煮二杯，再服。

［原文］**湿郁三焦，脘闷，便溏，身痛，舌白，脉象模糊，二加减正气散主之。**（59）

［提要］二加减正气散证。

［阐释］本条是湿郁三焦同时经络受阻之证。脘闷，便溏，湿在中焦的见症；身痛，舌白，脉象模糊，是湿邪郁滞经络的表现。治疗以利湿为主，加走经络之品，用二加减正气散。

二加减正气散（苦辛淡法）

藿香梗三钱　广皮二钱　厚朴二钱　茯苓皮三钱　木防己三钱　大豆黄卷二钱　川通草一钱五分　薏苡仁八钱

水八杯，煮三杯，三次服。

［原文］**秽湿着里，舌黄脘闷，气机不宣，久则酿热，三加减正气散主之。**（60）

［提要］三加减正气散证。

［阐释］本条是湿郁化热的证候。脘闷，中焦有湿；舌黄，已从热化。湿郁气机不宣，久酿成热，治宜宣肺清热，用三加减正气散。

三加减正气散方（苦辛寒法）

藿香（连梗叶）三钱　茯苓皮八钱　厚朴二钱　广皮一钱五分　杏仁三钱　滑石五钱

水五杯，煮二杯，再服。

［原文］秽湿着里，邪阻气分，舌滑，脉右缓，四加减正气散主之。（61）

［提要］四加减正气散证。

［阐释］本条是湿阻气分的证候。秽浊之邪侵入中焦，阻滞气分，症见舌苔白滑，右手脉缓，治宜芳香化浊，温运脾阳，用四加减正气散。

四加减正气散方（苦辛温法）

藿香梗八钱　厚朴二钱　茯苓块三钱　广皮一钱五分　草果一钱　楂肉（炒）五钱　神曲二钱

水五杯，煮二杯，渣再煮一杯，三次服。

［原文］秽湿着里，脘闷便泄，五加减正气散主之。（62）

［提要］五加减正气散证。

［阐释］本证属于秽湿之邪两伤脾胃、中阳不振之候。脘闷，胃阳不振；便泻，脾阳下陷，治宜运脾升胃并佐芳香开泄，用五加减正气散。

五加减正气散（苦辛温法）

藿香梗二钱　广皮一钱五分　茯苓块三钱　厚朴二钱　大腹皮一钱五分　谷芽一钱　苍术二钱

水五杯，煮二杯，日再服。

1. 五加减正气散方、证分析

五加减正气散是在《局方》藿香正气散的基础上化裁而成的。它们的共同病机是“秽湿阻滞在里”。里者，中焦也。秽浊湿邪在中焦，阻遏气机，使脾之清气不升，胃之浊阴失降，升降失调，则见“脘腹胀闷”的共同症状。藿香正气散是芳香辟秽，升清降浊，扶正祛邪，但偏于治寒湿之证，五加减方则重在治湿温，正如吴氏言：“正气散本苦辛温兼甘法，今加减之，乃苦辛微寒法也。”况中焦湿土，见症不一，兼挟最多，岂能以正气散原方统治四时之湿邪，故当化裁。

2. 下列正气散与五加减方组成比较表

方名	药物组成　　单位：钱											
正气散	藿香	陈皮	厚朴	茯苓	大腹皮	白术	半夏	甘草	白芷	紫苏	桔梗	其他
一加减	2	2	2	2	1							杏仁 2　神曲 1.5 麦芽 1.5　茵陈 2
二加减	3	2	2	3								木防己 8　豆卷 2 通草 1.5　薏苡仁 8
三加减	3	2	2	3								杏仁 3　滑石 5
四加减	3	2	2	3								草果 1　楂肉 5　神曲 2
五加减	2	2	2	3	1.5							谷芽 1 苍术 2

注：一、二、五加减方中藿香用梗；一、二、三加减方中茯苓用皮。

3. 认识

（1）白术、半夏之温燥，可治寒湿，而于湿温则不宜用，恐助热；甘草、桔梗为升提上焦之品，本证候皆在中焦，故不宜用；紫苏、白芷为辛温解表之品，病在中焦，不兼表证，不宜使用。

（2）五方皆用藿香、陈皮、厚朴、茯苓者，以藿香理气化湿辟秽为君；陈皮、厚朴皆具芳香之性，助君化秽而醒脾气，又善除中满脘胀；茯苓健脾以祛湿。四味为基本药物，随症加味。

（3）针对各证候特点而加味

1）一加减正气散证：主要是升降失司而大便不爽，故加杏仁利肺与大肠之气；神曲、麦芽升降脾胃之气；大腹皮以泄湿宽满；绵茵陈清热除湿。其意在使气机通畅，升降复常。

2）二加减正气散证：主要以邪阻经络、湿邪盛为特点，故以防已、杏仁通络宣痹止身痛，豆卷、通草利小便而实大便。

3）三加减正气散证：本证以湿邪影响气机失于宣畅，久化热为特征，故加杏仁开宣肺气，滑石清热利湿。

4）四加减正气散证：此证是湿阻气分，以舌苔白滑为见症，偏于寒湿为特点，故加辛热草果，温运脾阳，山楂、神曲消积导滞，促进运化。

5）五加减正气散证：秽浊较甚为本证特点，故加芳香化湿燥浊之苍术，用大腹皮以除湿满，谷芽升发胃气。

（4）藿香之用梗，茯苓之用皮：五方中有四方用藿香梗，只一方用全藿香；有三方用茯苓皮，一方用茯苓，一方用茯苓块。吴瑭对此解释道："藿香但用梗，取其走中不走外也。茯苓但用皮，以诸皮皆凉，泻湿热独胜也。"

［原文］**脉缓身痛，舌淡黄而滑，渴不多饮，或竟不渴，汗出热解，继而复热，内不能运水谷之湿，外复感时令之湿，发表攻里，两不可施，误认伤寒，必转坏证，徒清热则湿不退，徒祛湿则热愈炽，黄芩滑石汤主之。**（63）

［提要］内外湿热相合的证治。

［阐释］本证初因内湿停聚，致使脾为湿困而失运，更感时令外湿，这样内外湿热相合形成一系列见症：脉缓身痛，缓为湿邪，其困经络之表则见身痛；舌淡，脾气虚无力运化之征；苔黄滑，湿热交蒸而致；渴不多饮，热使人渴，湿蒸而不饮；竟不渴，是湿气上蒸较甚；汗出热解组而复热，湿热相蒸为汗，汗出热暂减，然湿性阴黏，不因汗退，湿不退热难去，故再发热。观此证候，湿热交蒸，湿邪为主，里有湿困于脾，外有湿困于经络。在辨治上注意以下各项。

（1）与太阳中风的鉴别：本证的脉缓、身痛与中风证相似，但以舌苔黄滑，无有浮脉为别。太阳中风有"自汗"，本条也有汗，并且"汗出热解"，但其"继而复热"与中风之自汗又不相同。

（2）不可发表：发表徒攻无过之表，阳伤阴损而易成痉。

（3）不可攻里：脾气本虚，攻之更伤；况热之邪不因攻下而解，只会使脾更虚下陷，而成洞泄之坏证。

（4）不可只清热：湿合热交织一体，只用清热，不唯湿不法，热也不解。

（5）不可只利湿：只利湿不清热，湿邪或去或不去，热必更炽。

所以治宜湿热两治而偏于利湿，黄芩滑石汤正是这样的方剂。

黄芩滑石汤方（苦辛寒法）

黄芩三钱　滑石三钱　茯苓皮三钱　大腹皮二钱　白蔻仁一钱　通草一钱　猪苓三钱

水六杯，煮取二杯，渣再煮一杯，分温三服。

［方解］方中黄芩、滑石清热利湿；大腹皮、白蔻仁理气化湿；茯苓皮、通草、猪苓淡渗利湿。诸药合用，共奏清热祛湿之功。

［原文］ **阳明湿温，呕而不渴者，小半夏加茯苓汤主之；呕甚而痞者，半夏泻心汤去人参，干姜、大枣、甘草，加枳实、生姜主之。**（64）

［提要］阳明湿温兼呕的证治。

［阐释］呕为有痰饮，本证即是阳明湿温兼痰挟饮之候：

（1）呕而不渴：这是饮较甚而热邪少，治以逐饮为主，呕则自止，用小半夏加茯苓汤。

（2）呕甚而痞：这是邪在里与水饮相结。治以宣中通络，为用半夏泻心汤；因本证不同于中气虚的脘痞，所以去掉原方中的人参，干姜、大枣、甘草诸温补药物，加入枳实、生姜以宣通胃气。

小半夏加茯苓汤

半夏六钱　茯苓六钱　生姜四钱

水五杯，煮取二杯，分二次服。

［方解］小半夏加茯苓汤系《金匮要略》方剂，半夏、生姜降逆化痰；茯苓健脾利湿，以防水饮内停。

半夏泻心汤去人参干姜甘草大枣加枳实生姜方

半夏六钱　黄连二钱　黄芩三钱　枳实三钱　生姜三钱

水八杯，煮取三杯，分三次服，虚者复纳人参、大枣。

［原文］**湿聚热蒸，蕴于经络，寒战热炽，骨骱烦疼，舌色灰滞，面目萎黄，病名湿痹，宣痹汤主之。**（65）

［提要］湿热痹证治之一。

［阐释］湿聚于体，热邪熏蒸，湿热交争于经络，出现寒战热炽，湿困热蒸，形成骨骱（jié，骨节衔接处）烦疼，湿邪侵袭使舌色灰滞，面目萎黄。本条湿热证的特点是湿重热轻，邪在经络，用宣痹汤治疗。

宣痹汤方（苦辛通法）

防己五钱　杏仁五钱　滑石五钱　连翘三钱　山栀三钱　薏苡仁五钱　半夏（醋炒）八钱　晚蚕沙三钱　赤小豆皮三钱

水八杯，煮取八杯，分温三服。痛甚加片子姜黄二钱，海桐皮三钱。

［方解］湿热痹证治以清热利湿为主，但本证邪在经络，故以宣通经络间的湿热为主。方中以防已走泄经络间湿热；杏仁开肺气而化湿；连翘清气分湿热；赤豆清血分湿热；滑石利小便，清热中之湿；山栀肃肺气，泻湿中之热；薏苡仁淡渗，为湿痹要药；半夏辛温，力能燥湿；蚕沙祛风除湿，能缓解关节不利；剧痛者再加姜黄、海桐皮以宣络止痛。

［原文］**湿郁经脉，身热身痛，汗多自利，胸腹白疹，内外合邪，纯辛走表，纯苦清热，皆在所忌，辛凉淡法，薏苡竹叶散主之。**（66）

［提要］湿热痹证治之二。

［阐释］湿邪郁在经脉，出现身热身痛的见证，是风湿之邪在络；胸腹白疹，是风湿之邪郁于孙络毛窍所致。以上为湿邪在表。自利为肠中有湿滞，此为湿邪在里。本证内外合邪，所以治疗上首先不可用纯辛之品解表，因证本汗多，再促其汗，恐致亡阳而湿不解；亦不可用纯苦清里，因苦寒清里，胃气愈伤，表湿不解。治宜用辛凉解表之湿热，用淡渗清里之湿热，用薏苡竹叶散。

薏苡竹叶散方（辛凉淡法，亦轻以去实法）

薏苡五钱　竹叶三钱　飞滑石五钱　白蔻仁一钱五分　连翘三钱　茯苓块

五钱　白通草一钱五分

共为细末，每服五钱。日三服。

［原文］**风暑寒湿，杂感混淆，气不主宣，实发头胀，不饥舌白，肢体若废，杏仁薏苡汤主之。**（67）

［提要］湿热痹证治之三。

［阐释］风、暑、寒、湿，四种邪气交杂感受，侵于人体，混淆难辨，出现咳嗽头胀，不知饥饿，舌苔白，四肢无力，不能自如运用。其根本原因在于"气不主宜"；况与前两证相较，又兼寒邪，所以辛温宣畅气机为治。用杏仁薏苡汤治疗。

杏仁薏苡汤（苦辛温法）

杏仁三钱　薏苡仁三钱　桂枝五分　生姜七分　厚朴一钱　半夏一钱五分　防己一钱五分　白蒺藜二钱

水五杯，煮三杯，渣再煮一杯，分温三服。

［原文］**暑湿痹者，加减木防己汤主之。**（68）

［提要］湿热痹证治之四。

［阐释］因感受暑湿而成痹证的，治疗以加减木防己汤为主。

湿热之痹，是湿热之邪郁阻，治以宣气为主，合以利湿清热，贵为通畅，加减木防己汤，以之作为治疗湿热痹证的基础方剂，可依临床所见，随证加减：①风气胜：四肢掣痛，游走无定，重用桂枝，再加桑叶。②湿气胜：局部肿胀，重用滑石，加萆薢、苍术。③寒气胜：疼痛较剧，重用防己、桂枝，再加姜黄、海桐皮。④胃热胜：面赤口涎自出，重用石膏，加知母。⑤汗不出：加羌活、苍术。⑥汗出多：加黄芪、甘草。⑦兼痰饮：加半夏、厚朴、广皮。

加减木防己汤（辛温辛凉复法）

防己九钱　桂枝三钱　石膏六钱　杏仁四钱　滑石四钱　白通草二钱　薏

仁三钱

水八杯，煮取三杯，分温三服。见小效不即退者，加重服日三夜一。

1. 湿热痹证治分析

痹，闭阻不通。当人体肌表、经络遭受外邪侵袭后，气血不能畅通，因而引起肢体、关节等处疼痛、酸楚、重着麻木一类的疾患，均称为痹证。临床本病极为常见。自《黄帝内经·素问·痹论》提出“风、寒、湿三气杂至，合而为痹也。其风气胜者为行痹，寒气胜者为痛痹，湿气胜者为着痹”的论述之后，历代医家多遵此而治，但却由此忽视了湿热痹证。实际上痹证可分两大类，即：①风、寒、湿三气所致的寒性痹证。②风、热、湿三气所致的热性痹证。

吴氏以上四条证即是对热痹的辨证论治。热痹的病因是湿热之邪侵入人体的肢体经络，其施治方面特点有三：①寒痹势重而治反易，热痹势缓而治反难。②不可用辛温，更不可用大热大燥，不可妄汗；否则不仅不解，病势反加。③治贵宣通，尤以宣气。

从以上四条证来看，宣痹汤属湿热两盛证，薏苡竹叶散为湿著热微证，杏仁薏苡汤是诸气杂感而寒湿较显之证，加减木防己汤为湿热痹证的通方。

2. 分析四汤证的方药组成

四汤证简表

汤证	症状	用药				分析
		祛湿		清热	宣气	
		淡渗	温化			
宣痹汤证	寒战热炽，骨骱烦疼，舌色灰滞，面目萎黄	防己、薏苡仁、滑石、赤小豆皮	半夏、蚕沙	连翘、山栀	杏仁	淡渗加温化
薏苡竹叶散证	身热、身痛、自利、多汗、胸腹白疹	薏苡仁、滑石、通草、云苓	白豆蔻	竹叶、连翘		重在淡渗

续表

汤证	症状	用药				分析
		祛湿		清热	宣气	
		淡渗	温化			
杏仁薏苡汤证	咳嗽、头胀，不饥，舌白，肢体若废	薏苡仁、防己	厚朴、半夏、生姜、白蒺藜、桂枝		杏仁	重在温化，主以宣气
加减木防己汤证	暑湿痹证诸状	防己、滑石、薏苡仁、通草	桂枝	石膏	杏仁	淡渗清热宣散

从上表可以看出，吴氏治湿痹重在淡渗，注意宣气，佐以温化清热；用药显然喜用薏苡仁、滑石、防己、通草四淡渗之品，宣气用杏仁，颇值借鉴。

[原文] **湿热不解，久酿成疸，古有成法，不及备线，聊列数则，以备规矩（下疟、痢等证仿此）。**（69）

[提要] 黄疸总论

[阐释] 原文部分仅是下列论黄疸诸条的一个概要说明，只简述了黄疸的成因是湿热久酿而致，在自注部分详细论述了黄疸的成因、分类和治疗。

（1）黄疸的成因：①郁热入胃；②食谷内蕴；③过度饮酒；④劳倦、女色。

（2）黄疸的机理：各种因素致湿邪内郁，小便不利，则蕴而成黄。所以《金匮要略》对黄疸的审证提出：黄之发与不发，在于小便利与不利，疸之易治难治，在于口渴与不渴。

（3）黄疸辨证和治法：①兼少阳证脉弦胁疼，治以和解；②阳明化燥，口渴喜饮水，治以泻热；③湿在上焦，治以辛散或风药胜湿；④湿在下焦，治以苦泄淡渗；⑤蓄血如狂，治以攻下；⑥汗后小便清白治以温补；⑦酒客湿热素盛，先以清中分利，再温脾阳；⑧色欲不节，秽浊内蕴，始用解毒，继以清窍，再补肾阴；⑨思虑者应补卫阳；⑩里虚者应扶中州；⑪用火熏发汗而致疸的，治以攻下；⑫汗出入水而致的，当固卫调营。

（4）历代对黄疸分证的演变:《黄帝内经》对黄疸有论及,《金匮要略》分为黄疸、谷疸、酒疸、女劳疸、黑疸五种，并有专篇论述。《诸病源候论》分黄疸为二十八候。《圣济总录》分为九疸、三十六黄。可见宋前分类失之过繁。丹溪倡不分五疸，只是湿热，失之于偏。罗天益依黄疸性质分为阴黄、阳黄两类，深得其要，至今为临床所遵。

阴黄是寒湿阻遏而致，阳黄则因湿热熏蒸而成。温病侧重研究湿热性黄疸，临床辨证当区别湿重于热还是热重于湿。本证四条证是对湿热性黄疸的论治，各有侧重。

［原文］**夏秋疸病，湿热气蒸，外干时令，内蕴水谷，必以宣通气分为要，失治则为肿胀。由黄疸而肿胀者，苦辛淡法，二金汤主之。**（70）

［提要］湿热黄疸证治之一。

［阐释］夏秋之季的黄疸病，多是湿热之气熏蒸所致。一方面是感受了时令的湿热之气，一方面是水谷饮食不化，蕴结生湿，内湿与外湿相抟而成黄疸。治疗上以宣通气分为要点，因气分宣通一可宣散表湿，二可宣通脾阳以运化内湿。失于治疗，湿邪郁滞，中焦失运，形成肿胀，宜苦辛淡渗之法，用二金汤治疗。

二金汤方（苦辛淡法）

鸡内金五钱　海金沙五钱　厚朴三钱　大腹皮三钱　猪苓三钱　白通草二钱

水八杯，煮取三杯，分三次温服。

［方解］方中鸡内金运脾消积，海金沙清化胆热、利水通淋，两药相合，清利湿热、消积排石，共为君药；厚朴、大腹皮理气消胀；猪苓、通草利水消肿。诸药合用，共奏共奏利胆渗湿，理气消胀之功。

［原文］**诸黄疸小便短者，茵陈五苓散之。**（71）

［提要］湿热黄疸证治之二。

[阐释] 这是黄疸属湿热者的通治之方。小便不利，是湿邪下注膀胱，失于气化的见症。茵陈是宣郁清湿热而祛黄的要药，五苓散重在利湿，又能兼疏在表的风湿。合而用之，黄疸自愈。

茵陈五苓散

茵陈末十分　玉苓散五分

共为细末，和匀，每服三钱，日三服

[原文] **黄疸脉沉，中痞恶心，便结溺赤，病属焦里证，杏仁石膏汤主之。**（72）

[提要] 湿热黄疸证治之三。

[阐释] 本条不同于前两条的表里相兼，而是湿热之邪侵及上、中、下三焦的里证：脉沉，主邪在里；中痞恶心，湿热结于中、上焦的见证，便结溺赤，湿热结于中、下焦的表现。总之湿热充斥三焦的在里之证，宜用统宣三焦的杏仁石膏汤来治疗。方中用杏仁、石膏先开上焦；姜汁、半夏开中焦；枳实从中焦开疏下焦；山栀通行三焦；黄柏直清下焦。凡通宣三焦的方剂，都注重上焦。因上焦为病之始入，气化之先，故用开上焦的杏仁石膏名汤。本方虽无直接治黄疸的药物，但三焦通利，湿热清除，黄疸症自愈。

杏仁石膏汤方（苦辛寒法）

杏仁五钱　石膏八钱　半夏五钱　山栀三钱　黄柏三钱　枳实汁每次三茶匙（冲）　姜汁每次三茶匙（冲）

水八杯，煮取三杯，分三次温服。

[原文] **素积劳倦，再感湿温，误用发表，身面俱黄，不饥溺赤，连翘赤豆饮煎送保和丸。**（73）

[提要] 湿热黄疸证治之四。

[阐释] 本证属“虚黄”范围，但又外感湿温，脾阳虚是实质。多由

长期劳累过度，阳气受损，脾阳失于运化，致使水湿内停；再感湿温之邪，湿困脾阳，湿热郁蒸，由表入里；再误用发表之药，脾阳屡伤，内外湿合，出现身面俱黄、不饥溺赤之症，治宜用连翘赤豆饮以解其外湿，更用保和丸运脾阳以消内湿，内外合法，湿去黄除。

纵观以上湿热黄疸四证：第一证属湿热各半，内外合邪；第二证是阳黄气分实证，内外合邪，内湿偏重，第三证为黄疸里证，邪及三焦，热邪较著；第四证本虚劳之体，外感湿温；重在阳虚。

连翘赤豆饮方（苦辛微寒法）

连翘二钱　山栀一钱　通草一钱　赤豆二钱　花粉一钱　香豆豉一钱

煎送保和丸三钱。

［**方解**］方中连翘、香豆豉辛凉透邪；山栀、花粉苦寒清热；通草、赤豆甘淡利湿；以除外受之湿热。煎送保和丸以运脾除湿，清内在之湿热。

保和丸方（苦辛温平法）

山楂六两　神曲二两　茯苓三两　陈皮一两　卜子一两　连翘一两　半夏三两

［**方解**］保和丸方系《丹溪心法》方剂，山楂、神曲、莱菔子消食导积；半夏、茯苓、陈皮和胃利湿；连翘散结清热。全方药性平和，共成和胃消食之功。

［**原文**］**湿甚为热，疟邪痞结心下，舌白口渴，烦躁自利，初身痛，继则心下亦痛，泻心汤主之。**（74）

［**提要**］疟结心下气分的证治。

［**阐释**］疟疾，以寒战、壮热、出汗、定期发作为特征，主要由于感受疟邪所致。古人从实践中观察到本病发生于夏秋季节及山林地带，蚊虫容易滋生繁殖的时候和环境。由于兼感病邪不同，体质强弱各异，阴阳偏盛的不同，所以寒热表现呈种种类型。临床有以证候特点分类的，有以诱发因素和流行特点分类的，名称甚多。从本条以下所论述有关疟疾的证治共

12条，都是属于温疟，表现为湿热偏重的中焦症状。

本条证属于湿热为甚，疟结阳明气分，正气不虚之候。舌白，湿邪在气分，口渴，阳明热甚；烦躁，内热熏蒸；自利，湿热壅塞肠道，初身痛继心下痛，是在表湿热传里结于心下。治用泻心汤。此泻心汤指39条的半夏泻心汤去人参、干姜、大枣、甘草，加枳实、杏仁方。因39条证属阳明暑温形成痞证的中焦气分湿热之候，此条亦属湿热在气分，形成痞结，虽属疟邪，兼见自利，然病则一，故治以同。

［原文］**疮家湿疟，忌用发散，苍术白虎汤加草果主之。**（75）

［提要］疮家湿疟的治法及禁忌。

［阐释］湿疟本不禁温散之剂，然患者有疮，自当别论。疮是血脉的疾患，又多属热毒，血液本亏，再加发散汗出，消耗心液，会致痉病，故以发散为忌。

本证为湿热之疟，以白虎清阳明之热，而利于疮疡；以苍术、白果温脾散湿，此为太阴、阳明合治之法。

苍术白虎汤加草果方（辛凉复苦温法）

即前白虎汤内加苍术、草果。

［原文］**背寒，胸中痞结，疟来日晏，邪渐入阴，草果知母汤主之。**（76）

［提要］疟渐入阴的证治。

［阐释］本条是阳虚患疟，邪将入阴之证。背寒，积劳阳虚之象；胸中痞结，阳明热结湿蕴；疟疾发作的时间逐日延迟，疟邪渐入阴分而成正虚邪盛之证。治疗方法，应用草果知母汤。方以草果温太阴独胜之寒，知母清阳明独胜之热，且草果能使入阴分之疟邪提升到阳分；厚朴佐草果泻中焦之湿热，与姜汁、半夏合用，能开痞结；花粉佐知母生津退热。疟在太阴、阳明脾胃部分，脾胃有病，最怕肝木来乘，所以用乌梅、黄芩清热和肝。

草果知母汤方（苦辛寒兼酸法）

草果一钱五分　知母二钱　半夏三钱　厚朴二钱　黄芩一钱五分　乌梅一钱五分　花粉一钱五分　姜汁五匙（冲）

水五杯，煮取二杯，分二次温服。

［原文］**疟伤胃阳，气逆不降，热劫胃液，不饥不饱，不食不便，渴不欲饮，味变酸浊，加减人参泻心汤主之。**（77）

［提要］疟伤胃阳的证治。

［阐释］本条是疟邪损伤胃阳，同时亦累及胃阴之证，并有胃伤木乘之象。治宜寒热互用的加减人参泻心汤，救胃阳、存胃阴，兼清邪热。

加减人参泻心汤（苦辛温复咸寒法）

人参二钱　黄连一钱五分　枳实一钱　干姜一钱五分　生姜二钱　牡蛎二钱

水五杯，煮取二杯，分二次温服。

［方解］方中人参益气扶正；黄连苦寒清热；干姜、生姜辛温和胃，化湿降逆；黄连、干姜、生姜辛开苦降，以除痞满；枳实理气行滞；牡蛎软坚制酸。共收护阴和阳之效。

［原文］**疟伤胃阴，不饥不饱，不便，潮热，得食则烦热愈加，津液不复者，麦冬麻仁汤主之。**（78）

［提要］疟伤胃阴的证治。

［阐释］疟邪伤了胃阴，出现不饥、不饱、不便等症，这和上条相同，但是又有日晡发热，勉强进食则烦热更加厉害，据此可知这是单纯胃阴受伤的现象，和上条阴阳两伤有所不同。要恢复胃阴，必须采用甘寒药，并加些酸味药，取其酸甘化阴，麦冬麻仁汤正是这样的方剂。

麦冬麻仁汤方（酸甘化阴法）

麦冬（连心）五钱　火麻仁四钱　生白芍四钱　何首乌三钱　乌梅肉二钱　知母二钱

水八杯，煮取三杯，分三次温服。

[方解] 方中麦冬甘寒养胃阴；白芍、乌梅合麦冬酸甘化阴，以复胃阴；火麻仁、何首乌润肠通便；知母清退虚热。

[原文] **太阴脾疟，寒起四末，不渴多呕，热聚心胸，黄连白芍汤主之；烦躁甚者，可另服牛黄丸一丸。**(79)

[提要] 太阴脾疟证治之一。

[阐释] 足太阴脾经的疟疾，发作时，寒冷的感觉先从四肢开始，这是脾主四肢的关系。口不渴，是脾湿不化；多呕恶，是热邪聚在心胸。中土有病，肝木必案，所以用两和肝胃的黄连白芍汤来治疗。本证的特点是热邪偏重，因此把清热的药物用得比较重一些；如果病人感到烦热不安的，可加服牛黄丸 1 丸，预防热厥神昏。

黄连白芍汤方（苦辛寒法）

黄连二钱　黄芩二钱　半夏三钱　枳实一钱五分　白芍三钱　姜汁五匙（冲）

水八杯，煮取三杯，分三次，温服。

[方解] 方中黄连、黄芩苦寒清热；半夏、姜汁辛温化湿，降逆止呕；枳实理气和胃；白芍敛阴；全方辛开苦降，两和肝胃。

[原文] **太阴脾疟，脉濡寒热，疟来日迟，腹微满。四肢不暖，露姜饮主之。**(80)

[提要] 太阴脾疟证治之二。

[阐释] 足太阴脾经的疟疾，证见脉象软细，发冷发热。由于脾土虚寒，所以发作时间逐渐推迟。病人感觉腹都略有胀满，手足部也不温暖。本证的特点是脾阳虚，所以用人参、生姜甘温补正来治疗。药煎成后，应放在露天一宿，取夜露之清肃，以姜能清邪热，虽甘温而不伤阴之效。

露姜饮方（甘温复甘凉法）

人参一钱　生姜一钱

水两杯半，煮成1杯，露一宿，重汤温服。

［原文］太阴脾疟，脉弦而缓，寒战，甚则呕吐噫气，腹鸣溏泄，苦辛寒法，不中与也；苦辛温法，加味露姜饮主之。（81）

［提要］太阴脾疟证治之三。

［阐释］足太阴脾经的疟疾，脉象弦缓，怕冷得发抖，较重的可伴呕吐噫气，肠中鸣响，大便或溏薄或泄泻。本证的特点是脾土虚寒，同时邪气也盛；且脉有弦象，是肝木已乘脾土的征象，治疗除依上法露姜饮外，须加苦辛温之半夏、草果、广皮、青皮等温补太阴，并泄肝木。

加味露姜饮方（苦辛温法）

人参一钱　半夏二钱　草果一钱　生姜二钱　广皮一钱　青皮（醋炒）一钱

水二杯半，煮成一杯，滴荷叶露三匙，温服，渣再煮一杯服。

［原文］中焦疟，寒热久不止，气虚留邪，补中益气汤主之。（82）

［提要］气虚患疟的证治。

［阐释］中焦疟疾，发热发寒，日久不愈，这是气虚不能驱邪外出，致使疟邪内留而造成的，用补中益气汤治疗。

补中益气汤方

炙黄芪一钱五分　人参一钱　炙甘草一钱　白术（炒）一钱　广皮五分　当归五分　升麻（炙）三分　柴胡（炙）三分　生姜三片　大枣（去核）二枚

水五杯，煮取二杯，渣再煮一杯，分温三服。

［方解］方中黄芪补肺固表；人参、炙甘草、白术益气健脾和中；广皮通利气机；当归和血养阴；升麻、柴胡以升举清阳，清升则浊阴降；生姜、大枣调和营卫；诸虚不足，先建其中。

[原文] **脉左弦，暮热早凉，汗解渴饮，少阳疟偏于热重者，青蒿鳖甲汤主之。**（83）

[提要] 少阳疟证治之一。

[阐释] 病人左手脉弦，傍晚开始发热，直到第二天早晨才出而热退，并口渴喜饮水，这是热邪伤阴，属于少阴疟疾中热偏重的类型，所以用青蒿鳖甲汤治疗。

青蒿鳖甲汤方（苦辛咸寒法）

青蒿三钱　知母二钱　桑叶二钱　鳖甲五钱　丹皮二钱　花粉二钱

水五杯，煮取二杯，疟来前，分二次温服。

[方解] 方以青蒿芳香清热透络，引邪外出；鳖甲滋阴退热，入络搜邪；知母、花粉生津清热止渴；丹皮清少阳血分；桑叶轻清发散，透邪清热。共成养阴退蒸，清热透邪之功。

[原文] **少阳疟如伤寒证者，小柴胡汤主之。渴甚者去半夏，加瓜蒌根；脉弦迟者，小柴胡加干姜陈皮汤主之。**（84）

[提要] 少阳疟证治之二。

[阐释] 少阴疟疾出现的脉证和伤寒的少阳证一样寒重热轻，可仍用小柴胡汤治疗。口渴如果较重，是热较盛、阴有损的征象，所以当去半夏之燥，加生津止渴的瓜蒌根。如果脉象弦迟，是寒较重，当加干姜、陈皮温中。

小柴胡汤方（苦辛甘温法）

柴胡三钱　黄芩一钱五分　半夏二钱　人参一钱　炙甘草一钱五分　生姜三片　大枣（去核）二枚

水五杯，煮取二杯，分二次，温服。加减如《伤寒论》中法。渴甚者去半夏，加瓜蒌根三钱。

[方解] 小柴胡汤方系《伤寒论》方剂，柴胡透达少阳半表之邪；黄芩清泄少阳半里之热；半夏、生姜和胃散寒降逆；人参、甘草、大枣扶正达邪。共成和解少阳，和胃降逆之功。

小柴胡加干姜陈皮汤方（苦辛温法）

即于小柴胡汤内，加干姜二钱，陈皮二钱。

水八杯，煮取三杯，分三次，温服。

［**原文**］舌白脘闷，寒起四末，渴喜热饮，湿蕴之故，名曰湿疟，厚朴草果汤主之。（85）

［**提要**］湿疟证治。

［**阐释**］本证是热少湿多之候。舌白脘闷，湿邪所致；寒起四末，湿邪郁遏脾阳，脾阳不能温达四肢故；渴，有热；喜热饮，湿邪在内喜热以开其蕴结。所以治宜用苦辛通降，纯用温开，不必用苦寒。厚朴草果汤方皆由温开之品组成，用治此证颇当。

厚朴草果汤方（苦辛温法）

厚朴一钱五分　杏仁一钱五分　草果一钱　半夏二钱　茯苓块三钱　广皮一钱

水五杯，煮取二杯，分二次，温服。

［**方解**］方中厚朴、半夏、广皮温燥化湿，理气除满；杏仁开肺利气化湿；草果温脾散寒；茯苓块淡渗利湿，使湿邪从小便而去。湿邪一去，诸证得解。

［**原文**］湿温内蕴，夹杂饮食停滞，气不得运，血不得行，遂成滞下，俗名痢疾，古称重证，以其深入脏腑也。初起腹痛胀者易治；日久不痛并不胀者难治。脉小弱者易治；脉实大数者难治。老年久衰，实大小弱并难治；脉调和者易治。日数十行者易治；一二行或有或无者难治。面色、便色鲜明者易治；秽暗者难治。噤口痢属实者尚可治；属虚者难治。先滞后利者易治；先利后滞者难治。先滞后疟者易治；先疟后滞者难治。本年新受者易治；上年伏暑、酒客积热、老年阳虚积湿者难治。季胁少腹无动气疝瘕者易治；有者难治。（86）

［提要］痢疾大纲。

［阐释］本条对痢疾的病因、病机进行了论述，并详细分析痢疾病中各种见证的治疗难易：

（1）病因：①湿热之邪蕴结肠胃；②饮食停滞，如生冷不滞留肠胃。

（2）病机：湿热壅结及饮食停滞使脾胃运化功能减退，气血通受阻，壅塞肠胃，形成滞下。

（3）各种见证施治的难易分析

1）初起腹胀痛易治，日久不痛并不胀者难治：初起腹胀痛是正气不虚，与邪相抗争的表现，所以治疗较容易，祛邪即可。如果痢疾时间已长，并且不痛不胀，是正气衰微，无力与邪抗争，已成正虚邪留之势，治疗就不容易了。

2）脉小弱者易治，脉实大数者难治：脉象小弱是病邪轻微，病势不盛，治疗较易。如果脉实大而数，是病邪重，湿热盛，治疗就不易了。

3）老年久衰，实大、小弱并难治，脉调和者易治：老人或久病体衰，正气皆虚，脉象如见实大是邪气盛，如见小弱是正气衰，无论邪盛或正虚在年老、久病之体都属难治。只有脉象调合，是气血尚协调，病邪不太深重，尚易治疗。

4）日数十行者易治，一二行或有或无者难治：大便次数每日多至几十次的，为病邪与正气均盛，治疗直攻其邪即可。如果大便一天只一二次，或欲解而解不下粪便，这是正气衰惫，就比较难治了。

5）面色、便色鲜明者易治，秽暗者难治：面色和便色鲜明的是病邪尚浅、正气尚充，治疗故易。如若面色、便色秽涩暗滞则是邪已深入而正气已衰，故难治。

6）噤口痢属实者尚可治，属虚者难治：痢疾，饮食不进或呕不能食者，称为“噤口痢”，多为疫痢、湿热痢演变而成。属痢疾中比较严重的证候。多是湿热毒邪蕴结，脾胃两伤。实证者，邪虽盛而正不衰，故尚可治。虚证者，正气虚衰，邪气又盛，治则甚难。

7）先滞后利者易治，先利后滞者难治：湿热病或寒湿证多见先泻而后成痢，是泻轻而痢重。所以由滞而泻是由重而轻，由泄而滞是由轻而重，从疾病的转归方面讲，治疗自然难易不同。

8）先滞后疟者易治，先疟后滞者难治：痢与疟相较，痢为里证，疟属半表半里证。由痢而疟是由里而浅，易治。由疟而痢是由表而里，难治。

9）本年新受者易治，上年伏暑、酒客积热、老年阳虚积湿者难治：当年新受病者，正气尚充，病邪还浅。上年伏暑之邪，病气积聚较久，正气必损，嗜酒之人素体温热较盛，期疾本为湿热之邪，内外湿热交炽难解，老年阳气虚衰，温邪积聚，成正虚邪盛之候，所以治疗上难易自然不同。

10）季胁、少腹无动气疝瘕者易治，有者难治：动气，指在季胁部或脐旁少腹部的筑筑跳动的一种症状。若有动气、疝瘕、痞块是病邪聚结或有其他并发病症，这就难治了。没有这些，是病势单纯，相比之下较为易治。

综观以上，可见其难易的判断，依于两点：①邪之浅深　邪气轻浅或向外的易治，邪气深重或向里的难治。②正气强弱　正盛邪轻的易治，正衰邪重的难治。

［原文］自利不爽，欲作滞下，腹中拘急，小便短者，四苓合芩芍汤主之。（87）

［提要］四苓合芩芍汤证——痢之欲成。

［阐释］本证是湿热郁滞，将要形成痢疾，并已初现痢疾之状的病候。自利不爽，泄泻多快利，属寒或湿，伤脾之阳；利而不爽，是湿热交炽而郁滞。若湿热交炽于肠道不解，非成痢疾不可。腹中拘急，湿热积滞；腹中不舒，呈痢疾初起之状；小便短，水不走小肠而走大肠，清浊不泌，湿愈盛，二症为痢欲成之前兆。

痢之欲成之际，施治尤为重要。吴氏在自注中对痢疾治疗的原则，提出精辟见解：

（1）初起可用分利之法，久痢则不可用之：痢疾初起是湿热积滞，可采用多途分利的方法祛其湿、导其滞。可用：①宣气分，使气机畅而湿邪化；②清积滞，导积清滞使湿邪开；③开支河，即利小便使湿从尿出而大便成形。如果久痢，其阴必伤，不可用此法，可随证施治。

（2）治痢无汗、利、下、补之禁，可汗则汗，可利则利，可下则下，可补则补：治痢全以其证候所见而论治，不可先存成见禁忌于胸中。若痢而兼表，治则兼汗；初起自当分利，积滞甚则可用下，经有“通因通用”之明训；若久痢，若虚寒，则又非温补不可。此治之大则，何仅痢哉！

四苓合芩芍汤方（苦辛寒法）

苍术二钱　猪苓二钱　茯苓二钱　泽泻二钱　白芍二钱　黄芩二钱　广皮一钱五分　厚朴二钱　木香一钱

水五杯，煮取二杯，分二次温服，久痢不在用之。

［**方解**］本方是四苓散和芩芍汤组成的复方。

“五苓”是利水总剂。无表证而去桂枝名“四苓”，治大便下利，小便不利，非常有效，以苍术易白术取其芳香化湿不满中，这是针对本证的“自利”“小便短”诸状。

芩芍汤以白芍平抑肝阳，和阴止痛，黄芩清肠，广皮、厚朴、木香通导消滞。这是针对本证的“不爽，欲作滞下，腹中拘急”诸状。

二方相合，利小便、宣气分、清积滞，成诸途分利其湿之剂。但本方利水、宣导，于阴分有伤，只可用于痢欲成、阴未伤，而不可用于久痢。

［**原文**］**暑湿风寒杂感，寒热迭作，表证正盛，里证复急，腹不和而滞下者，活人败毒散主之。**（88）

［**提要**］活人败毒散证——内外合邪。

［**阐释**］此证是中气不足，患表里合邪之候：

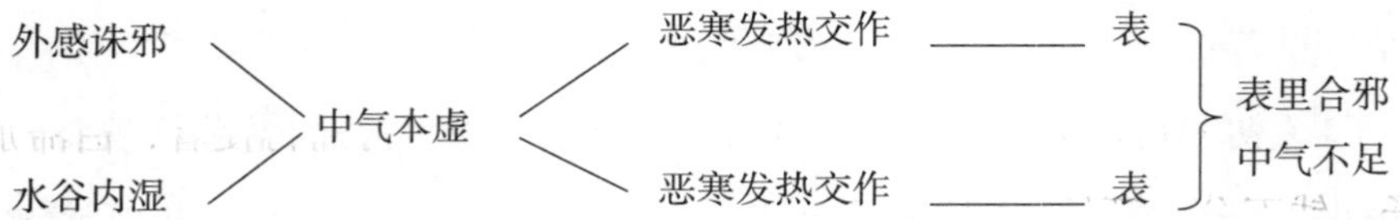

治当扶正助坤阳，解表除寒热。

活人败毒散（辛甘温法）

羌活　独活　茯苓　川芎　枳壳　柴胡　人参　前胡　桔梗以上各一两　甘草五钱

共为细末，每服二钱，水一杯，生姜三片，煎至七分，顿服之。热毒冲胃噤口者，本方加陈仓米各等分，名仓廪散，服法如前，加一倍。噤口属虚者勿用之。

［**方解**］本方是朱肱《活人书》中的一张方剂，原名“人参败毒散”，剂型、药味、用量均同原方。功能益气发汗，扶正败毒，是治疗四时感冒的有效良方，临床上对于疟疾、痢疾、疮疡等兼见风寒暑湿表证者也多应用。

方中以人参为主药，扶助正气。正气充才有驱邪的力量，辅以羌活、独活、柴胡、前胡及川芎，从半表半里之处领邪外出；又以枳壳宣中焦之气，茯苓利中焦之湿，桔梗开肺与大肠之气，甘草调合诸药。总的是使下陷的中气举之向上，虽不治疗痢疾，却是对痢疾根源的调治。本方在风湿门中，虽然用处较多，但湿不兼风而兼热的，就不合适；若系温热病就更不能轻易使用了。

［**原文**］**滞下已成，腹胀痛，加减芩芍汤主之。**（89）

［**提要**］加减芩芍汤证——痢之初成。

［**阐释**］便下黏滞，见黏液脓血，腹都胀痛，这是湿热痢疾初起。滞下初成，正气尚充，邪为湿热，蕴滞肠道，所以治疗一以苦寒清热燥湿兼通滞，用加减芩芍汤。

加减芩芍汤方（苦辛寒法）

白芍三钱　黄芩二钱　黄连一钱五分　厚朴二钱　木香（煨）一钱　广皮二钱

水八杯，煮取三杯，分三次温服。忌油腻生冷。

肛坠者，加槟榔二钱。腹痛甚欲便，便后痛减，再痛再便者，白滞加附子一钱五分，酒炒大黄三钱；红滞加肉桂一钱五分，酒炒大黄三钱，通爽后即止，不可频下。如积未净，当减其制，红滞加归尾一钱五分，红花一钱，桃仁二钱。舌浊脉实有食积者，加楂肉一钱五分，神曲二钱，枳壳一钱五分。湿重者，目黄舌白不渴，加茵陈三钱，白通草一钱，滑石一钱。

［**方解**］方中白芍养血和营、缓急止痛；黄芩、黄连清热燥湿；厚朴、木香、陈皮行气化滞。肛坠者，为气滞较重，故加槟榔以行气。腹痛甚欲便，便后痛减，再痛再便，是兼寒积之象，白痢为气寒气滞故加附子、酒炒大黄；红痢为血寒而滞，故加肉桂、酒炒大黄。如积未净，不可过用温下，当减轻其药力。红痢加归尾、红花、桃仁以活血。花以活血。舌浊脉实有食积者，故加楂肉、神曲、枳壳以行气消食。湿重兼目黄舌白不渴，故加茵陈、通草、滑石，以清热利湿退黄。

［**原文**］**滞下湿热内蕴，中焦痞结，神识昏乱，泻心汤主之。**（90）

［**提要**］泻心汤证——痢之致痞。

［**阐释**］本证湿热内蕴，阻滞中焦，气机失畅，酿成了中焦痞结，热邪上扰神明，致使神识昏乱。湿热结聚已成主要矛盾，故以泻心汤泻痞开结。

查前无泻心汤原方，加减之方又不止一个；细按本证，当指中焦部分39条下的半夏泻心汤去人参、干姜、大草、甘草加枳实、杏仁方。方中以半夏、枳实开气分之湿结，黄连、黄芩开气分之热结，杏仁宣肺与大肠之气。病在气分，全从气治，痞泻结散，滞自止而神自清。

［**原文**］**滞下红白，舌色灰黄，渴不多饮，小溲不利，滑石藿香汤主之。**（91）

［**提要**］滑石藿香汤证——暑湿内阻。

［**阐释**］此证属暑湿内阻之候。滞下红白，湿热积滞在内；舌色灰黄，灰为湿，黄为热，湿热在里，阻于气分；渴不多饮，湿热交争故，小溲不利，湿热注于膀胱。整个证候虽现积滞，其原因在暑湿。治从其本，暑湿求之。辛宣淡渗，芳香利窍，暑湿清，积滞去，所以用滑石藿香汤治疗。

滑石藿香汤方（辛淡合芳香法）

飞滑石三钱　白通草一袋　猪苓二钱　茯苓皮三钱　藿香梗二钱　厚朴二钱　白蔻仁一钱　广皮一钱

水五杯，煮取二杯，分二次服。

［**方解**］方中藿香梗、白蔻仁、厚朴、广皮芳香利窍；滑石、通草、猪苓、茯苓皮淡渗利湿。

［**原文**］**湿温下利，脱肛，五苓散加寒水石主之。**（92）

［**提要**］五苓散加寒水石证——下利脱肛。

［**阐释**］由于湿热之邪下注而泻下次数过多造成脱肛，治疗上首先要止利，止利则肛收；利不止则肛绝难收。利由湿热下注，水走大肠所致。所以利小便以祛湿，清热以去火，湿去利自止，利止肛自收。五苓散为利湿行水之剂，加寒水石以助清热泻火。

此法只可用于湿热在气分的实证。若久痢不可用。若气虚、久虚、虚寒诸因所致脱肛更不在此例。

五苓散加寒水石方（辛温淡复寒法）

即于五苓散内加寒水石三钱，如服五苓散法，久痢不在用之。

上六条为痢疾之属于温热者，其证治比较如下。

温热→中焦

- 欲成滞下 —— 四苓合芩芍汤：苍术、猪苓、茯苓、泽泻、白芍、黄芩、广皮、厚朴、木香。
- 滞下已成 —— 加减芩芍汤：白芍、黄芩、黄连、厚朴、木香、广皮。
- 滞下兼表盛 —— 活人败毒散：羌活、独活、茯苓、川芎、枳壳、柴胡、人参、前胡、桔梗、甘草。
- 滞下兼痞 —— 泻心汤：半夏、黄连、黄芩、枳实、杏仁。
- 滞下湿重 —— 滑石藿香汤：滑石、通草、猪苓、茯苓皮、藿香梗、厚朴、白寇仁、广皮。
- 下利脱肛 —— 五苓散加寒水石：五苓散、寒水石。

据此可以看出湿热痢疾的论治规模，欲成未成，利湿兼宣通，湿去则热痢不成。已成则清热燥湿兼并调气温通，兼表则疏散表邪，成痞则通痞导滞而清热燥湿，湿重者以利湿为主，因下利而脱肛者，只治其利。

[**原文**] **久痢阳明不阖，人参石脂汤主之。**（93）

[**提要**] 人参石脂汤证——阳明不阖。

[**阐释**] 本条属久痢阳明虚证。太阳为开，主一表之阳；阳明为阖，主在里之阳。长久泻痢，中阳大虚，阳明不能敛阳而为之闭阖，使痢愈不止。证属虚寒不固，以人参石脂汤行“堵截阳明”之法。

人参石脂汤方（辛甘温合涩法，即桃花汤之变法也）

人参三钱　赤石脂（细末）三钱　炮姜二钱　白粳米（炒）一合

水五杯，先煮人参、白米、炮姜令浓，得二杯，后调石脂细末和匀，分二次服。

[**方解**] 本方由《伤寒论》桃花汤而来。桃花汤由赤石脂、干姜、粳米组成，重在温涩，以治虚寒下利便脓血证。本方治久痢阳明失阖，加人参以扶正固元，其效更佳。

[**原文**] **自利腹满，小便清长，脉濡而小，病在太阴，法当温脏，勿事通腑，加减附子理中汤主之。**（94）

[**提要**] 加减附子理中汤证——寒湿自利。

[**阐释**] 本证是寒湿困脾，脾阳不足，虚寒性下利。自利，湿邪在肠；小便清长，寒邪；脉濡小，湿而阳困；腹满，寒滞不运。治疗以温中通运，千万不可用苦寒药以通胃腑，所以用加减附子理中汤治疗。

加减附子理中汤方（苦辛温法）

白术三钱　附子二钱　干姜二钱　茯苓三钱　厚朴二钱

水五杯，煮取二杯，分二次温服。

［原文］**自利不渴者属太阴、甚则哕（俗名呃忒），冲气逆，急救土败，附子粳米汤主之。**（95）

［提要］附子粳米汤证——中阳欲败。

［阐释］本条是太阴寒湿伤阳、阳气欲败的危证。自利不渴，属太阴寒湿；哕，属胃虚之呃，其声短频无力，为中阳将败之兆。治宜急扶将败之脾阳，驱上逆之浊阴，用附子粳米汤来治疗。

本条与上条相比，同属虚寒湿邪，上条虚中有实，腹满是也，故通而补之。本条真阳欲败，绝不可通，故守而补之。

附子粳米汤方（苦辛热法）

人参三钱　附子二钱　炙甘草二钱　粳米一合　干姜二钱

水五杯，煮取三杯，渣再煮一杯，分三次温服。

以上三条，为利之虚寒三证，其分析如下

共同病机是中阳不足，脾胃虚寒。但虚、寒、湿三者侧重不同。

人参石脂汤证：虚寒为主。久痢伤阳，由虚而寒。故以人参补虚，炮姜祛寒，赤石脂温涩，粳米益胃，共成堵截阳明之势。

加减附子理中汤证：寒湿为主。寒盛湿重，困太阴脾。故以白术温补，祛寒燥湿；姜、附祛寒回阳扶中；苓、朴温通而除湿祛满。

附子粳米汤证：以虚为主，真阳将败，其证最危，故以人参为君，佐以姜、附回阳救逆，更加炙草温补，粳米益胃，纯用守补。

［原文］**疟邪热气，内陷变痢，久延时日，脾胃气衰，面浮腹膨，里急肛坠，中虚伏邪，加减小柴胡汤主之。**（96）

［提要］加减小柴胡汤证——疟陷成痢。

［阐释］疟邪之气，向里内陷，由浅入深形成痢疾。其内陷的主要原因是中气虚衰。病程拖延日久不解，中气不运，湿滞气机，出现面浮腹膨，中气下陷，湿邪下注，造成里急肛坠。证属中气已虚，病邪伏里，治宜使内陷之邪外达，采用喻嘉言的逆流挽舟法，提之而使内陷之邪出，方用加

减小柴胡汤。方中柴胡从里达表，能引邪外出，同黄芩合用，可两和阴阳之邪，以人参、谷芽宣辅胃阳，丹皮、当归、芍药内护三阴；谷芽能升，行气分之滞；山楂能降，行血分之滞，总成扶正祛邪之效。

加减小柴胡汤（苦辛温法）

柴胡三钱　黄芩二钱　人参一钱　丹皮一钱　白芍（炒）二钱　当归（土炒）一钱五分　谷芽一钱五分　山楂（炒）一钱五分

水八杯，煮取三杯，分三次温服。

［原文］ **春温内陷下痢，最易厥脱，加减黄连阿胶汤主之。**（97）

［提要］ 加减黄连阿胶汤证——内陷伤阴。

［阐释］ 本条是热邪内陷，伤阴成痢之候。

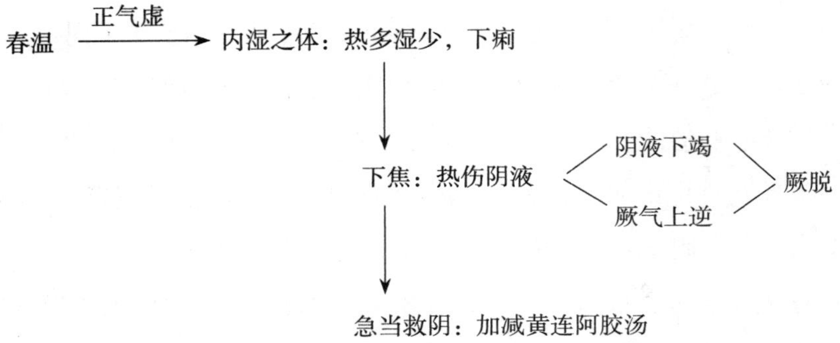

春温是温热之邪，本不兼湿，所以成痢者，是体之湿。外之与内之湿合而成痢，然外热为主，其入下焦灼伤阴液，故当救阴。

加减黄连阿胶汤（甘寒苦寒合化阴气法）

黄连三钱　阿胶三钱　黄芩二钱　炒生地四钱　生白芍五钱　炙甘草一钱五分

水八杯，煮取三杯，分三次温服。

［方解］ 救阴不外“坚阴”和“育阴”两法，黄连坚阴，阿胶育阴，因此合而名黄连阿胶汤。黄芩助黄连的坚阴作用，白芍、生地黄助阿胶的育

阴作用。二者配合，起到协同作用。再加炙甘草调和诸药，故能治疗阴虚欲脱的痢疾。

所谓“坚阴”“育阴”，为救阴中的不同两法；坚阴，即使阴坚固。指固肾精、平相火。相火妄动、肾气不固而遗泄；热邪伤阴，均可用苦药平火清热，使阴不受损，谓之坚阴，即保护之义。育阴，孕育、滋养阴液，有补充之义。

［原文］**气虚下陷，门户不藏，加减补中益气汤主之。**（98）

［提要］加减补中益气汤证——内陷伤气。

［阐释］由于久泻久痢，中气大伤，失去固摄作用，虚而下陷，致使下焦门户失于闭藏，以致便泻或痢下不止。证本在虚，虚在气，治必升补，用加减补中益气汤。

加减补中益气汤（甘温法）

人参二钱　黄芪二钱　广皮一钱　炙甘草一钱　归身二钱　炒白芍三钱　防风五分　升麻三分

水八杯，煮取三杯，分三次温服。

［方解］方以人参、黄芪，炙甘草补中益气；广皮理气和胃，使补而不滞；归身、白芍养血；防风醒脾，增强参、芪益气之力；升麻升举清阳。共成补中益气，升举清阳之功。

［原文］**内虚下陷，热利下重，腹痛，脉左小右大，加味白头翁汤主之。**（99）

［提要］加味白头翁汤证——湿热内陷。

［阐释］此条也属内陷，但以热邪为主，与上两条不同。热利，协热下利，尚未成滞；下重，热迫湿注，欲成滞下；腹痛，湿热内滞，脉左小右大，右为肺脾，左为心肝，有表里上下气血之异，右大是邪从中上气分肺脾来，左小是邪结下焦。坚结不散之象，治疗宜用加味白头翁汤。

加味白头翁汤（苦寒法）

白头翁三钱　秦皮二钱　黄连二钱　黄柏二钱　白芍二钱　黄芩三钱

水八杯，煮取三杯，分三次服。

［**方解**］白头翁汤是《伤寒论》中治疗湿热利的名方，以白头翁透发下陷之邪，使从上而出，又能清热燥湿；秦皮清肝热，黄连清肠热，黄柏渗湿清热。这里又加入黄芩清肠胃之热，芍药通调血中之气，成“加味白头翁汤”，以治热利更加贴确。

以上四内陷证，各有不同，当注意鉴别。

四内陷证对比简表

	病机	方药
疟由表入里痢	中虚伏邪	加减小柴胡汤：柴胡、黄芩、人参、丹皮、白芍、当归、谷芽、山楂
春温阴虚痢	热陷伤阴	加减黄连阿胶汤：黄连、阿胶、黄芩、炒生地黄、白芍、炙甘草
湿热气虚久利	气虚失统	加减补中益气汤：人参、黄芪、广皮、当归身、炙甘草、白芍、防风、升麻
湿热气虚兼利	湿热下注	加味白头翁汤：白头翁、秦皮、黄连、黄柏、黄芩、白芍

从上表可以看出：

（1）四内陷证，首条属中焦之病，而后三条则属下焦之疾。

（2）各证病机的特点：①虚中有实；②热盛伤阴；③气虚为主；④湿热为主。

（3）用药上：①有补有散，仍从和解，使邪返表；②苦寒清热坚阴合甘寒凉血育阴；③升补中气，佐以育阴；④清热燥湿，透发内陷之邪。

以上十四条论述痢疾的证治，首先论述了痢疾纲领，依次分别论述了湿热痢疾、虚寒痢疾及内陷成痢的证治，其中包括有泄泻（自利）的证治，基本具备了痢疾论治的规模。

痢疾是以腹痛、里急后重、痢下赤白脓血为特征的肠道传染病。本病的发生与饮食和时令有密切的关系：①饮食不洁，恣食生冷，导致脾胃损伤，湿滞内停；②夏秋湿热偏盛，如脾运不健，中气内虚，外湿与内湿交阻而致。其病理变化主要是湿邪损伤脾阳，气机失运，病位在肠。临床可分为湿热痢、虚寒痢，但以湿热痢为多见，还有传染性较强的疫毒痢。若失治、误治，体虚久病可致种种变证，如噤口痢、休息痢等。临床以湿热痢疾最为多见，就是虚寒痢也多由湿热痢日久不解，转变而成。疫毒之痢来势急暴，当及早治疗。

现代医学把痢疾分为两种，包括由痢疾杆菌引起的以结肠化脓性炎症为主要病变的“细菌性痢疾”，和由阿米巴原虫引起的以痢疾症状为主的“阿米巴痢疾”。中医则把二者统称为痢疾，以临床的证候辨别为治疗依据。一般来说，菌痢多属中医的湿热痢疾和疫毒痢疾，其中疫毒痢多属中毒性菌痢。而急性菌痢因失治、误治而迁延不愈，多成为“休息痢”或“久痢”，变为虚寒性质或虚热性质。阿米巴痢疾多属中医的“血痢”，或反复发作、久延不愈的“休息痢”。临床治疗，从辨证着手，以证候为依据，或清热，或温中祛湿，或解毒或补益，随证而设，并无定见。

至于痢疾与泄泻的关系，这是既有相同之处又各具特点的两种病证。泄泻，指排便次数增多，粪便稀薄，甚至泻出如水样，不同于痢疾的滞下赤白脓血。但二者均以湿为主。临床上往往先泄泻而后成痢疾，或痢中有泻；一般的是泻轻痢重，但不尽然。

［原文］ **燥伤胃阴，五汁饮主之，玉竹麦门冬汤亦主之。**（100）

［提要］ 燥伤胃阴的治疗。

［阐释］ 燥邪损伤胃阴，当有口舌干燥等见症，治宜甘寒滋燥养液。可用五汁饮治疗，也可用玉竹麦门冬汤治疗。

玉竹麦门冬汤（甘寒法）

玉竹三钱　麦冬三钱　沙参二钱　生甘草一钱

水五杯，煮取二杯，分二次服。土虚者，加生扁豆。气虚者，加人参。

［方解］ 方用玉竹养胃生津；麦冬、沙参滋阴润燥；甘草甘寒和中。

［原文］**胃液干燥，外感已净者，牛乳饮主之。**（101）

［提要］胃燥不兼外感的治疗。

［阐释］胃中津液被燥气劫灼而干燥，外感症状已消，可用牛乳以津血养津血的方法来治疗。

牛乳饮（甘寒法）

牛乳一杯

重汤炖熟，顿服之，甚者日再服。

［原文］**燥证气血两燔者，玉女煎主之。**（102）

［提要］燥证气血两燔的治疗。

［阐释］燥证出现气血两燔，可见高热、烦渴、舌绛而干诸症，用清滋气血的玉女煎来治疗。

四、下焦温病证治

［原文］**温风、温热、温疫、温毒、冬温，邪在阳明久羁，或已下，或未下，身热面赤，口干舌燥，甚则舌黑唇裂，脉沉实者，仍可下之；脉虚大，手足心热甚于手足背者，加减复脉汤主之。**（1）

［提要］下焦温热病提纲。

［阐释］

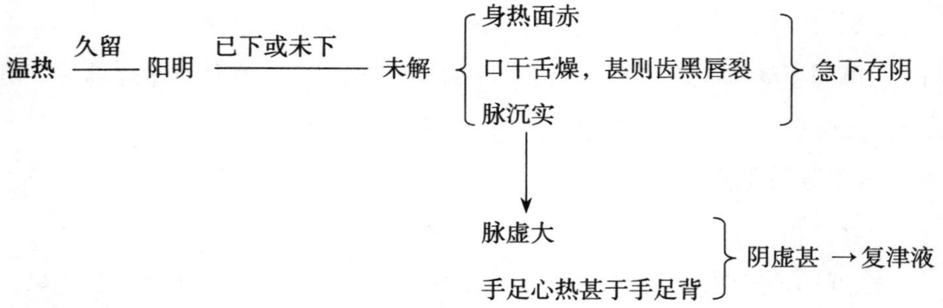

温热之邪久留阳明的转归

（1）急下存阴证：热邪久留阳明，虽阴津大耗，但阳明实证仍在，此时不可轻用下焦之法，仍应按中焦实证急用下法，清热除结以保津液。

（2）复脉证：热邪久留阳明，阴津大耗，已无结粪，主要表现是阴虚发热，此则决不可下，当以急复津液为务。

上二证，一属中焦，一属下焦；一属实证，一属虚证，二者的鉴别全在脉象的沉实与虚大。

加减复脉汤方（甘润存津法）

炙甘草六钱　干地黄六钱　生白芍六钱　麦冬（不去心）五钱　阿胶三钱　麻仁三钱

水八杯，煮取三杯，分三次服。剧者加甘草至一两，地黄、白芍八钱，麦冬七钱。日三，夜一服。

［**方解**］本方是由《伤寒论》中的炙甘草汤加减而来，因仲景原方下云“一名复脉汤”，故此名加减复脉汤。复脉汤原方由炙甘草、生姜、人参、生地黄、桂枝、麦冬、麻仁、大枣并清酒组成，是通阳复脉、滋阴补血、兼调脾胃之剂。用来治疗阴液耗伤的下焦温病，就要减去其中的辛温阳药，如人参、桂枝、生姜、大枣及清酒，而加入和阴的白芍。虽仍以炙甘草为君，但其量与生地黄、白芍等同，则重在益阴可知，以炙甘草在大队滋阴药中益气复脉助阳。这样由原方的阴阳双补，改为专益阴津。

1. 说明

（1）生地黄的使用：地黄有三种，主要由于炮制方法不同而功用有异。①鲜生地：鲜地黄未经晒干者，可入药煎煮，也可捣汁用。其性味甘凉，能清上、中焦之热，保津存液。②生地黄：即干地黄指地黄制干者，其寒凉性能已经缓和，所以本草说它性味甘平，能滋阴益液。③熟地黄：由干地黄经过蒸晒而成，其性味甘温，能补益阴血，本方吴氏强调要使用干生地黄。

（2）关于麻仁之争：柯韵伯认为《伤寒论》炙甘草汤中的麻仁是“枣仁”之误，细推原证，其说有理。可在温病中取麻仁的甘润益气去燥之效，故以用麻仁为当。

2. 临证加减

本方是温病进入下焦阶段的代表方剂，其变化甚多，主要的有：

（1）对于阳气欲脱者，可去润下的麻仁，加镇摄的龙骨、牡蛎，为救逆汤。

（2）脉虚欲散的可仍加入人参。

（3）大便溏者，去麻仁加牡蛎，为一甲复脉汤。

（4）欲成痉厥者，加牡蛎、鳖甲，为二甲复脉汤。

（5）心悸不安，甚则疼痛的加牡蛎、鳖甲、龟甲，为三甲复脉汤。

［原文］ 温病误表，津液被劫，心中震震，舌强神昏，宜复脉法复其津液，舌上津回则生；汗自出，中无所主者，救逆汤主之。（2）

［提要］ 温病误表的证治。

［阐释］ 温病忌汗，因温邪伤阴，误用汗法，更伤其阴。本证就是在温病治疗中，错误地运用了辛温发汗，汗出过多，津液被损耗而形成的。心中震震，心气因汗而伤，心阳不足而致心中悸动不安；舌强神昏，阴津被耗，心液不足，失于濡润而致。证若仅此，用复脉法恢复其津液即可。若同时还见汗自出，中无所主，这是阴耗太甚，阳无依附，阳气耗散欲脱之兆。仅益阴是不够的，应加镇摄，用救逆汤治疗。若脉象出现虚大欲散，则是阳气外脱的预兆，必须加人参以挽救欲脱之阳。

救逆汤方（镇摄法）

即于加减复脉汤内去麻仁，加生龙骨四钱，生牡蛎八钱，煎如复脉法。脉虚大欲散者，加人参二钱。

［方解］ 本方取加减复脉汤滋补真阴，去火麻仁之滑润，以护中焦之津，加龙骨、牡蛎潜阳敛汗，以守上焦之液。若脉虚散大，为气虚欲脱之象，故加人参以补气固脱。

［原文］ 温病耳聋，病系少阴，与柴胡汤者必死，六七日以后，宜复脉辈复其精。（3）

［提要］温病耳聋的辨治。

［阐释］“耳聋”出现于伤寒和出现于温病，其机理不同，治疗自然就不同了。

（1）伤寒少阳证的耳聋：伤寒之邪，在少阳为半表半里，寒热互见，邪热上扰，出现耳聋。小柴胡为和解表里、寒热并用、攻补兼施之剂，上扰之热得清，耳聋得除。

（2）温病耳聋：温病中的耳聋，系少阴肾水损伤，肾之精液不能上承其空窍，属“精脱耳聋”。若见于温病六七日之后，多属邪热不甚而阴虚火炎的下焦范围，只可用复脉之类益其精，而绝不可用小柴胡汤。

［原文］**劳倦内伤，复感温病，六七日以外不解者，宜复脉法。**（4）

［提要］两感温病的治疗。

［阐释］过度劳累，精气已伤之体，再感受温热外邪，使阴液又伤，形成气阴两伤、内外两感之证。若在初起，或有可驱邪之机，到六七日之后病尚未解的，正虚不能达邪成为矛盾的主要方面。宜用复脉法扶正。服二三贴后，身不热而倦甚，是正气未复，应在加减复脉汤内仍加人参。

［原文］**温病已汗而不得汗，已下而热不退，六七日以外，脉尚躁盛者，重与复脉汤。**（5）

［提要］温病误用汗、下后的证治。

［阐释］温热病，已用汗法而不得汗，可见邪不在表；已用下法而热不得退，邪又不在阳明。这表明邪已深入下焦阴分了。汗、下攻伐无过，当属误治。病已至六七日后，脉象还燥急强盛，一方面表明病邪并没有被药物抑制而减弱；另一方面表明正气尚充与邪相争，这时的治疗方法宜用重剂加减复脉汤以扶正祛邪。

［原文］**温病误用升散，脉结代，甚则脉两至者，重与复脉，虽有他**

证，后治之。（6）

［提要］温病误用升散的证治。

［阐释］升散之品，耗气伤阴。温热病邪本易损伤阴液，再误以升散，心气、心阴受耗，脉至结代或仅两至，是心阴欲竭的危证，当急以重剂复脉治疗为先，他症皆为次要，纵有也在心阴恢复以后再予治疗。

［原文］**汗下后，口燥咽干，神倦欲眠，舌赤苔老，与复脉汤。**（7）

［提要］温病汗下后伤阴的证治。

［阐释］本证是温病施用发汗或攻下之后，肾阴虚损的见证。口燥咽干，阴津亏损，不能上承；神倦欲眠，同少阴证的“但欲寐”，是少阴津液损耗的缘故；舌赤苔老，阴虚有热、津亏，治用加减复脉汤甘润存津。

［原文］**热邪深入，或在少阴，或在厥阴，均宜复脉。**（8）

［提要］热邪深入下焦的治则。

［阐释］热邪深入下焦，无论是少阴经，还是厥阴经，都应用复脉法治疗。这是因为，肾水生肝木，肝凝血，肾藏精，精血互生，故有“肝肾同源”说。因乙属木为肝，癸属水为肾，又有“乙癸同源”说，这是说明肝和肾在生理上密切相连。如肝的疏泄条达和调节血量的功能必须依赖肾阴的滋养；肾阴的再生，又须通过肝的疏泄而入藏于肾。在病机上密切相关，肾损则肝亦损，肝伤则肾亦伤。况又肝肾同属下焦，复脉益阴，通补肝肾，凡热邪伤阴，无论肝肾，均以复脉。

［原文］**下后大便溏甚，周十二时三四行，脉仍数者，未可与复脉汤，一甲煎主之；服一二日，大便不溏者，可与一甲复脉汤。**（9）

［提要］下后便溏的治疗。

［阐释］本法指出，泻下法使用后，大便明显稀溏，一昼夜大便三四次，脉象仍然见数，复脉汤是不适宜的，应用一甲煎治疗。服一二天后，

大便已不稀，可用一甲复脉汤治疗。此证虽也属阴虚，但有下焦不固，余热不清之异，故变通复脉法。

三个重点问题

（1）为何不可与复脉：温病泻下之后，便不当溏；若属阴虚，更无便溏之理。今下后反而大便溏，其变不出两端：①其人阳素虚，攻下伤阳，阳气愈虚，以致下焦失固；②误下或下之太过，使气下流，将欲亡阴。无论那端，均有欲脱之虞。而复脉本为滋阴而设，属润滑之剂。用于此证，非但于正无益，而必损已虚之阴，使滑脱更甚。

（2）为何当用一甲煎：一甲煎指一味牡蛎，独用大剂，力专而宏，共入肝、肾，其性咸涩微寒，其功有三：①益阴：本证阳虚为主，其能益之；②固涩，便溏不固，用之能涩大便；③清热：牡蛎清热而尤长于清虚热；本证脉数，余热不尽，虚热而已。

（3）便既不溏，为何仍不能用复脉原方：复脉原方，一派滋阴柔腻之品，更兼麻仁之滑润，原本便溏，虽用一甲使止，若用复脉，恐大便又溏，故把复脉略为变通，去其滑润之麻仁，加之涩敛之牡蛎，成一甲复脉汤。

注：凡称“复脉汤”，非指仲景复脉汤原方，均指本书的“加减复脉汤”而言。

一甲煎（咸寒兼涩法）

生牡蛎二两（碾细）

水八杯，煮取三杯，分温三服。

一甲复脉汤方

即与加减复脉汤内，去麻仁，加牡蛎一两。

［**方解**］方以加减复脉汤滋养真阴，去麻仁之滑润，加牡蛎之涩，以阴收下。

［**原文**］**下焦温病，但大便溏者，即与一脉甲复汤。**（10）

［**提要**］一甲复脉汤证。

[阐释] 温病深入下焦，耗阴伤液，以救阴为急，所以复脉为下焦的基本法规。只要大便稀溏，便去麻仁加牡蛎，固涩防泄以益阴。即一甲复脉汤证是：复脉证而见便溏者。

[原文] *少阴温病，真阴欲竭，壮火复炽，心中烦，不得卧者，黄连阿胶汤主之。*（11）

[提要] 黄连阿胶汤证。

[阐释] 复脉诸条，均属邪少正虚，为温热之邪深入下焦的正治常法。本条证则有不同。阴虚虽同，但邪火尚盛。心肾失交，水火不济，致使心烦不眠。所以用芩、连请邪火之炽，用胶、芍滋肾阴之竭，鸡子黄滋养中焦，交通心肾。

吴氏于自注对"不寐证"作了精辟阐述：首先指出阴阳互根、阴平阳秘是人体正常休作的条件。阳气入于阴则睡眠，阴阳和合，相对稳定性最大，消耗最低，代谢最慢；阳出于阴，或阴出于阳则觉醒，阴阳相对平衡，但在一定范围内阴消阳长、阳消阴长，消耗较大，代谢较快。其次指出不寐的根源在于"阴阳失交"，并分为三种类型：①阴从下脱：阴，主要指肾阴。其在下，上济心火。若肾阴虚衰，失于上济，阴从下脱，心火相对亢奋，阳不得入于阴，何以成寐！此不寐在于心火之旺。②阳从上脱：阳，主要指心火。其在上，下温肾水，水火既济，心阳不亢，肾水不寒。若因邪热致心火亢盛，炎于上而与肾阴相脱，心火上亢浮越，难以入肾，何以成寐！此不寐在于心火之旺。③阴阳交脱：阳亢于上，阴脱于下，阴阳交脱，寐更难成！此不寐则在于心火盛、肾水虚。所以治不寐证，有滋阴者，是阴从下脱；有清火者，是阳从上脱；有兼之者，是阴阳交脱。

本条证则属阴阳交脱型。故以芩、连清上脱之阳，去复炽之壮火；胶、芍滋下脱之阴，济欲竭之水，更以鸡子黄，滋于中而交通上下。

黄连阿胶汤方（苦甘咸寒法）

黄连四钱　黄芩一钱　阿胶三钱　白芍一钱　鸡子黄二枚

水八杯，先煮三物，取三杯，去滓，内胶烊尽，再内鸡子黄，搅令相得，日三服。

［原文］**夜热早凉，热退无汗，热自阴来者，青蒿鳖甲汤主之。**（12）

［提要］青蒿鳖甲汤证。

［阐释］本证发热，是发自阴分的虚热。夜间发热，次日早晨热退，这种阴时发热乃血分热邪。热退时没有汗出，可知邪未从表而出，仍归于阴分，其发热之邪亦来自阴分，此候是邪入厥阴，不能从少阳转出之证，既不可用复脉纯滋其阴，亦不可用黄连阿胶养阴清火，当以透邪清热，养阴凉血。

青蒿鳖甲汤方（辛凉合甘寒法）

青蒿二钱　鳖甲五钱　细生地四钱　知母二钱　丹皮三钱

水五杯，煮取二杯，日再服。

［方解］本方为养阴透热之剂，用于温病后期，余热未尽，阴液耗伤，邪热留伏阴分所致的“夜热早凉，热退无汗”证。方中鳖甲直入阴分，滋阴退热；青蒿芳香，透邪热外出。共为主药。生地黄、知母养阴清热；丹皮凉血泻热，均为辅药，共成养阴透热之效。本方对于肺痨骨蒸、其他阴虚发热，均可应用。

前中焦部分第83条也有一青蒿鳖甲汤，其治“脉左弦，暮热早凉，汗解渴饮，少阳疟偏于热重者”。二方均以“夜热早凉”为症，但前者邪在少阳偏于表分，症见有汗；此则在厥阴偏于血分，症见无汗。所以前方有桑叶之清表热，花粉之滋阴以除在气分之“渴饮”；本条无此二味，而有凉血之生地。

［原文］**热邪深入下焦，脉沉数，舌干齿黑，手指但觉蠕动，急防痉厥，二甲复脉汤主之。**（13）

［提要］二甲复脉汤证。

［阐释］热邪深入下焦，除肾阴耗竭已甚外，见手指微微擎动的现象，这是将要发生痉厥的预兆。本证与复脉证相比，增加了阳亢风动之象，非单用复脉所堪任，必以二甲复脉方可，其分析如下：

热邪 →肝肾 ｛脉沉数，舌干齿黑：肾阴虚极；手指蠕动：肝风欲动｝ 阴虚阳亢，欲成

痉厥 ｛加减复脉汤：急滋下焦之肾阴；生牡力、生鳖甲：二甲滋阴潜阳｝ 二甲复脉汤 ｛阴阳相交；痉厥不发｝

二甲复脉汤方（咸寒甘润法）

即于加减复脉汤内，加生牡蛎五钱，生鳖甲八钱。

［方解］方以加减复脉汤育养肾阴，加生牡蛎、生鳖甲潜阳息风。

［原文］**下焦温病，热深厥甚，脉细促，心中憺憺大动，甚则心中痛者，三甲复脉汤主之。**（14）

［提要］三甲复脉汤证。

［阐释］本证属肝肾阴虚，不能上济于心，致使心神不安，心惧而悸动，心、肝、肾三经俱病之候。

温热 →下焦 ｛肾阴虚：失养于八脉；肝阳亢：欲作痉｝ 不能上济于心 ｛心中憺憺大动；甚则心中痛｝

这是二甲复脉证又加心神不安之症，故加生龟甲一两，成三甲复脉汤。生龟甲，咸平，入肾、心、肝。能益肾阴，潜浮阳，退热息风；又能通任脉而清血热，补心阴。

三甲复脉汤方（同二甲汤法）

即于二甲复脉汤内，加生龟甲一两。

复脉一法，为热入下焦、肝肾阴伤之剂。实是下焦温热病的基本方剂。

这里对复脉法及其加减变通诸法做一比较。

复脉法的适应证：温邪入下焦，肝肾阴伤，证本为虚，或稍有余热。

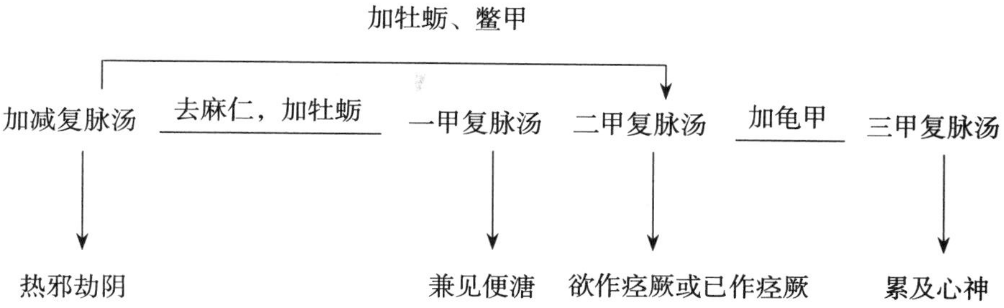

关于三甲的选用，颇具匠心，重镇潜阳之品众多，吴氏独重三甲，因三者不唯潜阳，重在滋阴：

牡蛎：入肝、肾，为下焦之品，潜阳固涩，专用于阴虚而生的浮阳虚热；若湿热实邪当忌用。可见其专用于虚。

龟甲：入肾、心、肝，益肾阴，潜浮阳，通任脉。温病后期，肾阴竭、肝风动、心不安，最为适宜。

鳖甲：入于肝，益阴潜阳，除阴虚发热。故青蒿鳖甲汤证热入厥阴用之，复脉证见肝风欲动用之。

用于温病，诸甲皆生，自不待言。

［**原文**］**既厥且哕（俗名呃忒），脉细而劲，小定风珠主之。**（15）

［**提要**］小定风珠证。

［**阐释**］此证是肾阴亏，肝木逆厥，热烁肝肾之液，阴虚不能滋润，阳气因之上冲而昏厥眩晕；哕，属下焦肾虚之见症；脉细而劲，阴虚而肝木横逆之象，以滋液息风的小定风珠为主治方剂。

注意此证中的“厥”，当指肝阳上亢之象，非指手足之冷，推敲其证治方药自明。

小定风珠方（甘寒咸法）

鸡子黄（生用）一枚　真阿胶二钱　生龟甲六钱　童便一杯　淡菜三钱

水五杯，先煮龟甲、淡菜得二杯，去滓，入阿胶，上火烊化，与鸡子黄，搅令相得，再冲童便，顿服之。

［方解］方中鸡子黄有滋养胃液的作用，能益阴涵木以息内风，龟甲补肾水而降胃之冲逆，阿胶滋阴而平息肝风，淡菜能补阴中之阳又有潜真阳的作用，童便有降浊泻火的效能。本方用于阴亏阳亢、虚火冲逆的下焦温病出现厥而且哕的患者，有养阴潜阳、泻火降逆的作用。

［原文］*热邪久羁，吸烁真阴，或因误表，或因妄攻，神倦瘛疭，脉气虚弱，舌绛苔少，时时欲脱者，大定风珠主之。*（16）

［提要］大定风珠证。

［阐释］热邪长时间的留滞下焦，消烁了肝肾的阴液，加之治疗中误表或妄攻，致使阴耗更甚，出现神情倦怠，手足筋脉抽掣，脉象虚弱，舌质绛，舌苔少，时时有欲脱危险。此证仍属复脉范围，但证候比复脉尤甚，其特点是：①久羁伤阴；②误治重虚；③风已内动；④正气不支；⑤随时将脱。故以三甲复脉加五味之敛，鸡子黄之益阴涵木息风。此候失治将作痉厥，此剂息风，名以大定风珠。

大定风珠方（酸甘咸法）

生白芍六钱　阿胶三钱　生龟板四钱　干地黄六钱　麻仁二钱　五味子二钱　生牡蛎四钱　麦冬（连心）六钱　炙甘草四钱　鸡子黄（生）二枚　鳖甲（生）四钱

水八杯，煮取三杯，去滓，再入鸡子黄，搅令相得，分三次服。喘加人参，自汗者加龙骨、人参、小麦，悸者加茯神、人参、小麦。

［方解］本方为滋阴息风之剂，用于温邪久陷，灼伤真阴，虚风内动之候，有填补真阴、潜摄浮阳之效。方中以鸡子黄、阿胶滋养阴液，柔肝息风为主药；冬、地、芍、三甲滋阴柔肝，潜阳息风为辅药；麻仁养阴润燥，五味子收敛阴气，防止虚脱为佐药；炙甘草益气和中，调合诸药，为使药。

合成滋阴潜阳重剂。

本方对乙脑后期见上述病证者，亦可使用。

［原文］**壮火尚盛者，不得用定风珠、复脉。邪少虚多者，不得用黄连阿胶汤。阴虚欲痉者，不得用青蒿鳖甲汤。**（17）

［提要］下焦育阴诸方使用禁忌。

［阐释］育阴之法平稳，人多轻易使之，这里指出，育阴之方，法度甚严，不可随意滥用：

（1）壮火尚盛，不可用定风、复脉。定风、复脉诸方是补真阴、敛阳气、退虚热之剂，适用于邪少虚多或阴虚余热未清之候。邪热还盛，当以祛邪为主或兼以祛邪，若用纯以滋阴之剂是不当的，因实热（壮火发热）与虚热（阴虚发热）是不同的。

（2）邪少虚多，不可用黄连阿胶汤。黄连阿胶汤是治疗阴虽欲竭而壮火复炽的阴亏邪实之证；而邪少虚多，本属复脉范围；若用黄连阿胶汤，其中芩、连清热泻火，无的放矢，恐犯虚虚之戒。

（3）阴虚欲痉，不可用青蒿鳖甲汤。青蒿鳖甲汤是治热入厥阴，功能透热，清热凉血。阴虚欲痉者，当大补其阴而加介属，以潜阳镇定。

上述诸方虽可统属滋阴退热之类，但是有不同，此节重在示人“认证”。

［原文］**痉厥神昏，舌短，烦躁。手少阴证未罢者，先与牛黄紫雪辈，开窍搜邪。再与复脉汤存阴，三甲潜阳，临证细参，勿致倒乱。**（18）

［提要］温入厥阴的证治。

［阐释］发痉、昏厥、神志不清，舌体短缩，烦躁不安，这是热邪侵入厥阴而出现的症状。

其治疗原则

（1）在上焦手厥阴心包者，证属实，治宜清，后存阴。

（2）在下焦足厥阴肝者，证属虚，治宜滋，兼搜余邪。

（3）手足俱病者，先手后足，先清后滋，开窍为急务，存阴继其后，三甲当加入，依次不可乱。

[原文] **邪气久羁，肌肤甲错，或因下后邪欲溃，或因存阴得液蒸汗，正气已虚，不能即出，阴阳互争而战者，欲作战汗也，复脉汤热饮之。虚盛者加人参，肌肉尚盛者，但令静，勿妄动也。**（19）

[提要] 论温病战汗。

[阐释] 战汗，指在疾病过程中，正气与邪气相争，战而汗出，正胜病解。这种现象在伤寒和温病中都有，但伤寒战汗发生在攻下之前，温病战汗发生在攻下之后。战汗为正邪相争的紧要关头，当密切注意，药物配合，扶正助汗，本节是对温病战汗的论述。

1. 鉴别

（1）肌肤甲错的鉴别和意义：肌肤甲错，多为瘀血。若在温病后期出现，甲错而明显干枯无泽者，则属津液耗伤不能滋养肌肤的现象，不属瘀血。结合其他症状，全面参看，辨别不难。肌肤的甲错与润泽是温病中察看津液存亡的一个标志。在欲作战汗之时，根据肌肤的不同情况而采取不同措施：①若甲错，属津亏，当以复脉存阴助液，扶正作汗；②若润泽，属津虚不甚，只令静卧，聚正气以胜邪。

（2）温病战汗的条件：①邪气消退，正气乘势而复：下法之后，里气得通，正气有了驱邪外出之机，此种战汗多易。②药助正气，液复欲汗：存阴得法，汗得液源，正气借药力而驱邪，此种战汗因邪尚坚，多不易。

（3）温邪久羁欲战汗，当复脉为助：温邪已久，津伤正耗，虽有战汗之机，难保正胜，助以复脉，酌情或加人参，为必胜之策。

温邪久留 { 下后邪溃 / 存阴得液 } 战汗 { 肌肤甲错（津虚）—— 助以复脉，虚加参 / 肌肤尚盛（津不甚虚）—— 静卧 —— 汗后滋阴 }

以上十九条，均以存阴退热为主，虽方、法多种，但概属复脉范畴，是下焦温热病的论治大纲。

2. 分析

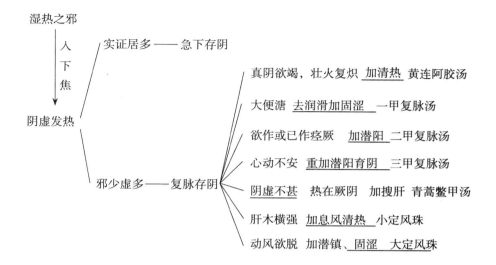

湿热之邪
↓ 入下焦
阴虚发热
- 实证居多——急下存阴
- 邪少虚多——复脉存阴
  - 真阴欲竭，壮火复炽 加清热 黄连阿胶汤
  - 大便溏 去润滑加固涩 一甲复脉汤
  - 欲作或已作痉厥 加潜阳 二甲复脉汤
  - 心动不安 重加潜阳育阴 三甲复脉汤
  - 阴虚不甚 热在厥阴 加搜肝 青蒿鳖甲汤
  - 肝木横强 加息风清热 小定风珠
  - 动风欲脱 加潜镇、固涩 大定风珠

3. 存阴退热诸方用药比较

存阴退热诸方用药比较简表

方名	用药									
加减复脉汤	炙草	生地	白芍	麦冬	阿胶	麻仁				龙骨
救逆汤	√	√	√	√	√		牡蛎			
一甲复脉汤	√	√	√	√	√		√			
二甲复脉汤	√	√	√	√	√	√	√	鳖甲		
三甲复脉汤	√	√	√	√	√	√	√	√	龟甲	
大定风珠	√	√	√	√	√	√	√	√	√	鸡子黄	五味子
小定风珠					√				√	√	童便、淡菜
黄连阿胶汤			√		√					√	黄连、黄芩
青蒿鳖甲汤		√						√			青蒿、知母、丹皮

[原文] **时欲漱口不欲咽，大便黑而易者，有瘀血也，犀角地黄汤主之。**（20）

[提要] 蓄血证治之一。

[阐释] 本条是热入下焦、血分有瘀的轻证。时欲漱口不欲咽，是因热邪在里，消灼津液，感到口渴而想喝水；邪已入血分，所以虽感口渴而不想咽。大便黑而易，邪热迫血妄行，渗入大肠而使大便呈黑色；腑无邪结，大便通畅，又况血性柔润，故排出易。本证病机，主要是热在血分，治以凉血，无须消瘀，可用犀角地黄汤治疗。

犀角地黄汤方（甘咸微苦法）

干地黄一两　生白芍三钱　丹皮三钱　犀角三钱

水五杯，煮取二杯，分二次服，渣再煮一杯服。

[方解] 方出《千金要方》。清热解毒，凉血散瘀；治热入血分，扰血动血诸证。方中犀角咸寒入心，既可凉血，又可清心火解热毒，心火得清，诸经火平，其血自可平谧，故为主药。生地黄清热养阴，凉血止血，白芍酸敛益阴；丹皮泻火凉血，均为辅佐，这是治疗热入血分的基本方剂。

[原文] **少腹坚满，小便自利，夜热昼凉，大便闭，脉沉实者，蓄血也，桃仁承气汤主之，甚则抵当汤。**（21）

[提要] 蓄血证治之二。

[阐释] 本条是热入下焦蓄血的重证；小腹坚满，按之硬，多属膀胱气化闭塞，当见小便不利。今小便反通利，知病不在膀胱气化，多属蓄血。夜热昼凉，阴分发热在夜，邪气伏阴昼凉。大便闭，病既不在气分，此便结当属热结血分，蓄血而闭。脉沉实，证属血瘀热结，治以通肠逐瘀，可用桃仁承气汤。如果病甚或治之不效，可用抵当汤治疗。

桃仁承气汤方（苦辛咸寒法）

大黄五钱　芒硝二钱　桃仁三钱　当归三钱　芍药三钱　丹皮三钱

水八杯，煮取三杯，先服一杯，得下止后服，不知再服。

[**方解**]《伤寒论》有桃仁承气汤，治下焦蓄血，少腹急结，药有桃仁、大黄、芒硝、桂枝、炙甘草五味。此方虽与之名同而药有变化。本条证为热结阴分，蓄血不解，故仍以桃仁破血逐瘀为主，大黄下瘀血积聚，荡涤热邪为辅。但去桂枝、甘草之温，加当归、芍药、丹皮之活血，这是对经方的变通运用。

抵当汤方（飞走攻络苦咸法）

大黄五钱　虻虫（炙干为末）二十枚　桃仁五钱　水蛭（炙干为末）五分

水八杯，煮取三杯，先服一杯，得下止后服，不知再服。

[**方解**] 方中大黄泻热导瘀；桃仁活血化瘀；水蛭，虻虫直入血络，破血逐瘀。本方力猛功专，为攻逐瘀血峻剂，非闭结甚不可轻用。

上述两条虽均为下焦蓄血证，但本质不完全相同：犀角地黄汤证主要是热入血分，热邪迫血，治以清热凉血为主，基本没有活血之品，热清血安，蓄血不治而治。桃仁承气汤证主要是热结血瘀，治以泻热逐瘀，双管齐下，攻邪为主。

[**原文**] **温病脉，法当数，今反不数而濡小者，热撤里虚也。里虚下利稀水，或便脓血者，桃花汤主之。**（22）

[**提要**] 少阴自利证治之一。

[**阐释**] 温病的脉象，照理应当数，现在不但不数，反而濡小，这是热邪因药而撤，只剩里虚之象了。这时的施治，当按温病的后期调理原则，给以温补，治其下焦虚寒；今反见大便下利清稀水，或者便下脓血，是少阴肾阳衰微。关门不固，更当温补而加固涩，桃花汤正是温涩之剂。

桃花汤方（甘温兼涩法）

赤石脂一两（半整用煎，半为细末调）　炮姜五钱　白粳米二合

水八杯，煮取三杯，去渣，入石脂末一钱五分，分三次服。若一服愈，余勿服，虚甚者加人参。

［方解］本方重在温涩，以赤石脂入下焦血分固脱为主，炮姜暖中焦肠胃而散寒，粳米益脾胃而补虚，虚象较甚的可加人参。

［原文］**温病七八日以后，脉虚数，舌绛苔少，下利日数十行，完谷不化，身虽热者，桃花粥主之。**（23）

［提要］少阴自利证治之二。

［阐释］本条较上条更甚，不仅少阴虚寒，更兼脾阳下陷，还有虚热。脉虚数，舌绛苔少，是阴津伤、虚热甚之象；利下一日数十次，并完谷不化，这是少阴火衰，脾阳下陷，有亡阳欲脱之虞。应急以甘温固涩培土，不以虚热为虑。

“完谷不化”是本证的关键之候。少阴肾阳衰败，火衰不能化土，脾阳下陷失化，火将败，是中、下焦阳虚的明证。若非此候，是不可轻用甘温固涩的桃花粥的。

桃花粥方（甘温兼涩法）

人参三钱　炙甘草三钱　赤石脂六钱（细末）　白粳米二合

水十杯，先煮参、草得六杯，去渣，再入粳米煮得三杯，纳石脂末三钱，顿服之。利不止，再服第二杯，如上法；利止停后服。或先因过用寒凉脉不数身不热者，加干姜三钱。

［方解］本证虚脱甚而有余热，故在桃花汤的基础上变为此桃花粥法。去辛热温里之干姜，加甘温培元的人参和扶正的炙甘草，重在温补，不同于前方的重在固涩。

下利要注意辨证选方

（1）若单是滑泄的，可选一甲煎。

（2）若虽下利而邪仍结，可用下法。

（3）热利下重者，当苦寒坚阴，白头翁汤、芩芍汤之类。

（4）本条与上条均属阳虚不固的下利。

[原文] **温病少阴下利，咽痛胸满心烦者，猪肤汤主之。**（24）

[提要] 少阴咽痛证治之一。

[阐释] 本条是《伤寒论·辨少阴病脉证并治》中的原文："少阴病，下利，咽痛，胸满，心烦，猪肤汤主之"（310条）。这是少阴阴虚咽痛的证治。温热病在下焦少阴出现下利咽痛，是阴液大耗，虚火上浮，循经而上；水火失济，上浮之火使咽喉疼痛，胸满而烦。治用猪肤汤润燥退热。猪肤甘而微寒，有润燥退热之功，善清上浮虚火；佐以甘寒白蜜，能清虚热、润燥以止咽痛；白米粉甘淡和中治下利。合而用之，使津液得复，虚火得降，则诸症自除。

猪肤汤方（甘润法）

猪肤一斤（用白皮从内刮去肥，令如纸薄）

上一味，以水一斗，煮取五升，去渣，加白蜜一升，白米粉五合，熬香，和令相得。

[原文] **温病少阴咽痛者，可与甘草汤；不差者，与桔梗汤。**（25）

[提要] 少阴咽痛证治之二。

[阐释] 本条引自与上条同篇的311条原文："少阴病二三日，咽痛者，可与甘草汤；不差者，与桔梗汤。"本条但言咽痛，未及他症，是客热为患咽痛，所以用甘草一味清热缓痛。甘草善于调和，无论炙用、生用，均可缓痛。本方用生，取其泄热解毒，力虽微，但用至二两，其效可观。如果不愈，当用桔梗汤，即于前方再加桔梗汤二两，以宣肺豁痰，开提肺气。

甘草汤方（甘缓法）

甘草二两

上一味，以水三升，煮取一升半，去渣，分温再服。

桔梗汤方（苦辛甘开提法）

甘草二两　桔梗二两

法同前。

[原文] **温病入少阴，呕而咽中伤，生疮不能语，声不出者，苦酒汤主之。**（26）

[提要] 少阴咽痛证治之三。

[阐释] 本条引自上条同篇的312条原文："少阴病，咽中伤，生疮，不能语言，声不出者，苦酒汤主之。"症见咽伤生疮，以致出声不得，是肾亏心火上炎，痰火互结，治宜用苦酒汤祛痰清热敛疮。方中主要用半夏散结降痰，加鸡子清之甘润，能利窍通声。苦酒即米醋，其效有三：①清肿敛疮；②引半夏入阴分；③使阴火下降。三药相合，可达散结祛痰、消肿止痛的作用。

苦酒汤方（酸甘微辛法）

半夏（制）二钱　鸡子一枚（去黄，内上苦酒鸡子壳中）

上二味，内半夏著苦酒中，以鸡子壳置刀环中，安火上，令三沸，去渣，少少含咽之。不差，更作三剂。

少阴咽痛三证，各有不同

猪肤汤证　咽痛而不利、胸满、心烦，属阴虚有热，治以滋阴降热。

甘草汤证　只咽痛一症，属客热在上，治以清热即可，或加升提。

苦酒汤证　咽中生疮而痛，其证最重，阴虚痰火旺所致，治以滋润而祛痰降火。

[原文] **妇女温病，经水适来，脉数耳聋，干呕烦渴，辛凉退热，兼清血分，甚至十数日不解，邪陷发痉者，竹叶玉女煎主之。**（27）

[提要] 温病热入血室证治之一。

[阐释] 本条是热入血室之极轻证，只是妇女在温病过程中，遇月经来潮，气分热邪乘机侵入血分。其病机证治分析如下：

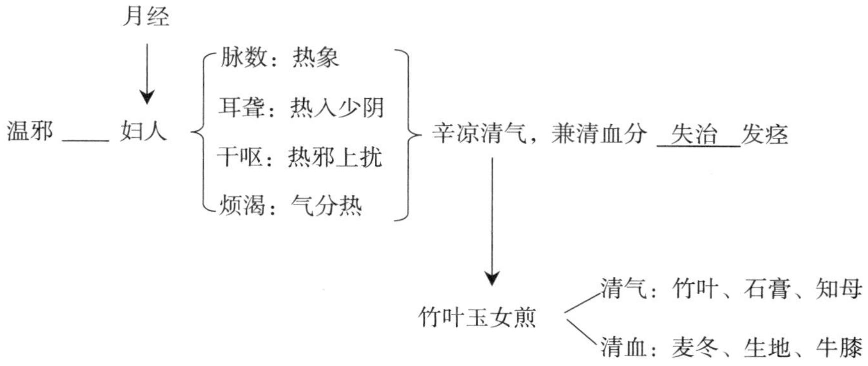

竹叶玉女煎方（辛凉合甘寒微苦法）

生石膏六钱　干地黄四钱　麦冬四钱　知母二钱　牛膝二钱　竹叶三钱

水八杯，先煮石膏、地黄得五杯，再入余四味，煮成二杯，先服一杯，候六时复之，病解停后服，不解再服。

［**方解**］这是景岳的玉女煎略有变通。此方加竹叶以清气分之热；以生地易熟地，变滋肾为凉血；因在下焦，不避牛膝。方成气血两清，清气为主之剂。

［**原文**］**热入血室，医与两清气血，邪去其半，脉数，余邪不解者，护阳和阴汤主之。**（28）

［**提要**］热入血室证治之二。

［**阐释**］如上条“热入血室”证，医生给予气血两清的方剂治疗后，病邪已去一半，可脉象仍数，这是余邪未清，可用护阳和阴汤治疗。该方基本上是属复脉法仍用参类，已用两清气血的正确治法而病不解，多属体质素虚的患者，故以人参、炙甘草保护元阳，以白芍、麦冬、生地黄和阴清余热。

护阳和阴汤方（甘凉甘温复法，偏于甘凉，即复脉汤法也）

白芍五钱　炙甘草二钱　人参二钱　麦冬（连心炒）二钱　干地黄八钱（炒）

水五杯，煮取二杯，分二次温服。

［原文］**热入血室，邪去八九，右脉虚数，暮微寒热者，加减复脉汤，仍用参主之**。（29）

［提要］热入血室证治之三。

［阐释］本条仍承上条而论，病去其半，以护阳和阴汤；若病去八九，只见右脉虚数，傍晚微有寒热发作，已成邪少虚多、气血俱亏、营卫不和之证，当属复脉法的范围，所以用加减复脉汤仍用人参方来治疗。

加减复脉汤仍用参方

即于前复脉汤内，加人参3钱。

［方解］方以加减复脉汤填补真阴，加人参大补元气。

［原文］**热病经水适至，十余日不解，舌痿饮冷，心烦热，神气忽清忽乱，脉右长左沉，瘀热在里也，加减桃仁承气汤主之**。（30）

［提要］热入血室证治之四。

［阐释］妇女感受热邪发病，恰恰月经来潮，致使发热十多天不退，出现舌体痿软，喜饮冷水，心中烦热，神志有时清楚，有时混乱，脉象右手长，左手沉。这是瘀血和热邪结聚在里造成的，属于下焦蓄血证，用加减桃仁承气汤治疗。本方仍属桃仁承气法，只是去掉益阴之品，加重凉血清热。

加减桃仁承气汤方（苦辛走络法）

大黄（制）三钱　桃仁（炒）三钱　细生地六钱　丹皮四钱　泽兰二钱　人中白二钱

水八杯，煮取三杯，先服一杯，候六时，得下黑血，下后神清渴减，止后服。不知，渐进。

［方解］方以桃仁破积开瘀；大黄逐瘀通经；生地、丹皮滋阴凉血，泽兰通经活血，人中白咸寒润下祛瘀，共成清热凉血，泻下逐瘀之功。

［阐释］“热入血室”四证，实是两证。前三证是一体，温热之邪因经至乘虚入血，并未有瘀。

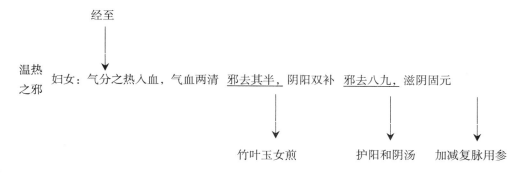

经至↓

温热之邪 妇女：气分之热入血，气血两清 邪去其半，阴阳双补 邪去八九，滋阴固元

↓竹叶玉女煎 ↓护阳和阴汤 ↓加减复脉用参

第四证属蓄血，热邪因经水适至而入于血室与血相结，形成热结血瘀之证，以清热结、逐血瘀为治。

［**原文**］**温病愈后，嗽稀痰而不咳，彻夜不寐者，半夏汤主之。**（31）

［**提要**］温病愈后嗽痰不寐的治疗。

［**阐释**］温热病解除之后，出现嗽稀薄痰饮但不作咳，并且整夜不能入睡，这由于寒饮停留中焦造成的。一般是由于患者属中阳素虚之体，感受温邪之后，治以辛凉甘寒或苦寒清其热，但用药过度，中焦阳虚，失于运化，致寒饮内停。上而嗽稀痰，中而胃不和，胃不和则卧不安，故彻夜不寐。用半夏汤逐饮和胃来治疗。方中半夏辛温入脾胃，能够驱逐痰饮，饮邪消退，胃气和顺，自然能够睡眠了。

半夏汤（辛甘淡方）

半夏（制）八钱　秫米二两

水八杯，煮取三杯，分三次温服。

［**原文**］**饮退得寐，舌滑，食不进者，半夏桂枝汤主之。**（32）

［**提要**］饮食不进的调治。

［**阐释**］此承上条，指服半夏汤后，中焦寒饮已退，并能成寐。但还见舌苔滑，这是仍有湿象；并且饮食不进，又是阳尚未复，营卫不调。治宜去湿邪、调营卫、助阳气，用半夏桂枝汤治疗。本方是半夏汤和桂枝汤的复方，用半夏汤和胃去湿益阳，用桂枝汤调营卫助阳气。

半夏桂枝汤方（辛温甘淡法）

半夏六钱　秫米一两　白芍六钱　桂枝四钱（虽云桂枝汤，却用小建中汤法。桂枝少于白芍者，表里异治也）　炙甘草一钱　生姜三钱　大枣（去核）二枚

水八杯，煮取三杯，分温三服。

[原文] **温病解后，脉迟，身凉如水，冷汗自出者，桂枝汤主之。**（33）

[提要] 卫阳虚的调治。

[阐释] 温病热退之后，出现脉迟，是阳气虚；身凉如水，因阳虚不能温表，属卫阳不足；冷汗自出，卫阳不固，表气虚。形成此证，多因患者阳气素虚，并偏于卫阳虚弱，所以用桂枝汤通阳和表调营卫。但这里用桂枝分量与芍药相等，不必多于芍药，亦不必啜粥助汗，意在和之。

[原文] **温病愈后，面色萎黄，舌淡，不欲饮水，脉迟而弦，不食者，小建中汤主之。**（34）

[提要] 中阳不足的调治。

[阐释] 温病治愈以后，病人出现面部颜色萎黄，舌质色淡，不想饮水，不想吃东西，脉象弦迟，这是阳虚之证，主要是中焦脾阳不足，失于健运，治宜健中焦之阳为主。中阳一复，诸症自愈，所以用小建中汤治疗。方出《伤寒论》，由桂枝汤倍芍药重用饴糖而成，能温中补虚，善治中焦虚寒。

小建中汤方（甘温法）

白芍（酒炒）六钱　桂枝四钱　甘草（炙）三钱　生姜八钱　大枣（去核）二枚　胶饴二钱

水八杯，煮取三杯，去渣，入胶饴，上火烊化，分温三服。

[原文] **温病愈后，或一月，至一年，面微赤，脉数，暮热，常思饮不欲食者，五汁饮主之，牛乳饮亦主之。病后肌肤枯燥，小便溺管痛，或微燥咳，或不思食，皆胃阴虚也，与益胃、五汁辈。**（35）

［提要］胃阴虚的调治。

［阐释］温病愈后，经过一段时日，出现低热或肌肤不荣，这是温病瘥后最常见的现象，由于胃阴虚所致。

1. 调治要点

（1）出现面微赤、脉数、暮热、思饮不欲食诸症，多见于温病后期，或愈后经过一些时日，原因都是由于热病过程中热邪耗伤津液过多，胃阴没有恢复，出现胃阳偏亢，治宜益胃阴，可用五汁饮治疗。但要注意：①不可用复脉法益肾；②不可误认为是胃热；③亦不可见不食诸症误以开胃健食或杂以消导诸辛燥药。

（2）病后肌肤枯燥，尿道痛，或者有轻微燥咳，或不思饮，亦属胃阴亏虚，津液不能外荣肌肤、下滋小肠、上润肺金之故，可用益胃汤、五汁饮一类的方剂来治疗。

以上诸条，为温病后期调理。

2. 原则

（1）治疗过程若没有犯逆，可不必药，饮食调理即可。

（2）受热较重，正气损甚，更兼治逆，要在治疗中补其过，调理中补其过。

（3）温病后期调理以养阴为主，若素体阳虚又不可固执养阴之说，若过用寒凉或误用寒凉，更当扶其受损之阳。一般来说：温热病伤阴，时时注意滋阴，其后期调理亦以滋阴为法；湿温病伤阳，时时注意护阳，其后期调理亦以扶阳为法。

［原文］暑邪，深入少阴消渴者，连梅汤主之；入厥阴麻痹者，连梅汤主之，心热烦躁神迷甚者，先与紫雪丹，再与连梅汤。（36）

［提要］暑入下焦的证治。

［阐释］暑邪入于下焦阴分，有入少阴与入厥阴两种情况：

（1）暑入少阴：暑热之邪，入于少阴，热耗肾液，况足经及手，以火从火，引动手少阴心火，这样肾水虚损，心火亢盛，必致消渴。用酸甘化阴的连梅汤治疗。

（2）暑入厥阴：暑入下焦，伤耗阴液，肝阴不足，筋脉失濡；手厥阴亦波及，这样肝木之风与包络之火，风火相抟，造成麻痹，同样用连梅汤滋阴平木为治。

如果以上二证伴见严重的心热烦躁神昏，是暑热波及上焦手经，务必先与紫雪丹开包络之窍以达暑邪，再用连梅汤直达病所。

连梅汤方（酸甘化阴酸苦泄热法）

云连二钱　乌梅（去核）三钱　麦冬（连心）三钱　生地三钱　阿胶二钱

水五杯，煮取二杯，分二次服。脉虚大而芤者，加人参。

［**方解**］方以黄连泻火清热兼燥湿（症虽无言湿，然暑必挟湿，故不避黄连之燥）。乌梅酸平，生津敛液。《神农本经草》谓其治“偏枯不仁”，《本草拾遗》谓其“止渴”，于本证“消渴”“麻痹”吻合。连、梅相合，酸苦为阴，共为主药；用阿胶滋肾救水，以冬、地甘寒化阴而清热，共成滋阴敛液之效。

［**原文**］**暑邪深入厥阴，舌灰，消渴，心下板实，呕恶吐蛔，寒热，下利血水，甚至声音不出，上下格拒者，椒梅汤主之。**（37）

［**提要**］脾土衰败、肝木相乘的证治。

［**阐释**］舌灰、消渴，是热邪伤阴，热在上焦，形成上热；下利血水、吐蛔，是下焦虚寒，中阳衰败，属于下寒；心下板实，属中焦有结，脾阳失运，形成上下拒闭之势。整个证候是暑邪深入厥阴，形成上热下寒，格拒不通之势，肝木相乘，脾土衰败，虚实寒热互见之危象。用椒梅汤治疗。

椒梅汤方（酸苦复辛甘法，即仲景乌梅丸法也，方义已见中焦篇）

黄连二钱　黄芩二钱　干姜二钱　白芍（生）三钱　川椒（炒黑）三钱　乌梅（去核）三钱　人参二钱　枳实一钱五分　半夏二钱

水八杯，煮取三杯，分三次服。

［**方解**］此方由仲景乌梅丸化裁而来。

乌梅丸

黄连、乌梅、干姜、蜀椒、人参、细辛、附子、当归、桂枝、黄柏。

椒梅汤

黄连二钱　干姜二钱　川椒（炒黑）三钱　黄芩二钱　白芍三钱　乌梅（去核）三钱　人参二钱　枳实一钱五分　半夏二钱

前方是温肠安蛔之剂，以寒热并用，攻补兼施，而偏于热；本方是酸苦泄热益阴，扶正逐热，疏通上下，而偏于凉。方以连、梅清热敛阴，又且安蛔；椒、姜温中，而椒善驱蛔；黄芩助黄连以清上热；人参扶正益脾，白芍敛阴抑木；枳实、半夏通达上下，上热下达，拒闭得通。

［原文］**暑邪误治，胃口伤残，延及中下，气塞填胸，燥乱口渴，邪结内踞，清浊交混者，来复丹主之。**（38）

［提要］暑邪误治伤胃的证治。

［阐释］感受暑邪，又治疗不当，损伤胃气，不能饮食，蔓延至中、下焦俱病，呈现胸部气塞痞满、口渴闷乱等症，这是邪气固结在中焦，其病机关键是“升降失常，清浊不分”。治疗上攻补难施，应以寒热并用，升清降浊的来复丹治疗。方以大寒之元精石与温热之硫黄相伍，能清上盛之热而温下虚之寒，硝石佐之以降逆，橘红、青皮、五灵脂入肝疏肝，外达少阳，使阴阳交合，肝胆疏泄，下焦阳气得复。

来复丹方（酸温法）

太阴元精石一两　舶上硫黄一两　硝石一两（同硫黄为末，微火炒结砂子大）　橘红二钱　青皮（去白）二钱　五灵脂二钱（澄去砂，炒令烟尽）

［原文］**暑邪久热，寝不安，食不甘，神识不清，阴液元气两伤者，三才汤主之。**（39）

［提要］暑邪气液两伤的证治。

［阐释］感受暑邪，发热日久不退，导致阴液和元气两伤。

暑邪久热
- 伤阴
  - 寝不安：肾阴消烁，心肾不交
  - 食不甘：胃阴受到损耗
- 伤气 —神识不清：元气受耗，心气不足

此证虽属气液两伤，但以伤阴为主，所以用三才汤复阴为主，兼护阳气。

三才汤方（甘凉法）

人参三钱　天冬二钱　干地黄五钱

水五杯，浓煎二杯，分二次温服。欲复阴者，加麦冬、五味子。欲复阳者，加茯苓、炙甘草。

［**方解**］方名“三才”者，因组成此方的药物名称“天冬、地黄、人参”，合“三才者，天、地、人”之语。方以人参补元气护阳，以天冬、生地滋阴清热。以复阴为主，可加麦冬、五味子；以复阳为主可加茯苓、炙甘草。

［**原文**］**蓄血，热入血室，与温热同法。**（40）

［**提要**］暑温蓄血与热入血室的治则。

［**阐释**］暑温的蓄血证与热入血室证，它们的病机与温热的蓄血证、热入血室证相同，所以治法也相同。

［**原文**］**伏暑、湿温胁痛，或咳，或不咳，无寒，但潮热，或竟寒热如疟状，不可误认柴胡证，香附旋覆花汤主之；久不解者，间用控涎丹。**（41）

［**提要**］暑温兼水饮的证治。

［**阐释**］感受伏暑，湿温，出现胁痛，或咳或不咳，没有恶寒只有潮热，或寒热发作像疟疾一样，这是暑邪兼有水饮证，辨治当注意下列四点：

（1）胁痛是主症：暑湿之邪积留形成支饮，悬于胁下，使胁部疼痛。

至于或咳或不咳，是因感邪轻重、人之体质而有异。

（2）不可误认为柴胡证：暑湿之邪与水饮抟结致使潮热，甚至寒热休作定时。不可因寒热、胁痛而误认为是柴胡证。

（3）其治不同于《金匮要略》的十枣汤证：十枣汤是逐水峻剂，《伤寒论》《金匮要略》中均论及，以之治疗水饮停聚胸胁。其证属里水久积，非用此峻攻不可。本条证是时令之邪与里水新结，勿须十枣之猛烈，故以香附旋覆花汤治疗。

（4）久不解者用峻剂：饮久结不解，采用苦寒从治法，以控涎丹治疗。

香附旋覆花汤方（苦辛淡合芳香开络法）

生香附三钱　旋覆花（绢包）三钱　苏子霜三钱　广皮二钱　半夏五钱　茯苓块三钱　薏仁五钱　杏仁三钱

水八杯，煮取三杯，分三次温服。腹满者，加厚朴；痛甚者，加降香末。

［**方解**］方中香附、旋覆花善能疏通肝络，驱逐胁下的水饮；苏子、杏仁能降肺气而宣化水饮，起到清肃肺金而平抑肝木的作用；广皮、半夏能消除痰饮；茯苓、薏苡仁有开太阳小肠经和膀胱经的泌别清浊与气化的功能，既通利小便，又补中土。这就是治水必须实土，大河涨水开导支流的方法。

控涎丹方（苦寒从治法）

甘遂（去心制）　大戟（去皮制）　白芥子

上等分为细末，神曲糊为丸，梧子大，每服九丸，姜汤下，壮者加之，羸者减之，以知为度。

［**方解**］本方是十枣汤的变方，即十枣汤去芫花、大枣，加白芥子而成，并改为丸剂应用。以甘遂行经隧水湿；大戟泻脏腑水湿；白芥子散皮里膜外之痰气。共成逐水消痰之功。

［**阐释**］以上是暑温6条证治，暑温是指湿、热各半为特点的一类病证，要注意与温热、湿温的鉴别：

（1）温热不兼湿为温病的一大类，以热盛伤阴、传变迅速为特点。

（2）湿温是以湿邪为主的温病的一大类，以湿热交炽、病程缠绵为特点。

（3）暑温是湿、热各半，介于二者之间的温病的又一类型，其特点和治疗与上两者均有别，故吴氏独立一门，于此论之。

[原文] **湿之为物也，在天之阳时为雨露，阴时为霜雪，在山为泉，在川为水，包含于土中者为湿。其在人身也，上焦与肺合，中焦与脾合，其流于下焦也，与少阴癸水合。**（42）

[提要] 论述湿与天、地、人的和合。

[阐释] 本节是湿气大论，精辟地分析了湿气在自然界的诸种状态及侵于人体在上、中、下三焦的易感性：

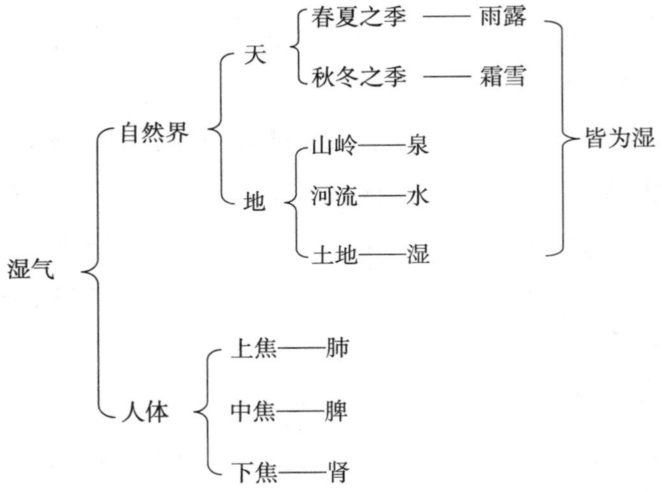

作为湿气大纲，要重点理解下列几点

（1）湿气在自然界的诸态不一，其性则同：湿之一气，在自然界随气候之寒暑、地理之高下而有诸种不同的存在形式，如暑之雨露，寒之霜雪，山泉川水土中湿，诸态虽异，为湿则同。这就告诉我们，夏月冒雨踏露，冬月霜侵雪袭，山泉所伤，河水所浸，地处潮湿，上述感而为病，其理则一，皆为湿。都表现为湿的见症，湿的病理变化，都应从湿论治。

（2）湿侵人体在上、中、下三焦均有不同程度的易感性：湿为阴邪，以阴从阴；侵于人体，因五脏不同，有其侵和性，以三焦分言之：①上焦－肺：上焦有心、肺二脏，相对言之，心为火脏，肺属太阴；湿为阴邪，太阴主湿，故与肺之侵和性较大。湿邪侵肺，主要是影响肺的气化，使肃降宣发之机失常。②中焦—脾：中焦属土，土为湿，其亲和性最大，然以脾和胃相较，脾为阴土，胃为阳土，以阴从阴，湿以脾的亲和性更大。主要是困阻中土，影响健运。③下焦一肾：下焦有肝、肾二脏，肾主水属阴，阴邪湿气，侵入下焦，水湿同类，其必相合。主要是损伤肾阳，影响气化。以全身统而言之，湿邪之侵，首在中焦。一般是中焦湿证最多，其次为肾，肺则末之。

（3）湿侵三焦的治疗大法　湿邪虽同，由于三焦脏腑之性不同，故治疗大则各异。上焦：开肺气，救心阳。中焦：开沟渠，运中阳，崇刚土，作堤防。下焦：护真阳，泄膀胱，升脾阳，复厥阳疏泄之性。

（4）掌握湿温病的特点　①土为杂气，寄旺于四时，所以四时杂感多可兼湿；湿邪兼证甚多，因其“藏污纳垢，无所不受”；变化复杂，错综多端。②其见证多有疑似，如在上焦和伤寒疑似，在中焦或与内伤或与外感疑似，在下焦与内伤疑似。③有内湿、外湿，互相影响，互为因果，互相转化。④变证多端，诸如湿痹、水气、咳嗽、痰饮、黄汗、黄疸、肿胀、疟疾、痢疾、淋证、带证、便血、疝气、痔疮、痈脓等，⑤湿温的证候特点是半阴半阳，反复变迁；不似伤寒一表而解，不比温热一清而除，而是缠绵黏滞，多变难愈。

［**原文**］*湿久不治，伏足少阴，舌白身痛，足附浮肿，鹿附汤主之。*（43）

［**提要**］湿伤肾阳证治。

［**阐释**］湿邪在人体停留时间过长，没有得到及时适当的治疗，流于下焦，伏于足少阴肾，损伤肾阳；肾阳损伤，火不生土，致使脾阳虚而失运。出现舌苔白滑，属阳虚不运，寒湿在里；身痛，因寒湿而致；足背浮肿，湿留为水，阳虚不运。所以用鹿附汤治疗，升阳祛寒，湿邪自散。

鹿附汤方（苦辛咸法）

鹿茸五钱　附子三钱　草果一钱　菟丝子三钱　茯苓五钱

水五杯，煮取二杯，日再服，渣再煮一杯服。

［**方解**］鹿茸以咸入肾，甘温壮阳，最补督脉，用至五钱，可谓峻补；附子既温中回阳又散寒燥湿，于寒湿证甚宜；草果温太阴之寒而助脾阳；以菟丝子补肾阳；以茯苓淡渗，开膀胱利水，以消足跗之肿。

［**原文**］***湿久，脾阳消乏，肾阳亦惫者，安肾汤主之。***（44）

［**提要**］湿伤脾阳及肾的证治。

［**阐释**］寒湿停积中焦时间过久，使脾阳日渐消乏，累及肾阳也衰，形成脾肾两阳皆衰的证候，用安肾汤脾肾俱补。方以鹿茸为主，温补督脉阳气以安肾之体；以胡芦巴、补骨脂、韭子、大茴香、附子、菟丝子大队壮阳之品，补肾中真阳；茯苓、苍术，渗湿以补脾阳。治疗寒湿，重在壮阳，阳气一复，阴寒湿邪自可消散。

安肾汤方（辛甘温法）

鹿茸三钱　胡芦巴三钱　补骨脂三钱　韭子一钱　大茴香二钱　附子二钱　茅术二钱　茯苓三钱　菟丝子三钱

水八杯，煮取三杯，分三次服。大便溏者，加赤石脂。久病恶汤者，可用贰拾分作丸。

上二证均为寒湿伤阳。一言伤肾阳，主治用鹿附汤；一言伤脾阳，主治用安肾汤。

1. 二证二方比较

（1）鹿附汤证

寒湿日久 —伤及→ 少阴肾阳 —累及→ 太阴脾阳：鹿附补肾

（先天及后天）

（2）安肾汤证

寒湿日久 —伤及— 太阴脾阳 —累及— 少阴肾阳：鹿附等安肾

（后天及先天）

以上两方观之，均以补肾阳为主，前方补之较峻，后方补之略缓。

2. 分析

（1）寒湿阴邪，伤人阳气，治以壮阳为主。

（2）壮阳之治，补脾不如补肾。

［**原文**］**湿久伤阳，痿弱不振，肢体麻痹，痔疮下血，术附姜苓汤主之。**（45）

［**提要**］寒湿痔疮下血的证治。

［**阐释**］寒湿日久，损伤阳气，以致四肢痿软无力，皮肤有麻木感，肛门痔疮出血。这是湿邪脾肾两伤，累及肠腑，寒湿下注，引起痔疮便血。痔疮一症，因有多种，诸如劳累、湿热下注等，治疗多用槐花、地榆之类。多忽视寒湿这一因素。这里着重提出寒湿痔疮下血，治以温补，用术附姜苓汤来治疗。此方是两补脾肾阳气、温中祛湿之剂，以白术、附子、干姜三味，温中阳而祛寒燥湿，茯苓祛湿邪补脾阳。阳振湿去，痔疮下血自愈。

术附姜苓汤方（辛温苦淡法）

生白术五钱　附子三钱　干姜三钱　茯苓五钱

水五杯，煮取二杯，日再服。

［**原文**］**先便后血，小肠寒湿，黄土汤主之。**（46）

［**提要**］寒湿便血的证治。

［**阐释**］小肠的寒湿稽留，损伤了阳气，不能统摄血液的正常运行，以致在大便解后，血也顺势而下，这属虚寒便血之类，应用温补之剂黄土汤治疗。

黄土汤方（甘苦合用刚柔互济法）

甘草三两　干地黄三两　白术三两　附子（炮）三两　阿胶三两　黄芩三两　灶中黄土半斤

水八升，煮取二升，分温二服（分量服法，悉录古方，未敢增减，用者自行斟酌可也）。

[方解] 本方引自《金匮要略》，原方原量，及煎煮用水，一毫未变。原方是治“先便后血”的“远血”证，属虚寒便血，本条病机与之相同，所治亦同。方中以灶心土为主药，取其温中和胃，涩肠固下，有止泻、止血之功。合以白术、附子温阳健脾，甘草、地黄、阿胶养血止血。黄芩一味，一作反佐制诸温药太过，一为燥湿。诸药合用，刚柔相济，成为温涩止血的代表剂，主要用于脾虚失于统摄的虚寒下血。

[原文] **秋湿内伏，冬寒外加，脉紧无汗，恶寒身痛，喘咳稀痰，胸满舌白滑，恶水不欲饮，甚则倚息不得卧，腹中微胀，小青龙汤主之；脉数有汗，小青龙去麻、辛主之；大汗出者，倍桂枝，减干姜，加麻黄根。**（47）

[提要] 溢饮证治。

[阐释] 本证是内湿外寒、伤肺咳嗽之候，实际属于溢饮证。脉紧无汗，恶寒身痛，咳喘，这是寒邪伤表的见症；稀痰，胸闷，舌白滑，不饮水，这是湿伏于内。治宜外散寒邪，内逐湿饮，可用表里双解的小青龙汤，外以辛温散表寒，内用温燥祛里湿。如症状有变则加减用之：

（1）脉数有汗：这是表受风邪，应去掉辛温疏解的麻黄、细辛。此脉数并非有热，仍是风邪引动内伏水饮，饮邪上冲，肺气不降而致。

（2）大汗出：大汗淋漓是卫阳虚、表不固，应减去大辛大热的干姜，加重桂枝用量来助卫阳，并加麻黄根止汗。

小青龙汤方（辛甘复酸法）

麻黄（去节）三钱　甘草（炙）三钱　桂枝（去皮）五钱　芍药三钱　五味二钱　干姜三钱　半夏五钱　细辛二钱

水八碗，先煮麻黄减一碗许，去上沫，内诸药，煮取三碗，去渣，温服一碗。得效，缓后服，不知，再服。

［方解］ 小青龙汤方系《伤寒论》方剂，以麻黄、桂枝发汗解表，宣肺平喘；芍药、桂枝调和营卫：半夏、细辛温中蠲饮，散寒降逆；配以五味子散中有收，防肺气耗散太过。共成辛温解表，温化水饮之功。

［原文］ **喘咳息促，吐稀涎，脉洪数，右大于左，喉哑，是为热饮，麻杏石甘汤主之。**（48）

［提要］ 热饮证治。

［阐释］ 气喘咳嗽，呼吸气促，吐出清稀痰涎，脉象洪数，并且右手脉大于左手，这是热证。此证以热甚为主，热在气分，治疗宜开肺平喘清热降气，热邪解，饮自除。用麻杏石甘汤治疗。

痰饮多为阴湿停聚，治疗应以温药调和；但也有因热当清者，本条即是。方中以麻黄开达肺气而平喘，石膏清气分之热，杏仁宣利肺气而下达，三药均宣气分郁热。甘草缓急，补土生金。热解肺畅，饮邪自去。

麻杏石甘汤方（辛凉甘淡法）

麻黄（去节）三钱　杏仁（去皮尖碾细）三钱　石膏（碾）三钱　甘草（炙）二钱

水八杯，先煮麻黄，减二杯，去沫，内诸药，煮取三杯，先服一杯，以喉亮为度。

［原文］ **支饮不得息，葶苈大枣泻肺汤主之。**（49）

［提要］ 支饮证治。

［阐释］ 支饮，是指痰饮、水气停留胸膈胃脘部位的病症，由于其上迫肺气，壅遏胸膈，因而造成肺失肃降，胸膈不利，出现喘咳上气，胸满短气，倚息而不能平卧诸症。用葶苈大枣汤泻其水饮。方中葶苈苦寒滑利，泻水逐痰，开肺中壅塞；其药性猛烈，恐伤脾胃之气，以大枣甘缓护中而

制其烈性。二药相伍，一急一缓，一苦一甘，相须而用，泻水而不伤他脏。

葶苈大枣泻肺汤（苦辛甘法）

苦葶苈（炒香碾细）三钱　大枣（去核）五枚

水五杯，煮成二杯，分二次服，得效，减其制，不效，再作服，衰其大半而止。

[原文] **饮家反渴，必重用辛，上焦加干姜、桂枝，中焦加枳实、橘皮，下焦加附子、生姜。**（50）

[提要] 饮家口渴的治则。

[阐释] 本条提出饮家口渴的药治原则——必须重用辛味药。

1. 分析与认识

（1）饮家口渴的机理：痰饮之病，本不当渴，《金匮要略》用服了辛燥药是否出现口渴来辨别是否属饮，可知饮病本身是不见口渴的。可《金匮要略》又说"水在肺，其人渴"，可见饮家也有口渴，只不过口渴是饮家的或见之症，并且在上、中、下三焦饮都能致渴。①上焦口渴：饮在上焦，郁遏肺气，失于肃降，不能引心火下达，反挟心火上升烁咽，使病人感到口渴，而这种口渴，饮水非但不解而反咳，是水不下行，停留中焦所致。②中焦口渴：饮在心下，阻遏心气不能下降，心火反上烁咽喉；同时肾阴也因停饮之阻隔而不能上达滋润咽喉，所以出现咽干口渴。③下焦口渴：饮郁下焦，阻碍肾水的上升，邪水旺而真水亏；正常情况下，肾的经脉由心到肺，上循喉咙，把津液输送到舌下的玉液、廉泉两经穴，所以不觉口渴；现在下焦停饮，肾经不畅，故致口渴。

据上可知，饮家口渴皆因心火失养，肾水不承，皆起于痰饮阻塞，治疗当以逐饮为务。

（2）饮家口渴的治疗：饮家口渴与阴虚口渴截然不同。阴虚者可用花粉、麦冬、生地黄滋阴清热；邪热者可用石膏、知母清气分。若渴因痰饮造成，当逐痰饮，必用辛润温散之药来治疗。①上焦：随主证施治外，用药可加干姜、桂枝，用干姜大辛润肺，温肺散寒，燥湿化痰；桂枝辛温入肺，通阳化气而除水湿停留。饮逐肺宣，心火得以降而下行，口渴自除。②中焦：加枳实、橘皮。用枳实破气行痰；橘皮辛温理气，燥湿化痰。二药下行，痰饮消散，中无阻隔，心火得降，肾水得上，口渴必解。③下焦：加附子、生姜。肾恶燥而喜润，以姜、附之辛润之。二药温运助阳，使邪水去而真水生。邪水去则肾脉畅，真水生则肾脉充，上而济心，口渴自愈。

2. 注意事项

（1）饮家于法当恶水，不渴者病轻，渴者病重。

（2）饮家口渴多见于素体心火盛、肾水虚的患者。

（3）温热病应口渴，所以渴者病轻，不渴者病重。

（4）本条三焦所“加用”之药，指随主证治疗中，因口渴而加入主方中的药要重用。

［**原文**］**饮家阴吹，脉弦而迟，不得固执《金匮》法，当反用之，橘半桂苓枳姜汤主之。**（51）

［**提要**］饮家阴吹治法。

［**阐释**］有痰饮病的妇女，若出现“阴吹”，并脉见弦迟者，不能刻板地应用《金匮要略》的猪膏发煎法，应当用与其正好相反的橘半桂苓枳姜汤治疗。要理解这个问题，须从下列两点阐述：

（1）“阴吹”的病变：阴吹，指妇女阴道有气体排出，并带声响的一种病症。首载《金匮要略》妇人杂病中：“胃气下泄，阴吹而正喧，此谷气之实也，膏发煎导之。”这是由于肠胃之实，大便秘结，肠中津液枯燥，浊气从前阴而出；由于大便秘结，压迫阴道变窄，浊气通过狭窄部排出，发出声音，其治用猪膏发煎润燥通便，大便通畅，阴吹自止。

（2）饮家阴吹病变：痰饮停留中焦，胃中津液不得下行滋润大肠，阳明浊气逼走前阴而出，同时伴有不寐、不饥、不食、不便、恶水诸症。治疗不可用《金匮要略》之润法，应当用祛痰燥湿的方剂治疗。

橘半桂苓枳姜汤（苦辛淡法）

半夏二两　小枳实一两　橘皮六钱　桂枝一两　茯苓块六钱　生姜六钱

甘澜水十碗，煮成四碗，分四次，日三夜一服，以愈为度。愈后以温中补脾，使饮不聚为要。其下焦虚寒者，温下焦。肥人用温燥法，瘦人用温平法。

［**方解**］方以半夏、生姜燥湿和胃，降逆逐饮；枳实、橘皮和胃化湿；桂枝、茯苓温阳利水。共成降逆逐饮，燥湿和胃之功。

［**阐释**］以上论饮诸条，要与前伏暑条及上、中焦证治中有关条证参看，并结合《金匮要略》中论痰饮的部分。本书的论饮多取仲景，并有补充和发展。

［**原文**］**暴感寒湿成疝，寒热往来，脉弦反数，舌白滑，或无苔不渴，当脐痛，或胁下痛，椒桂汤主之。**（52）

［**提要**］寒疝兼表的证治。

［**阐释**］本证的形成机理是：

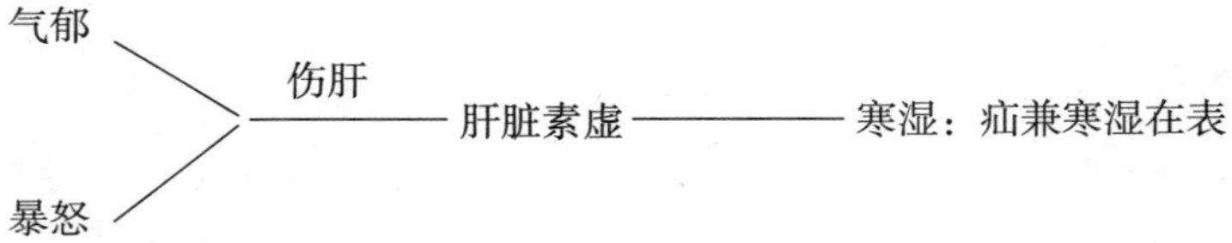

证属表里俱病，所以用椒桂汤两解为治。方中桂枝除表之寒湿，柴胡入少阳领邪外出；川椒、吴茱萸、小茴香、高良姜诸辛热药温中入肝止痛，并驱散寒湿；陈皮、青皮疏理肝气，从中达外。

椒桂汤方（苦辛通法）

川椒（炒黑）六钱　桂枝六钱　良姜六钱　柴胡六钱　小茴香四钱　广皮三钱　吴茱萸（泡淡）四钱　青皮三钱

急流水八碗，煮成三碗，温服一碗，复被令微汗佳；不汗，服第二碗，接饮生姜汤促之；得汗，次早服第三碗，不必复被再令汗。

［原文］**寒疝脉弦紧，胁下偏痛发热，大黄附子汤主之。**（53）

［提要］寒疝兼热的证治。

［阐释］本证是寒疝兼有热邪，此属表里俱急之候。脉弦紧，是肝气郁滞，里有寒邪；胁下偏痛，是肝胆经络为寒湿所抟，郁于血分而为痛；发热，因肝郁而致。所以用大黄附子汤温下两解。方以附子温中通阳，细辛暖肾散寒湿，用大黄开通胃腑，泻散郁热。寒热并用，苦辛相合，能降能通，通则不痛。

大黄附子汤方（苦辛温下法）

大黄五钱　熟附子五钱　细辛三钱

水五杯，煮取二杯，分温二服（原方分量甚重，此则从时改轻，临时对证斟酌）。

［原文］**寒疝，少腹或脐旁下引睾丸，或掣胁下掣腰，痛不可忍者，天台乌药散主之。**（54）

［提要］寒疝痛甚的治法。

［阐释］寒湿之邪客于下焦，寒邪为主，所以表现为痛不可忍。少腹、脐旁、睾丸、腰胁均为下焦肝肾之经脉所布络；寒邪客于肝肾，牵引诸处作痛，治以温散，可用天台乌药散。

天台乌药散方（苦辛热急通法）

乌药五钱　木香五钱　小茴香（炒黑）五钱　良姜（炒）五钱　青皮五钱　川楝子十枚　巴豆七十二粒　槟榔五钱

先以巴豆微打破，加麸数合，炒川楝子，以巴豆黑透为度，去巴豆麸子不用，但以川楝同前药为极细末，黄酒和服一钱。不能饮者，姜汤代之。重者日再服，痛不可忍者，日三服。

［方解］方出《医学发明》。主治下焦寒气凝滞的小肠疝气。以乌药善理寒冷逆滞之气，并通上下，消胀止痛作为主药；以小茴香、高良姜温里散寒止痛；以木香、青皮、川楝子疏肝解郁；更用槟榔辛温缓泻消积而利气行滞；巴豆辛热；佐槟榔去寒积。寒积除，疝痛愈。

疝，是一种包括范围极广的病。《黄帝内经》有七疝之名，包罗了以少腹部疼痛为主症的各种病症。其致病原因种种，但“诸疝皆归肝经”，其治虽有温中、清热、除痰、升陷之不同，但总不离疏肝理气之宗。正如尤在泾所说：“疝者，痛也。不特睾丸肿痛为疝，即腹中攻击作痛，按引上下者，亦得名称疝，所以昔贤有腹中之疝与睾丸之疝之说。”

现在一般所指之疝，多指睾丸之疝，即指体腔内容物向外突出，多伴有气痛的病状。至于本节所论疝症3条，既有腹中之疝，又有睾丸之疝，然均为寒湿所致。

椒桂汤证：寒疝兼表 —— 当脐痛
大黄附子汤证：寒疝发热 —— 胁下偏痛
天台乌药散证：寒疝痛甚——引睾牵痛不可忍
（以上）均为寒湿致

［原文］湿温久羁，三焦弥漫，神昏窍阻，少腹硬满，大便不下，宣清导浊汤主之。（55）

［提要］湿温便闭证治。

［阐释］湿温之邪，稽留时间过久，邪气弥漫三焦。湿浊之气无有出路，随温上蒸，蒙闭清窍，出现神昏窍阻；湿邪郁结，使肠道闭塞不通，出现少腹硬满，大便不下。本证虽属湿温结持，但湿邪为主；邪气虽弥漫三焦，但下焦为主；所以用苦辛开散，淡以渗利的宣清导浊汤治疗。

宣清导浊汤（苦辛淡法）

猪苓五钱　茯苓五钱　寒水石六钱　晚蚕沙四钱　皂荚子（去皮）三钱

水五杯，煮取二杯，分二次服，以大便通快为度。

［方解］方中猪苓、茯苓、寒水石利湿清热；晚蚕沙、皂荚子化湿导浊。

［原文］湿凝气阻，三焦俱闭，二便不通，半硫丸主之。（56）

［提要］阳虚便闭的证治。

［阐释］湿邪凝滞，气机阻塞不畅，致使三焦气化功能闭塞不通，于是大小便都不通。这是湿邪伤阳、阳气虚衰之证，用半硫丸温阳开闭。方中石硫黄热而不燥，助阳通便；半夏入阴燥湿下气开郁。二药合用，三焦通而二便利。

虚寒便闭，必用温阳通便。不可一见便闭则用大黄，大黄只可用于热结有形之燥粪，湿阻无形之气则不可用。

半硫丸（酸辛温法）

石硫黄　半夏（制）

上二味，各等分为细末，蒸饼为丸梧子大，每服一二钱，白开水送下（按半硫丸通虚闭，若久久便溏，服半硫丸亦能成条，皆其补肾燥湿之功也）。

［原文］**浊湿久留，下注于肛，气闭肛门坠痛，胃不喜食，舌苔腐白，术附汤主之。**（57）

［提要］虚寒便闭的证治。

［阐释］湿浊邪气停留肠胃时间过久，使肾阳受困；湿邪下注于肛门，以至气道闭塞，肛门有下坠感而疼痛，胃纳减退，不喜进食，舌上起白色腐苔。此候属虚寒湿邪，本当列入之前寒湿类中，因与便闭诸证并列比较列于此。证属湿邪伤阳，下焦虚寒：①气虚而寒湿闭结；②不可因肛门坠痛而用导滞之品；③此证属温补范围，所以用术附汤。

术附汤方（苦辛温法）

生茅术五钱　人参二钱　厚朴三钱　生附子三钱　炮姜3钱　广皮三钱

水五杯，煮成二杯，先服一杯；约三时，再服一杯，以肛痛愈为度。

［方解］方以人参、附子峻补肾中元阳；炮姜、生茅术健运脾气，厚朴、广皮和胃燥湿除满。共成温肾散寒，健脾和胃燥湿之功。

［阐释］以上三条便闭证，虽同为湿致，但偏重不同，所伤有异：宣清导浊汤证，湿温久留，但湿邪偏重，湿浊上干清窍，下塞肠道，治以行湿

为主；半硫丸证，湿凝气阻，阳气受损，肾阳为湿所困，二便俱闭，治以温阳开闭为主；术附汤证，寒湿下注，治以温补。

［原文］**疟邪久羁，因疟成劳，谓之劳疟；络虚而痛，阳虚而胀，胁有疟母，邪留正伤，加味异功汤主之。**（58）

［提要］劳疟证治。

［阐释］因疟疾日久而使身体虚弱，疟邪迁延难解；或者久病劳损，气血两虚而患疟疾，均称“劳疟”。本证是因疟疾日久不解而致虚劳之型，并且有疟母形成，证属气血两伤，治当温补，用加味异功汤。

加味异功汤方（辛甘温阳法）

人参三钱　当归一钱五分　肉桂一钱五分　炙甘草二钱　茯苓三钱　于术（炒焦）三钱　生姜三钱　大枣（去核）二枚　广皮二钱

水五杯，煮成二杯，渣再煮一杯，分三次服。

［方解］四君子加陈皮为异功散，是补气兼理滞之剂，适用于脾胃虚弱而有气滞者。本证久患疟疾，脾阳不足，兼有疟母之滞，用之甚宜。更加归、桂合异功以温养下焦之血，以姜、枣调合营卫，使气血相生而劳疟自愈。

［原文］**疟久不解，胁下成块，谓之疟母，鳖甲煎丸主之。**（59）

［提要］疟母证治。

［阐释］“疟母”，是指疟疾久延不愈，致气血亏损，瘀血结于胁下所形成的痞块，类似久疟后脾脏大。新感染者脾仅轻度大，质软。多次反复发作后脾大明显，质较硬。据统计在疟疾重流行区，脾大率可达70%～80%。中医看来，这是疟邪反复发作，正气损耗，阳气不运，痰凝血滞而形成的。疟母同于癥瘕，所以也用鳖甲煎丸治疗。

鳖甲煎丸方

鳖甲（炙）十二分　乌扇（烧）三分　黄芩三分　柴胡六分　鼠妇（熬）三

分 干姜三分 大黄三分 芍药五分 桂枝三分 葶苈（熬）一分 石韦（去毛）三分 厚朴三分 牡丹皮五分 瞿麦二分 紫葳三分 半夏一分 人参一分 䗪虫（熬）五分 阿胶（炒）三分 蜂窝（炙）四分 赤硝十二分 蜣螂（熬）六分 桃仁三分

上二十三味，为细末。取煅灶下灰一斗，清酒一斛五斗，浸灰，俟酒尽一半，煮鳖甲于中，煮令泛烂如胶漆。绞取汁，纳诸药煎为丸，如梧子大。空心服七丸，日三服。

［方义］本方治癥瘕属于正虚邪久不除者；疟母形成之后，全与癥瘕相同，故也用此丸治疗。丸中重用鳖甲，取其软坚散结的作用；配大黄、桃仁、䗪虫等药，活血破瘀；以人参、阿胶、桂枝、芍药等药调和营卫，增强正气。本丸具有攻补兼施、扶正祛邪的作用。

［原文］太阴三疟，腹胀不渴，呕水，温脾汤主之。（60）

［提要］太阴三日疟的证治。

［阐释］三疟，又称三阴疟，即三日疟。因邪气潜伏在三阴并兼有三阴经症状而得名。由于元气内虚，卫气不固，病邪深入而致。疟疾发作的周期愈长，病邪愈重，又易复发。三日疟的发作周期性较规则，每次发作持续的时间较间日疟为长。其病程较长，常达数月，极少数病人可延至数年，很少自愈。

本条为太阴脾的三日疟，属三阴疟中较轻的，见腹部胀满，不渴，呕水诸脾胃症状，用温脾汤治疗。以草果温太阴之寒，厚朴消满，茯苓渗湿，生姜止呕，又共升中阳；蜀漆驱疟，再以桂枝做引导，使邪气外达太阳而解。

温脾汤方（苦辛温里法）

草果二钱 桂枝三钱 生姜三钱 茯苓五钱 蜀漆（炒）三钱 厚朴三钱

水五杯，煮取二杯，分二次温服。

[原文] **少阴三疟，久而不愈，形寒嗜卧，舌淡脉微，发时不渴，气血两虚，扶阳汤主之。**（61）

[提要] 少阴三日疟的证治。

[阐释] 少阴经的三日疟，病邪已深，多属经久不愈之证。如表现为怕冷喜卧，舌质淡，脉微弱，发作时口不渴的，属气血两虚之候，用扶阳汤治疗。扶阳，指扶少阴肾之真阳。以鹿茸为君，量达五钱，峻补督脉；因督脉是阳气的总司，卫阳的根本。又以人参、附子、桂枝补阳壮卫；当归配鹿茸补血中之气，通阴中之阳，以蜀漆达疟之所提邪外达，随诸阳药拥而外出。故方以“扶阳”名。

扶阳汤（辛甘温阳法）

鹿茸（生锉末，先用黄酒煎得）五钱　熟附子三钱　人参二钱　粗桂枝三钱　当归二钱　蜀漆（炒黑）三钱

水八杯，加入鹿茸酒，煎成三小杯，日三服。

[原文] **厥阴三疟，日久不已，劳则发热，或有痞结，气逆欲呕，减味乌梅丸主之。**（62）

[提要] 厥阴三日疟证治。

[阐释] 厥阴经的三日疟，多犯阳明，是木邪乘土。长时间不解，导致阴阳两伤，遇有疲劳即行发热，或者见痞气结块，气上逆而欲呕吐，治疗应以柔滋肝之阴，用刚济胃之阳，可用减味乌梅丸治疗。

减味乌梅丸法（酸苦为阴，辛甘为阳复法）

半夏　黄连　干姜　吴萸　茯苓　桂枝　白芍　川椒（炒黑）　乌梅（以下方中多无分量，以分量本难预定，用者临时斟酌可也）。

[方解] 本方系《伤寒论》乌梅丸加减变化而来，即乌梅丸去细辛、黄柏、当归、附子、人参，加半夏、吴茱萸、白芍、茯苓。方中乌梅、白芍柔以滋肝；黄连泻热；半夏、干姜、吴茱萸、茯苓、桂枝、川椒刚以济阳。全方酸苦泻热，辛甘温阳，故为“酸苦为阴，辛甘为阳复法”。

［原文］**酒客久痢，饮食不减，茵陈白芷汤主之。**（63）

［提要］茵陈白芷汤证——酒客久痢。

［阐释］素来嗜酒的人，身体多生湿热；痢证本身是湿热为患。所以酒客患痢，湿热尤甚。但痢久却饮食不减，说明中土未伤。只是湿热下注肠道，可用茵陈白芷汤清利湿热。

茵陈白芷汤方（苦辛淡法）

绵茵陈　白芷　北秦皮　茯苓皮　黄柏　藿香

［方解］方中白芷辛升脾阳而胜湿；茯苓淡能健脾渗湿；藿香芳香化湿；茵陈、秦皮、黄柏苦凉清热利湿。

［原文］**老年久痢，脾阳受伤，食滑便溏，肾阳亦衰，双补汤主之。**（64）

［提要］双补汤证——老年久痢。

［阐释］老年虚衰，下焦尤甚，患痢日久，脾阳伤又累及肾阳，属脾肾两伤证。治疗应以补脏固正为主，用脾肾两脏同补的双补汤治疗。

双补汤方（复方也）

人参　山药　茯苓　莲子　芡实　补骨脂　苁蓉　萸肉　五味子　巴戟天　菟丝子　覆盆子

［方解］方以人参、山药、茯苓、莲子、芡实补气健脾；补骨脂、苁蓉、巴戟天、菟丝子补肾温阳，萸肉、五味子、覆盆子养阴敛阴。

［原文］**久痢小便不通，厌食欲呕，加减理阴煎主之。**（65）

［提要］加减理阴煎证——久痢伤阳及阴。

［阐释］此证属久痢伤阳，阳损及阴。小便不通，是因阴液干涸，绝不可利小便，否则更伤其阴；厌食欲呕，脾胃之阳衰败。治用加减理阴煎滋阴而复阳。

加减理阴煎方（辛淡为阳酸甘化阴复法。凡复法，皆久病未可以一法了事者）

熟地　白芍　附子　五味　炮姜　茯苓

[方解]本方系《景岳全书》理阴煎减当归、甘草，加附子、茯苓、白芍、五味子而成，方中熟地补益肾阴，附子温补肾阳，炮姜温中止泻，白芍敛阴缓急，五味子敛阴止泻，茯苓健脾渗湿。共成通阳护阴，补肾益脾之效。

[原文]**久痢带瘀血，肛中气坠，腹中不痛，断下渗湿汤主之。**（66）

[提要]断下渗湿汤证——湿热入血。

[阐释]久痢，湿热之邪由气分入血分。便下瘀血，因湿热侵入血分，血溢妄行，使下痢中带有紫暗之血；肛中气坠，湿热之邪下注而致；腹中不痛，表明里无积滞，不可用通导。治疗应燥湿清热于下焦，利湿热于气分，涩血分而兼去瘀，合为一剂，气血两治，湿热两清，可用断下渗湿汤治疗。

断下渗湿汤方（苦辛淡法）

樗根皮（炒黑）一两　生茅术一钱　生黄柏一钱　地榆（炒黑）一钱五分　楂肉（炒黑）三钱　银花（炒黑）一钱五分　赤苓三钱　猪苓一钱五分

水八杯，煮成三杯，分三次服。

[方解]方中重用樗根皮清热燥湿，收涩止泻；地榆凉血止血，祛瘀生新；茅术、黄柏、赤苓、猪苓清热利湿；山楂散瘀消滞；银花清热败毒。诸药炒黑以加强收涩之力。

[原文]**下痢无度，脉微细，肢厥，不进食，桃花汤主之。**（67）

[提要]桃花汤证——肠滑欲脱。

[阐释]下痢严重，次数已不可计算，这是痢疾已成滑脱，大肠不固可知；脉象细微，四肢发凉，是阳气衰微，肾阳欲脱；不进饮食，脾阳亦衰。整个证候呈滑脱之象，所以用桃花汤固涩回阳。

[原文]**久痢，阴伤气陷，肛坠尻酸，地黄余粮汤主之。**（68）

［提要］地黄余粮汤证——久痢阴伤气陷。

［阐释］下痢过久，肾阴亏乏，气亦因之下陷，因气陷而后重下坠，因肾阴伤而尾骶骨部酸楚，急以救阴固脱，用地黄余粮汤治疗。

地黄余粮汤方（酸甘兼涩法）

熟地黄　禹余粮　五味子

［方解］方以熟地黄、五味子滋阴补肾，酸甘化阴；禹余粮固涩下焦。

［原文］**久痢伤肾，下焦不固，肠腻滑下，纳谷运迟，三神丸主之。**（69）

［提要］三神丸证——久痢火衰。

［阐释］久痢损伤肾阳，下关不固，以致肠中膏脂和不消化的食物滑泄而出，脾阳摄纳运化迟慢，这是滑脱而脾肾两阳均衰的证候，治宜用三神丸温补肾阳，固涩滑脱。

三神丸方（酸甘辛温兼涩法，亦复方也）

五味子　补骨脂　肉果（去净油）

［方解］方以五味子敛阴止泻，补骨脂温补肾阳，肉果涩肠固脱。

［原文］**久痢伤阴，口渴舌干，微热微咳，人参乌梅汤主之。**（70）

［提要］人参乌梅汤证——久痢伤阴。

［阐释］本证是久痢使阴液大伤之候。阴液伤耗不能上承，出现口渴舌干，并且因阴虚发低热，燥而干咳，治以救阴为急务，但当注意助脾阳以运化，可用人参乌梅汤治疗。

人参乌梅汤（酸甘化阴法）

人参　莲子（炒）　炙甘草　乌梅　木瓜　山药

［方解］方中人参、甘草益气健脾；山药、莲子补脾助运；木瓜醒脾和胃；乌梅酸涩生津。此为酸甘化阴之法，救阴之中，兼助脾胃。

[原文] **痢久阴阳两伤，少腹肛坠，腰、胯、脊、髀酸痛，由脏腑伤及奇经，参茸汤主之。**（71）

[提要] 参茸汤证——久痢阴阳两伤。

[阐释] 患痢日久，阴液阳气两方面都受到损伤。由于下焦空虚，阴亏气陷，出现少腹及肛门有下坠之感；由于肝肾虚，络脉空，奇经不充，致使腰、胯、脊、髀都感酸楚疼痛。本证是久痢伤及脏腑，并又进一步累及奇经受损之候，治疗应大补下元，温肾壮奇，可用参茸汤。

参茸汤（辛甘温法）

人参　鹿茸　附子　当归（炒）　茴香（炒）　菟丝子　杜仲

[方解] 方中人参益气健脾；鹿茸、附子、菟丝子、杜仲温补督脉；当归温养冲脉精血；小茴香行气止痛。

[原文] **久痢伤及厥阴，上犯阳明，气上撞心，饥不欲食，干呕腹痛，乌梅丸主之。**（72）

[提要] 乌梅丸证——痢伤厥阴，病及三焦。

[阐释] 痢伤于下，累及于上，是本证的特点：

（1）痢伤肝：痢久阴伤，尤伤于肝；肝藏相火，失于滋养，相火独亢。

（2）肝乘胃：肝木横逆，首犯中土；阳明不安，气不得降，食不得进，腹中疼痛。

（3）胃冲心：胃气上逆，浊不得降，冲于心神，神明不安，并致干呕。

病起于痢，首伤于肝；肝气上犯，三焦不安。然病本在肝阴之伤，所以用乌梅丸治厥阴，防少阳，护阳明而疗久痢。

乌梅丸方（酸甘辛苦复法。酸甘化阴，辛苦通降，又辛甘为阳，酸苦为阴）

乌梅　细辛　干姜　黄连　当归　附子　蜀椒（炒焦去汗）　桂枝　人参　黄柏

[方解] 乌梅丸方系《伤寒论》中方剂，方中附子、桂枝、蜀椒、干姜、细辛，味辛温通血脉；黄连、黄柏苦寒清火；人参、当归甘温补益气

血；乌梅味酸入肝，使药力集于一经。

［原文］**休息痢经年不愈，下焦阴阳皆虚，不能收摄，少腹气结，有似癥瘕，参芍汤主之。**（73）

［提要］参芍汤证——休息痢。

［阐释］休息痢，以下痢时作时止，日久难愈而名。多由失治误治而来：有因痢疾初起，止涩太早，治疗不当，以致肠中积热未尽而致；有因饮食失节而致；有因过服寒凉，脾肾阳虚而致。其因不同，其虚则一。其证为二：一是正虚邪留，定时发作，有腹部疼痛的积滞之象，这是虚中有实，治可先缓攻，后用补。一是纯为虚证，痢久滑泄，下焦阴阳两伤，虽有气结似瘕，实是虚证，纯补以温阳敛阴之剂。

本证即属休息痢的纯虚之候，所以用参芍汤益阳敛阴。切勿以“少腹气结”而误为癥瘕、积滞等实邪，实是正虚失运的虚胀而已。

参芍汤方（辛甘为阳酸甘化阴复法）

人参　白芍　附子　茯苓　炙甘草　五味子

［方解］方以附子温补肾阳；人参、炙甘草益气健脾；茯苓健脾利湿；白芍和阴缓解；五味子收敛止泻。辛甘酸同用，共收益气温阳，敛阴止泻之效。

［原文］**噤口痢，热气上冲，肠中逆阻似闭，腹痛在下尤甚者，白头翁汤主之。**（74）

［提要］白头翁汤证——热邪偏甚的噤口痢。

［阐释］患痢疾而饮食不进或呕不能食的，称为“噤口痢”。多由疫痢、湿热痢演变而成，或者见于疫痢、湿热痢的某一阶段，是一个较严重的证候。其病变多是湿热毒邪蕴结肠中，毒盛而伤害胃气，胃阴受劫；或久病脾胃两伤，胃失和降，输化无力，气机阻塞所致。临床除饮食不思，呕恶不纳，饮入即吐外，兼有胸脘痞闷，舌绛，苔黄腻等症，分为虚、实两大类。

本条是噤口痢中的实证，而又偏于热甚的：热气上冲，暑湿热毒蕴结肠中，浊气阻遏，胃气失降，热气上逆，因而不食。腹痛下部甚，湿热交炽致使腹痛。肠中由于上逆下阻，犹如闭塞不通。诸症皆因湿热，而热邪尤重，以白头翁汤清利湿热为治。

［原文］ **噤口痢，左脉细数，右手脉弦，干呕腹痛，里急后重，积下不爽，加减泻心汤主之。**（75）

［提要］ 加减泻心汤证——湿热偏盛的噤口痢。

［阐释］ 本证也属实，但偏于湿热，所以出现左脉细数右脉弦，干呕，腹痛，里急后重，痢下不爽诸湿热症状，并有肝木乘脾土之象。用加减泻心汤导湿清热理气来治疗。

加减泻心汤方（苦辛寒法）

川连　黄芩　干姜　银花　楂炭　白芍　木香汁

［方解］ 本方系《伤寒论》半夏泻心汤去人参、大枣、甘草、半夏等补土守中之品，而以黄连、黄芩苦寒泻热，干姜辛温开郁，金银花清热败毒，白芍益阴和营，楂炭行血，木香理气。

［原文］ **噤口痢，呕恶不饥，积少痛缓，形衰脉弦，舌白不渴，加味参苓白术散主之。**（76）

［提要］ 加味参苓白术散证——中阳虚的噤口痢。

［阐释］ 这是噤口痢的虚证，虚在中焦，阳气不足，则呕恶不饥，正气损伤，运化无权，胃气上逆，积少痛缓，邪气已少，积滞不甚，舌白不渴，里无热邪，已成虚寒；形衰，正气不足，脉弦，阴精阳气均已不足。此证已属虚劳，以急复胃气为治，可用加味参苓白术散。

加味参苓白术散方（本方甘淡微苦法，加则辛甘化阳，芳香悦脾，微辛以通，微苦以降也）

人参二钱　白术（炒焦）一钱五分　茯苓一钱五分　扁豆（炒）二钱　薏仁一

钱五分　桔梗一钱　砂仁（炒）七分　炮姜一钱　肉豆蔻一钱　炙甘草一钱五分

共为极细末，每服一钱五分，香粳米汤调服，日二次。

［方解］本方为参苓白术散去莲肉、山药加炮姜、肉豆蔻而成。方中人参、白术、茯苓、炙甘草益气健脾；扁豆、薏仁补脾渗湿；砂仁理气和胃；桔梗载药上行；炮姜温脾散寒；肉豆蔻固涩止痢。诸药合用，共收健脾和胃，温阳散寒，固涩止痢之功。

［原文］**噤口痢，胃关不开，由于肾关不开者，肉苁蓉汤主之。**（77）

［提要］肉苁蓉汤证——肾阳虚的噤口痢。

［阐释］这是噤口痢的虚证，虚在下焦，肾阳衰微。由于肾阳衰微，不能温暖脾土，以致胃的关门不开，其病机主要在下焦阳虚，故用肉苁蓉汤治疗。

肉苁蓉汤（辛甘法）

肉苁蓉（泡淡）一两　附子二钱　人参二钱　干姜炭二钱　当归二钱　白芍（肉桂汤浸，炒）三钱

水八杯，煮取三杯，分三次缓缓服，胃稍开，再作服。

［方解］方中重用肉苁蓉益肾温阳；附子补火助阳；人参、干姜补脾温中；当归、白芍养血止痢。诸药合用，共成温肾健脾，养血止痢之功。

［原文］**燥久，伤及肝肾之阴，上盛下虚，昼凉夜热，或干咳，或不咳，甚则痉厥者，三甲复脉汤主之，定风珠亦主之。专翕大生膏亦主之。**（78）

［提要］燥入下焦的证治。

［阐释］燥邪伤人，日久不解，深入下焦，损伤肝肾的阴液，形成了相火盛于上、阴虚在下的局面，表现为夜里发热，或干咳，或不咳，严重的甚至出现痉厥。这是因为燥本伤阴，其日久入下焦伤阴尤甚。上焦伤肺之阴，中焦伤胃之阴，其治犹易；伤肝肾之阴，治则不易。凡燥证都当滋润，真阴受耗，更当大滋。然肾阴耗竭，相火妄动，雷龙上越，形成火热上盛，

阴液下竭的“上盛下虚”之候，甚至肝风内动，纯用滋润已鞭长莫及，当用潜阳滋阴。

三甲复脉、定风珠、专翕大生膏是由浅而深的三个方剂，均能潜阳滋阴，依据病情的轻重而选用。

专翕大生膏（酸甘咸法）

人参二斤（无力者以制洋参代之） 茯苓二斤 龟板（另熬胶）一斤 乌骨鸡一对 鳖甲（另熬胶）一斤 牡蛎一斤 鲍鱼二斤 海参二斤 白芍二斤 五味子半斤 萸肉半斤 羊腰子八对 猪脊髓一斤 鸡子黄二十枚 阿胶二斤 莲子二斤 芡实三斤 熟地黄三斤 沙苑蒺藜一斤 白蜜一斤 枸杞子（炒黑）一斤

上药分四铜锅（忌铁器，搅用铜勺），以有情归有情者二，无情归无情者二，文火细炼三昼夜，去渣；再熬六昼夜；陆续合为一锅，煎炼成膏，末下三胶，合蜜和匀，以方中有粉无汁之茯苓、白芍、莲子、芡实为细末，合膏为丸。每服二钱，渐加至八钱，日三服，约一日一两，期年为度。每殒胎必三月，肝虚而热者，加天冬一斤，桑寄生一斤，同熬膏，再加鹿茸二十四两为末。

[**方解**] 方中乌骨鸡、鲍鱼、海参、羊腰子、猪脊髓、鸡子黄、阿胶为血肉有情之品，填精滋阴；白芍、五味子、萸肉、熟地黄、沙苑蒺藜、白蜜、枸杞子滋补肝肾；龟甲、鳖甲、牡蛎滋阴息风；人参、茯苓、莲子、芡实健脾益气助运。

附录：杏林元勋吕炳奎

吕炳奎（1914 年 1 月 3 日—2003 年 12 月 10 日）生于上海市嘉定区望仙乡。中国共产党优秀党员，第六、第七届全国政协委员，曾任卫生部中医司司长，中医局局长，卫生部党组成员。中华医学会副会长，中华中医药学会副会长兼秘书长，《中华气功》主编，中国民间中医药研究开发协会常务副理事长、理事长、名誉理事长，中国气功科学研究会顾问，光明中医函授大学校长，北京光明中医学院长、董事长，吕炳奎中医研究院名誉院长等职务，享受副部级医疗待遇。

一、生平简介

1. 学医行医

幼染黑热病，幸遇走方郎中，几味草药，一拔病根，遂萌学医宏愿，以解民难。初中毕业时，年方 15 岁，敬拜嘉定名中医汪志仁为师，埋头苦学 5 年，精通内外妇儿诸科。19 岁挂牌行医，一鸣惊人，声誉日隆，医名颇佳，带徒一名，求治者夥。

2. 投笔从戎

1938 年，抗日战争风尘骤起，日军侵占上海，嘉定沦陷，民族危亡。他极为愤慨，毫不迟疑地放弃已有的地位声望与丰厚的收入，变卖家产，购枪抗日。他参加了中国共产党领导的抗日战争，任江南抗日义勇军第三支队队长。之后他在新四军六师师长谭震林领导下，任浙东军政分委书记，堪称民族卫士。

解放战争时期，他被任命为中国人民解放军华中海防纵队政委，这是中国共产党领导下的最早的舰艇部队，同时又担任中共华中海上工委书记，负责统战、军需、情报工作。

一位热血郎中历尽艰险，出生入死，走上革命道路，谱写了壮丽的传奇人生，是党的教育和家乡人民哺育的硕果，也是中医界崇高医德、舍生取义的光辉典范。

3. 奠基中医

新中国成立后，作为身居高位的革命者，又毫不迟疑地放弃已有的地位、名望、待遇及从政的前程，毅然重返医门，以遂他悬壶济世的夙愿。

1953 年，时任江苏省委统战部副部长的吕炳奎，应省委书记柯庆施之邀，同几十位专家一起到柯家共度除夕，席间谈及中医问题，省委书记提出要办一所中医院，一所中医学院。省委一负责人说：“吕部长是名医出身，叫‘中医司令’，现在该归队了。”

1954 年 3 月，吕炳奎以省委统战部与省卫生厅的名义召集了江苏省第一次中医代表座谈会，应邀参加的中医名家有邹云翔、承淡安、曹鸣皋、叶橘泉等 70 余位。上海市市长陈毅在开幕式上的一席话，让许多老中医感动得热泪盈眶。

1954 年秋，吕炳奎调任江苏省卫生厅任厅长兼党组书记，组建了全国第一所中医院、中医进修学校，编写了各种教材 27 种。两年多培养二百余名各科师资，有力地支持了全国中医学院，尤其是北京中医学院（去京的教师达 40 位之多）。如董建华、程莘农、王绵之、印会河、王玉川、颜正华、杨甲三等。中医教育起步最早、功劳最大的当首推江苏省中医师资进修学校。所以吕炳奎常言：“中医工作，起步南京。”他为全国中医事业的发展，奠定基础，铺路奠石，功莫大焉。

4. 忠诚卫士

1956 年，谭震林向毛泽东主席介绍推荐说：“吕炳奎是个名中医，应该让他出来管中医工作。”毛主席立即指派卫生部调吕炳奎任卫生部中医司司长，吕炳奎深感责任重大，当即表态：“要为中医讲话，为中医事业工作。”这是他铿锵有力的誓言。

为配合西学中班教学工作需要，首编《中医学概论》，从中医理论和临床实践相结合的角度，通俗易懂地阐明中医理论体系，为普及中医药知识发挥了很大的作用。

继办中医学院、中医进修班，培养师资。1960 年初，全国中医学院的师资队伍已基本形成，为新中国中医教育奠定了基础。

1962 年，全国高校要砍掉 40%，只留 500 所。中医学院 23 所，只保留北京、上海等 5 所老校。吕炳奎心急如焚，立即上书总理，后国务院文办主任林枫表示“中医学院不动”。

为提高教学质量，修改教学大纲，1962 年研究编写第二版教材的计划，1964 年秋季开始使用。第二版教材突出中医理论，精切实用，其作用和影响很大，至今大家仍交口称赞，把它当作重要的教学参考书，其中吕炳奎倾注了大量的心血。

1958 年 9 月 25 日，吕炳奎主持起草了以卫生部党组名义向中央报告“关于西医学习中医离职班情况成绩和经验”，10 月 11 日，毛泽东主席在这个报告上批示：“中国医药学是一个伟大的宝库，应当努力发掘，加以提高。”

他对中医师带徒的传统非常重视。从 1955 年到 1960 年，全国大约有 5 万名中医徒弟，但出师后工作问题不好解决。吕炳奎多次据理力争，直到 1983 年 8 月 3 日，卫生部关于“进一步解决徒弟出师的中医药人员和西学中人员职称问题的通知”下发后，此问题才得以基本解决。

5. 重大决策

1977 年吕炳奎复职后，首先调查研究，起草了一份关于中医工作认识和建议的书面报告，中央看到后，即召集卫生部正副部长开会，认为吕炳奎意见很好。后中共中央批示转发，这就是中共中央关于中医工作的 1978 年（56）号文件的蓝本。中央的重大决策，是中医发展的强劲春风。

他反复琢磨发展医药学“西医学习中医是关键”的提法，认为其在一定程度上，挫伤了中医的积极性。现阶段，“中医、西医、中西医结合三支力量长期共存、共同发展”才是正确的方向。经多次讨论，1980年初，卫生部党组通过了“三支力量”的方针。

1984年4月，在衡阳召开了全国中医医院和中医高等教育工作会议，提出了要保持和发扬中医特色的建议。全体代表听了总结，都激动万分，这是新中国中医发展史上的第二个春天。

1984年12月卫生部在石家庄召开了中西医结合的会议，强调团结中西医，认真解决中西医结合的队伍建设。

在以上重大决策中，开创新局面、砥柱中流的中坚人物便是吕炳奎，他默默工作，倾注了大量的心血。

6. 老骥伏枥

吕炳奎1982年退居二线，创办了“光明中医函授大学”，任校长，后改名为“北京光明中医学院”，任董事长兼院长，并先后任“中国民间中医药研究开发协会”常务副理事长、理事长、名誉理事长，致力于民办中医事业的发展。

1984年底，当光明中医函授大学宣布成立时，得到了全国各省、直辖市、自治区的名老中医的拥护。他们纷纷主动要求在当地成立分校或辅导站，各地相继建立分校34所。吕炳奎以函大校长的名义聘请各地名老中医任分校校长，如张琪（黑龙江）、史常永（辽宁）、刘渡舟（北京）、刘炳凡（湖南）等，共同培养了三万多名中医人才。

吕炳奎平时有繁忙的学术活动，应接众多学者，但他精神矍铄地一一应对，做报告演讲。由于他在中医方面崇高的威望和对中国文化、儒释道诸家、中医、武术、气功等均有精深的研究，故张瑞祥教授、王金怀教授以及石惠珠女士称他为“民族卫士、文化学者、医林泰斗”。

目睹中医西化的严重局面，他紧急呼吁全国老中医药师带徒弟，以便让中医药事业真正传承下去。这种师带徒、父传子的教育方法是五千年来中医教育的基本形式，“名师出高徒”，师带徒方式培养了历代名医。他要求“文革”后毕业的中医院校学生要再补课、回炉强化，并经名医传帮带，方能成合格人才。

在2003防治非典时期，他已九十高龄，不顾年高体衰，主动请缨，上书请示带领医疗小组，亲临非典一线参与治疗，并拟定了防治方药，尽了一位医务工作者的责任。

鉴于中医工作的特殊性，并要改变中医依附西医的局面，他多次上书中央，建议成立中医部专管中医药工作，以便更好地促进中医药事业的发展。

回顾他走过的路，每一步都印出了为真理而奋斗的坚定足痕。他“一生心血沃岐黄”，为振兴中医大业而奋斗终生。

二、学术思想

吕炳奎先生对中医文化、哲学等方面都进行了深入地研究，提出了很多独到的见解，其中涉及中国传统文化方面的太极阴阳论和中医理论方面的天人一体论、神气统一论、气化论、经络论、气功论、调气论、万物之灵论等。

1. 太极阴阳论

中医学有其独特的、已成系统的理论体系，这就是《易经》的“太极阴阳八卦”，它是客观存在的自然规律。不论自然科学、社会科学，多是与这个理论体系相关，如天文学、数学、哲学、音乐、戏曲、艺术等。

《易经》被誉为科学之祖，科学理论的源泉。德国莱布尼兹研究中国八卦，发明了二进制算术。近代学者受《易经》启迪获诺贝尔奖的有四人：德国海森堡、丹麦玻尔、杨振宁、李政道。其中，杨振宁云：今后中医学有希望得诺贝尔奖，因为中医源出《周易》。

国外已把太极图看成科学研究之灯塔。南京大学天文系一位教授在研究天体运动中发现了太极图原来是天体运动的一种规律，这个发现震动了国际科学界。英国学者李约瑟指出：中国传统科学思想复合体，可能在科学发展的最终状态发挥大于人们可承认的作用，使科学大大向前发展。

“医易同源”是言天地人之间变化的。中医学是中国传统思想文化的一个缩影，它采用《易经》的太极阴阳以学说来阐明医理，逐步形成了自己的理论体系。

2. 天人一体论

中医学拥有比较全面系统的合天地人为一体的理论体系，上知天文、下知地理、中悉人事、通天达地、学贯天人、理通百科，有海纳百川的恢宏气度，是含百科知识的综合科学。诸如天文气象、环境、地理、物候、生态、兵法、哲学、思维、心理等方面，皆可为其所用，关系密切。其创造性地提出这个规律性的理论模式——太极阴阳八卦，便“成为中华民族博大精深的文化基础理论，这是中国独有的民族文化之魂”。具有宏观准确性、真理性、科学性。

人身是一个小天地、小宇宙。宇宙之间存在的东西，人体上都可反映。人体实含有生物进化、宇宙演变的诸多信息，宇宙统一全息。人类是最高级的，是全息进化的一个缩影。“中医理论的完整性、系统性在我国科学史上是占有重要位置的，是享有盛誉的”

3. 神气统一论

生命是神气形三者的统一。神指思维、意念，气指物质、功能、能量，形指形体。气充盈周身，将二者结合为一个整体。其中神气最重要，是生命之所赖，占主导地位。

吕炳奎先生认为“思维是物质”。他说，人的意识是一种物质，思维是物质运动的反映，其运动产生的信息是一个了不得的东西。思维本身既是物质的反映，又是物质的运动，是两者相互配合的结果。思维本身是一种物质，思维产生信息，这种信息的能量与作用是无限的，思维意识本身是物质运动。这向医学、哲学、自然科学提出了挑战（称“三挑战”），使很多理论都要重新考虑，并引导向生命科学发展。

神气统一即物质精神统一，是哲学上的大命题。太极（气）一元论，一气生阴阳。神气形即信息、能量、物质，实质上是一气之所化。唯物、唯心之纷争可以休矣，即可归结为道气（太极）一元论。

4. 气化论

中医理论是无形的，是形而上的大道。道从虚无生一气，人禀天气以生，中医崇尚气与气化。元气运行，情志功能变化，升降浮沉出入，病理变化，皆离不开气和气化作用。气有保卫、温煦、固摄、气化、营运等作用，是生命的象征。

气是无形的，看不见摸不着，人死后一切停止，气止化绝，神机息矣。气是客观存在的，有物质基础的，“比形态学理论高一层”，行之有效，具有更高的层次。国外学者研究发现中医理论于生命科学中具有极高的层次，“中医这个伟大的宝库，是了不起的”。

5. 经络论

吕炳奎先生认为“经络学说是中国医学系统理论的核心”，它是人体中层次最高的综合调控系统，“它甚至与意念、思维等脑功能相关”。专家们已经从声、光、热、电、同位素等生物、物理、生理、形态领域证实了经络的客观存在。“经络的科学证实与其实质的阐明不仅为中医理论找到现代科学根据，而且势将导致现代医学和生命科学发生重大变革，从而使医学和生命科学进一步发展，造福于人类”。

经络是联系天地人系统的纽带。经络在调整人体的内在活动、联络外在环境、抗御疾病、维持健康等生理病理活动中，处处发挥着重要作用。它内属脏腑、外络肢节，应日月星辰之运动，顺四时气节之变化，适地理环境之迁移，对机体进行综合调控。

经络系统主宰着全身气血运行，是调节生命活动的信息反馈系统。“因此，中医辨证论治，药物归经、针灸推拿的循经取穴，气功导引的大小周天、气血流注……以经络为依据，以调整经络平衡而祛病，以保持经络平衡而康复为主线”。

经络是我国古代医学史上的重要发现，“我们聪慧的祖先，运用自身的功能，以自我内视为手段，首先观察到气血、经络以及它的循行路线和分布”。

如今，中医的经络研究，已形成较为系统化的理论、逐步完整的学说，于疾病的预防、诊治和养生等方面，都有很高的实用价值。但是，要把经络的本质搞清楚，我们还有很长的路要走。

6. 气功论

中医、气功是联系在一起的，气功是中医学的重要组成部分。吕炳奎先生称之为“人类生命科学”，钱学森先生称之为“人体科学”。

气功是自我锻炼、修养身心之法。上古之时社会形态单纯，声色精神的干扰非常微弱，恬惔之世，人民朴实，志闲少欲，心安不惧，形劳不倦，气感更加敏锐强烈。医家、养生家大都善于运用气功进行自我保健，“特别是运用气功的感觉，内视导引等作用得出了系统的理论”。气功所产生的内景就是认识人生命奥秘的工具，气功效应的研究，将使神气的作用客观化、现代化。

21 世纪是生命的世纪，人体科学的世纪。从生命科学方面讲，中医的理论很深奥。气功亦是一门复杂、高深而全面的人体科学。诚然，这里提出的气功，绝不是魔术、杂耍，更不是江湖骗术。吕炳奎先生认为“气功理论的研究，可为继承创新中医药学提供思路，甚至或对揭开人体的本质和生物的本质有很大的帮助，将会引起生物学、医学科学的革命”。

7. 调气论

中医学治病主要是调整人体气机，使阴阳平衡，恢复脏腑经络的正常功能，达到祛病的目的。药物不是直接治病的，而是起调整功能的，调好了脏腑功能，自能抗病胜邪。中医是调理阴阳所偏之气，以平为期。“中医的治病用药，主要是调整内部功能，达以祛病康复”。针灸、气功、推拿不用药物，也能调整脏腑经络，使气血平衡、气机调畅而祛病保健。使人体内在的生理功能顺应外界的自然规律两者协调平衡以达最佳境界，人就能保持健康状态，调气以祛病，养气以长生。

8. 万物之灵论

吕炳奎先生多次强调“人为万物之灵”，人蕴有高度的智慧和巨大的潜能，与天、地并称“三才”，三者之中人最重要，“人者，天地之镇也”。人是大自然的自觉意识者，具备宇宙古往今来的全部信息（神气），通感宇宙之妙，“积神于心，以知往今”（《黄帝内经·灵枢·五色》）。人天相通相应，人能掌握自然及本身的规律，通彻万物故谓之灵。

灵赖神气。神气之用，通天达地，功侔造化。人是灵于万物，高于万物的。如“烟、酒、茶、香料，还是靠人口舌鼻辨别优劣。茶、酒靠专家来品尝，各种香料还得靠鼻子。没有科学仪器来辨别桂花香或是兰花香，也没有一种仪器来测定好酒好茶”。人的智慧经验很重要，仪器有时难于辨认识别者，求证于专家，问题常可迎刃而解。

中医学植根于中国文化的沃土，有深厚的底蕴，是民族智慧的结晶。中医理论融天地人、百科知识于一体，是最全面、系统、先进、科学、综合性的科学，有高深的理论，吕炳奎先生的论述使中医理论有明显的拓展与提高。故祝总骧教授云“吕炳奎是深知中国文化、中医学的真人”，良有以也。

三、临床体会

吕炳奎一生勤奋，工作繁忙，但仍博览群书、兼采众长、精研医术，从未中辍临床，常常为人诊治疾病，是中医主任医师。1982 年退居二线后，更是患者云集、盈门溢户。他屡愈难瘼，频起大证沉疴，疗效卓著。

临床擅治中医内科病，如温热病、心病、痹证、小儿喘咳等，尤以肾病、肝病为先，人称一绝。

早在 1933 年，嘉定疾病流行，一名 3 岁小孩高热惊厥，病危，家人已料理后事，吕炳奎先生三指一捏，开几剂小药，留下几贴黑膏药，针刺数穴病遂告愈。北京海淀区双榆树之王某，30 岁时患肝炎，经治十三年，病情日趋严重，经吕老治疗不到一年，大病痊愈。山东龙口一农家小孩，外感风热咳喘不止，稍躺就窒息，一大医院下了换肺通知单，需要人民币 20 余万元。吕炳奎精心诊断，用麻杏石甘汤加瓜蒌、川贝母等，配以礞石滚痰丸，便一扫重病。治一辽宁病人高热半月不止，夜热谵语，用安宫牛黄丸 3 颗分服，翌晨便爽。治肾病用济生肾气汤，治痹证用独活寄生汤加减，均获卓效。

类此“一剂丹药保大命”的事例举不胜举。兹举自治急重热痹（与焦树德共商），吕老自拟方药，顺利治愈之案如下。1980 年 7 月，吕老在浙江莫干山开会，阴雨连绵十余日，山上潮冷，工作繁重疲劳，患缠腰龙（带状疱疹）。后到杭州，气候突变炎热；途经山东，天气转冷；及至京身体微有虚肿，轻度恶寒，自服藿香正气丸二丸，小便量多，虚肿消退。继而膝盖正中出现如二分硬币大小之红斑；两目发胀，充血发红。系寒湿留滞经络所致，吕老自拟方：桂枝、防风、细辛、荆芥、苏叶、藿香、茯苓、独活。服药后全身汗出。次日双膝肿大，三阴交下水平处正面隆起肿块如馒头大，色红如血，无明显疼痛。同时前额、耳、腕、掌关节处均有血样红肿，关节不痛。

8 月 8 日，邀焦树德共议方药。刻下舌中部厚腻微黄，脉弦滑略数，口不渴不恶寒，身热灼手，目红。共诊为风寒湿郁遏经络，湿郁化热，热扰营血，经络壅闭，故膝肿如胀，小腿正下，阳明所过肿如馒头。共诊为“热痹”。用苦辛通络、宣痹祛湿法，方宗宣痹汤出入：桑枝 30g，忍冬藤 20g，桂枝 5g，威灵仙 12g，防风、防己各 9g，连翘 10g，生薏苡仁 30g，木通 6g，赤芍 12g，牡丹皮 10g，蚕沙 9g，滑石 12g。煎服 3 剂。外用如意金黄散，茶水调涂患处。服药后肢体关节红肿渐退。宗前方去滑石，加赤小豆 15g，再进 3 剂。后自觉症状明显好转，守前方去桂枝、防风、赤芍、忍冬藤，加黄柏、金银花等，共进 20 余剂而症平。

本证始用驱邪外出之治法，保护内脏不受损害，症状迅速改善，未用任何西药。可见中药治疗急重病有丰富多彩的治法，确然是个伟大宝库。

北京一13岁女孩患寒痹，膝肿不能行，卧床月余。变天阴冷潮湿加重，不能上学。吕老诊“为寒痹”，用独活寄生汤加羌活、附片、桂枝、淫羊藿、川续断、薏苡仁等治疗，半月肿消，月余痊愈。

吕炳奎先生认为疾病的发生发展与脏腑密切相关。如肝炎，肝肾同源，肝体阴用阳，肾阴久亏，肝热郁滞，脾胃湿热困遏，湿浊热毒炽盛，发为肝病。治宜用茵陈蒿汤，重用大黄斩关夺将荡涤热毒，湿浊自去，肝血得和，疾病可愈。他不赞成滥用补法，用酸味药五味子之类以治肝病，而多用茵陈五苓散、柴胡疏肝散之类药物。

吕炳奎治病重视脾肾，善用温阳芳化药。五脏不足先调脾胃，调脾胃先固根本，后天气旺，生化有源，才能培养先天之本肾。胃气一败，百药难施。治病先治人，脾胃是关键。在用药上善用桂枝、附片、藿香、佩兰、白蔻、白术、薏苡仁、通草之类的温阳芳化淡渗药，这是他本人体质气虚有湿的缘故。但总的来说，他还是注重辨证论治、因人制宜的原则。

在治疗非典时期，他拟定了“非典治疗及预防方”：冬桑叶15g，藿香10g，浙贝母15g，佩兰8g，金银花15g，连翘20g，光杏仁15g，车前子20g（包），薄荷5g（后下），治疗一些发热病人，效果很好。他认为非典是春温。温病第一方是银翘散，以之加减化裁，自能清热解毒，却病御邪。

吕炳奎对一些常见的问题提出看法。有人说中医只能治慢性病。他认为：历代的大医都是治急难大病出名的，中医抢救急症，有其特色和优越性。至于西医重手术和器官移植，以换零件、修机器的办法治病，他认为不是医学发展的方向，也是不可取的。

他还对动物实验提出质疑。人为万物之灵，具有社会性，有复杂的心理功能，和老鼠是不同的。例如巴豆，人服用后腹痛泄泻。老鼠吃后，变得又肥又壮，故称肥鼠豆，所以拿老鼠做实验得出的结论就不一定适用人体。

四、重视教育

吕炳奎一生致力于中医教育工作，是现代中医高等教育事业的奠基人，卓越的大教育家，党的中医政策的坚决捍卫者。

1954年创办了江苏省中医学校，编写教材27种，为全国培养了二百多名各科师资。后来全国办中医学院的教材、教学方法及经验，基本上都是借鉴这里的；最初各地办学的师资也多是这里培养或调去补充的。所以他常说：中医教育起步南京。

1956年他调任卫生部中医司任司长后，更得展其兴办中医教育、弘扬中医学术的宏伟夙愿，与郭子化一起建成了北京、上海、广州、成都四所中医学院。5年后陆续在全国办了28所中医学院，使中医高等教育事业得到空前发展。他组织全国中医专家编写我国第一部高等中医院校统一教材和参考书。同时还在南京、北京、成都等地创建了中医教师培训基地，培训提高造就全国各地骨干教师。这两项举措在中医教育史上堪称第一。

1962年国家根据当时形势拟要砍掉一大批中医学院，削减中医课程，吕炳奎团结一批坚定捍卫党的中医政策之士据理力争、上书总理，终于保证了中医学院不砍掉、课程按原计划不变。

1982年在具有重要历史意义的衡阳会议上，他提出中医教育要坚持发扬中医特色、以中医为主的重要论点，成为以后振兴中医的重要论据，得到了时任国家卫生部部长崔月犁的高度赞扬和全国中医同道的热烈拥护。

1978年他主持起草，由中央下发的56号文件，在全国招收选拔1万名中医人才，并开始在全国招收研究生，评定教授职称等，加速了中医培养高层次人才的步伐。

1984年又创办了光明中医函授大学，制订了“团结、勤奋、严格、务实”的校训，坚持面向农村、面向基层、面向临床的方针，以寓医理于临床的教学思想，以造就了一代既明医理又能治病的中医师，培养了三万余名优秀中医实用人才。自编具有中医特色和时代特征的系统教材，并开展海外教育，法国、加拿大、马来西亚、泰国、新加坡等也采用这套教材，并邀请中医学者去讲学，扩大了中医药在国际上的影响。

光明中医函授大学在衡阳会议的春风下，注入了全国数以百计的名老中医团结奋进的活力。名医办学、群策群力，不花国家一文钱，在全国办了33所分校，近200个辅导站，泽被海外，盛况空前，是史无前例的伟大创举。

他还主持举办了西医离职中医班，热情支持西医学习中医。以实际行动为中西医结合培养了一大批中坚力量。

他还非常重视中医带徒工作，临终前还呼吁中医药师都要带徒弟。他本人百忙之中还身体力行，带徒十余名，如谭风森、张朝和、郑伟达、张清华等。他一生桃李满天下，珍惜人才，重视人才的培养，私淑者遍环宇，如孙光荣、郝万山、王文奎、王丙申、石惠珠等。其子嘉戈、嘉卫精中医，世其学，克绍箕裘。

五、高尚医德

吕炳奎一生为国为民无私奉献、精诚奋斗七十余年，其高尚品德和优良作风是值得永远记忆和终生学习的。

他以“道德重无价，人格胜五岳”作为自律的准则。认为“人性、理智、道德、情感、人格，这就是人类文化的内在基础”。

他以“医为仁术，济世活人”，“以仁爱之心，救死扶伤，扶贫济困，善心善意为病家服务”，“弘扬华夏文化，积极继承祖国医药学，使之发扬光大”，作为对弟子的医训。他自己正是一生清廉、无求无索、无私奉献的楷模。

他光辉的一生，以党、国家和人民的利益为重，以中医大业为重；他光辉的一生，呕心沥血、鞠躬尽瘁，舍生忘死、勇猛拼搏、奋斗不息。

青年时期他作为一名热血郎中，急赴国难，抗日救国，舍生取义。和平时期，他毅然归队，重操岐黄，不计名利、地位、报酬与个人前程；他一生默默奉献，“领袖医坛扬国粹”，振兴中医大业，如奉家珍，把事业看作高于个人生命的大事。

“伟大出于平凡”，他作风朴实，平易近人，待人诚恳，清廉慎勤，尽职尽责。不谀上，不傲下，周而不比。他无求无索、不计报酬，诊病不收诊费。任光明函大校长，不拿工资，终生义诊。夜以继日地工作。中医遇难危机之时，仗义执言，力挽狂澜，拨正中医的航向。工作中认真负责，一丝不苟，实事求是；坚持原则，直抒己见，严于律己，保持良好的晚节。他挚爱中医，有继承发扬中医的坚定信念，有强烈的敬业精神、献身精神；艰苦朴素，自奉俭约；胸怀坦荡，光明磊落，兢兢业业，全心全意为人民、为中医事业而工作；他淡泊名利，耄耋之年，没有任何荣誉和头衔，但仍以饱满之热情心系中医药，为之奋斗不息！

由于他对新中国中医事业的突出贡献，在全国中医界享有崇高的威望。人称“医林泰斗”“杏林耆宿”“济世风清医国手”“中医卫士”“中医干城”“捍卫中医政策之先驱，振兴中医事业之导师”（颜正华）、“医坛魁首”“医苑巨擘”“振兴中医第一功”（邓铁涛、钱超尘等）。他是中医界深孚众望的领袖，大家敬仰拥戴之情，绝非过誉。其功业品德，实至而名归也。他的一生诚如原国际针联主席、全国著名针灸专家王雪苔教授在为吕老八十大寿及行医 60 周年之际所献的一首诗中所云：“传奇身世历沧桑，戎马郎中侠义肠，领袖医坛扬国粹，一生心血沃岐黄”。

最后，晚生藉小诗一首以寄托哀思。

悼恩师

统帅中医五十年，环宇共仰尊泰山。
岐黄事业得振兴，恩师汗马第一功。
统领杏林百万众，关键时刻急冲锋。
力挽狂澜指航向，中医大业日兴隆。
深知中医一真人，理论独特是圣经。
涵盖天地人全科，大道传承永无穷。
万古常青参天树，荫育后学千载春。
客观真理久经验，综合高深大道真。